临床护理操作实践与总结

主编◎孙 玲 王 俊 王 丹
代丽娜 张瑞霞 侯志兰

天津出版传媒集团

天津科技翻译出版有限公司

图书在版编目(CIP)数据

临床护理操作实践与总结 / 孙玲等主编. — 天津：
天津科技翻译出版有限公司，2024.1
ISBN 978-7-5433-4357-3

Ⅰ.①临… Ⅱ.①孙… Ⅲ.①护理学 Ⅳ.①R47

中国国家版本馆CIP数据核字(2023)第093478号

临床护理操作实践与总结

LINCHUANG HULI CAOZUO SHIJIAN YU ZONGJIE

出　　　版：天津科技翻译出版有限公司
出 版 人：刘子媛
地　　　址：天津市南开区白堤路244号
邮政编码：300192
电　　　话：(022)87894896
传　　　真：(022)87893237
网　　　址：www.tsttpc.com
印　　　刷：北京虎彩文化传播有限公司
发　　　行：全国新华书店
版本记录：787mm×1092mm　16开本　15.25印张　439千字
　　　　　　2024年1月第1版　2024年1月第1次印刷
　　　　　　定价：98.00元

编 者 名 单

主　编

孙　玲	临沂市人民医院
王　俊	青岛市第五人民医院
王　丹	胶州市阜安街道社区卫生服务中心
代丽娜	冠县人民医院
张瑞霞	菏泽牡丹人民医院
侯志兰	平原县疾病预防控制中心

副主编

马　芬	山西省阳泉市口腔医院
胡振珊	山东省济南市历城区人民医院
梁　攀	单县东大医院
葛倩倩	山东省泰山医院
更登格玛	甘孜藏族自治州人民医院
肖雅静	潍坊市第二人民医院
葛丽英	大同市第二人民医院肿瘤医院
侯　艳	大同市第二人民医院
江　会	四川省宜宾市第一人民医院
董宁宁	山东中医药大学第二附属医院
台鲁颖	定陶区疾病预防控制中心
杨美娟	青岛市市南区香港中路街道闽江路社区卫生服务中心
郭　伟	山东省烟台护士学校
殷一腾	北京市顺义区妇幼保健院

编　者

李　俊	泰安市中心医院
桑秀艳	泰安市中心医院
隋松兰	山东省公共卫生临床中心
孙　玲	临沂市人民医院
王　俊	青岛市第五人民医院
王　丹	胶州市阜安街道社区卫生服务中心
代丽娜	冠县人民医院
张瑞霞	菏泽牡丹人民医院
侯志兰	平原县疾病预防控制中心
马　芬	山西省阳泉市口腔医院
胡振珊	山东省济南市历城区人民医院
梁　攀	单县东大医院
葛倩倩	山东省泰山医院
更登格玛	甘孜藏族自治州人民医院
肖雅静	潍坊市第二人民医院
葛丽英	大同市第二人民医院肿瘤医院
侯　艳	大同市第二人民医院
江　会	四川省宜宾市第一人民医院
董宁宁	山东中医药大学第二附属医院
台鲁颖	定陶区疾病预防控制中心
杨美娟	青岛市市南区香港中路街道闽江路社区卫生服务中心
郭　伟	山东省烟台护士学校
殷一腾	北京市顺义区妇幼保健院

前　言

　　护理学是以维护和促进患者的健康、减轻患者的病痛、提高其生命质量为目的,运用专业知识和技术为患者提供健康服务的一门学科。近年来,随着科技的进步,护理学的发展日新月异,许多护理新理论和新技术不断涌现,并广泛应用于临床,有效地减轻了患者的负担、缓解了患者病情。这就要求护理工作人员具备更高的人文素质、实践技能水平,更多的整体护理知识和社会知识。

　　为了适应现代护理学的发展,本书从临床护理的实际出发,充分吸收并总结了近几年的护理新理论和新方法,重点介绍消化、呼吸、内分泌、血液等系统常见疾病的护理,注重理论与实践相结合,兼顾系统性、指导性、可操作性。本书内容涵盖面广,知识新颖,条理清晰,深入浅出,科学实用,重点阐述护理工作的要旨和细节,可作为广大临床护理工作者的参考用书,可为临床医护人员提供指导。

　　在编写过程中难免存在疏漏和不足,望广大读者不吝提出宝贵建议。

编　者

前 言

目 录

第一章　常用护理技术

第一节　标本采集

一、动脉血标本采集

动脉血标本采集是自动脉抽取血标本的方法。常用动脉有股动脉、肱动脉和桡动脉。

(一)目的

(1)采集动脉血进行血液气体分析。

(2)判断患者的氧合及酸碱平衡情况,为诊断、治疗、用药提供依据。

(3)做乳酸和丙酮酸测定等。

(二)操作前准备

1.评估患者并解释

(1)评估:患者的病情、治疗情况、意识状态及肢体活动能力;对动脉血标本采集的认知与合作程度;穿刺部位的皮肤及动脉搏动情况;用氧或呼吸机使用情况(呼吸及参数的设置);有无血液性传染疾病;有无进食热饮、洗澡、运动等。

(2)解释:向患者及其家属解释动脉血标本采集的目的、方法、临床意义、注意事项及配合要点。

2.患者准备

(1)让患者了解动脉血标本采集的目的、方法、临床意义、注意事项及配合要点。

(2)取舒适体位,暴露穿刺部位。

3.环境准备

室内环境清洁、安静、光线适宜,必要时用屏风或围帘遮挡。

4.护士准备

衣帽整洁,修剪指甲,洗手,戴口罩。

5.用物准备

(1)治疗车上层:注射盘、检验申请单、标签或条形码、动脉血气针(或 2mL/5mL 一次性注射器及肝素适量、无菌软木塞或橡胶塞)、一次性治疗巾、无菌纱布、弯盘、消毒棉签、消毒液、无菌手套、小沙袋、手消毒液。

(2)治疗车下层:生活垃圾桶、医用垃圾桶、锐器回收盒。

(三)操作步骤

1.贴标签或条形码

核对医嘱、检验申请单、标签(或条形码)及标本容器(动脉血气针或一次性注射器),确定无误后将检验标签(或条形码)贴于标本容器外壁上。

2.核对

携用物至患者床旁,依据检验申请单核对患者的床号、姓名、住院号及腕带;核对检验申请单、标本容器及标签(或条形码)是否一致。向患者及其家属说明标本采集的目的及配合方法。根据需要为患者暂停吸氧。

3.选择合适动脉

协助患者取舒适的体位,选择合适动脉(一般选用股动脉或桡动脉),将一次性垫巾置于穿刺部位下;夹取无菌纱布放于一次性垫巾上,打开橡胶塞(一次性注射器采血时)。

4.消毒

常规消毒皮肤,直径至少8cm,戴无菌手套或常规消毒术者左手示指和中指,严格执行无菌操作。

5.二次核对

再次核对患者的床号、姓名、住院号、腕带、检验申请单、标本容器及标签(或条形码)是否一致。

6.采血

其分为动脉血气针采血和一次性注射器采血两种方法。

(1)动脉血气针采血。

将针栓推到底部,拉到预设位置,除去护针帽,定位动脉,血器与皮肤呈45°～90°角进针,采血针进入动脉后血液自然涌入动脉采血器,空气迅速经过孔石排出。血液液面达到预设位置,孔石遇湿封闭。拔出动脉采血器,用无菌纱布按压穿刺部位5～10分钟。将动脉采血器针头垂直插入配套的橡皮针塞。按照医院规定丢弃针头和针塞,如有需要排除气泡,螺旋拧上安全针座帽。颠倒混匀5次,手搓样品管5秒以保证抗凝剂完全作用。立即送检分析,如超过15分钟需要冰浴。

(2)一次性注射器采血。

首先抽取肝素0.5mL,湿润注射器管腔后弃去余液,以防血液凝固。用左手示指和中指触及动脉搏动最明显处,并固定动脉于两指间,右手持注射器在两指间垂直刺入或与动脉走向呈45°角刺入动脉,见有鲜红色血液涌进注射器,即以右手固定穿刺针的方向和深度,左手抽取血液至所需量。采血毕,迅速拔出针头,局部用无菌纱布加压止血5～10分钟(指导患者或家属正确按压),必要时用沙袋压迫止血。针头拔出后立即刺入软木塞或橡胶塞,以隔绝空气,并轻轻搓动注射器使血液与肝素混匀。

7.操作后处理

(1)取下一次性垫巾。协助患者取舒适卧位,询问患者的需要,整理病床。

(2)再次核对检验申请单、患者、标本。

(3)清理用物,并交代注意事项。

(4)洗手、记录、送检。

(四)注意事项

(1)严格执行核对制度和无菌技术操作原则。

(2)桡动脉穿刺点为前臂掌侧腕关节上2cm、动脉搏动明显处。股动脉穿刺点在腹股沟股动脉搏动明显处,穿刺时,患者取仰卧位,下肢伸直略外展外旋,以充分暴露穿刺部位。新生儿宜选择桡动脉穿刺,因股动脉穿刺,垂直进针时易伤及髋关节。

（3）采集血气分析样本,抽血时注射器内不能有空泡,抽出后立即密封针头,隔绝空气（因空气中的氧分压高于动脉血,二氧化碳分压低于动脉血）。做二氧化碳结合力测定时,盛血标本的容器亦应加塞盖紧,避免血液与空气接触过久,影响检验结果,所以采血后应立即送检。

（4）拔针后局部用无菌纱布或沙袋加压止血,以免出血或形成血肿,压迫止血至不出血为止。

（5）患者饮热水、洗澡、运动后,需要休息30分钟后再行采血,避免影响检查结果。

（6）有出血倾向者,慎用动脉穿刺法采集动脉血标本。

(五)健康教育

向患者说明动脉血标本采集的目的、方法、注意事项及配合要点。

第二节　氧气疗法

氧气是生命活动所必需的物质,如果组织得不到足够的氧或不能充分利用氧,组织的代谢、功能,甚至形态结构都可能发生异常改变,这一过程称为缺氧。氧气疗法指通过给氧,提高动脉血氧分压（PaO_2）和动脉血氧饱和度（SaO_2）,增加动脉血氧含量（CaO_2）,纠正各种原因造成的缺氧状态,促进组织的新陈代谢,维持机体生命活动的一种治疗方法。

一、鼻氧管给氧法

将鼻氧管前端插入鼻孔内约1cm,导管环固定稳妥即可。此法比较简单,患者感觉比较舒适,容易接受,因而是目前临床上常用的给氧方法之一。

(一)目的

（1）纠正各种原因造成的缺氧状态,提高动脉血氧分压和动脉血氧饱和度,增加动脉血氧含量。

（2）促进组织的新陈代谢,维持机体生命活动。

(二)操作前准备

1.评估患者并解释

（1）评估:患者的年龄、病情、意识、呼吸及治疗情况,缺氧程度,心理状态及合作程度;检查鼻腔有无鼻息肉、鼻中隔偏曲或分泌物堵塞等。

（2）解释:向患者及其家属解释吸氧法的目的、方法、注意事项及配合要点。

2.患者准备

（1）了解吸氧法的目的、方法、注意事项及配合要点。

（2）患者体位舒适,情绪稳定,愿意配合。

3.环境准备

室温适宜、光线充足、环境安静、远离火源。

4.护士准备

衣帽整洁,修剪指甲,洗手,戴口罩。

5.用物准备

(1)治疗盘内备:小药杯(内盛冷开水)、纱布、弯盘、鼻氧管、棉签、扳手。

(2)治疗盘外备:管道氧气装置或氧气筒及氧气压力表装置、用氧记录单、笔、标志。

(三)操作步骤

1.核对

携用物至患者床旁,核对患者床号、姓名、腕带。

2.清洁

用湿棉签清洁双侧鼻腔。

3.连接

将鼻导管与湿化瓶的出口相连接。

4.调节氧流量

根据病情遵医嘱调节氧流量。

5.湿润鼻氧管

鼻氧管前端放入小药杯的冷开水中湿润,并检查鼻氧管是否通畅。

6.插管

将鼻氧管插入患者鼻孔 1cm,注意动作轻柔,以免引起黏膜损伤。

7.固定

将导管环绕患者耳部向下放置,并调节松紧度,注意松紧适宜,防止因导管太紧而引起皮肤受损。

8.记录

给氧时间、氧流量、患者反应。

9.观察

缺氧症状、实验室指标、氧气装置无漏气并通畅,有无氧疗不良反应,若有异常及时处理。

10.停止用氧

先取下鼻氧管,防止操作不当,引起组织损伤。

11.卸表

(1)氧气筒。

关闭总开关,放出余气后,关闭流量开关,再卸表。

(2)中心供氧。

关流量开关,取下流量表。

12.用物处理

一次性用物消毒后集中处理,氧气筒上悬挂"空"或"满"标识。

13.记录

停止用氧时间及效果。

（四）注意事项

（1）用氧前,检查氧气装置有无漏气,是否通畅。

（2）严格遵守操作规程,注意用氧安全,切实做好"四防",即防震、防火、防热、防油。氧气筒搬运时要避免倾倒撞击。氧气筒应放阴凉处,周围严禁烟火及易燃品,距明火至少5m、距电暖器至少1m,以防引起燃烧。氧气表及螺旋口勿上油,也不用带油的手装卸。

（3）使用氧气时,应先调节流量后应用。停用氧气时,应先拔出导管,再关闭氧气开关。中途改变流量,先分离鼻氧管与湿化瓶连接处,调节好流量再接上。以免一旦开关出错,大量氧气进入呼吸道而损伤肺部组织。

（4）常用湿化液灭菌蒸馏水。急性肺水肿用20％～30％的乙醇,其具有降低肺泡内泡沫的表面张力,使肺泡泡沫破裂、消散,改善肺部气体交换,减轻缺氧症状的作用。

（5）氧气筒内的氧勿用尽,压力表至少要保留0.5mPa(5kg/cm²),以免灰尘进入筒内,再充气时引起爆炸。

（6）对未用完或已用尽的氧气筒,应分别悬挂"满"或"空"的标识,既便于及时调换,也便于急用时搬运,提高抢救速度。

（7）用氧过程中,应加强监测。

（五）健康教育

（1）向患者及其家属解释氧疗的重要性。

（2）指导正确使用氧疗的方法及注意事项。

（3）积极宣传呼吸道疾病的预防保健知识。

（4）使用家庭制氧机时,要保证气路通畅,切勿使用呼吸面罩代替鼻吸管;定期清洗滤网和更换湿化杯中的水。湿化杯中不能使用自来水,应该使用纯净水,条件有限的情况下,可将自来水烧沸腾了冷却后使用。

二、鼻塞法

鼻塞是一种用塑料制成的球状物,操作时将鼻塞塞入一侧鼻孔鼻前庭内给氧,此法刺激性小,患者较为舒适,并且两侧鼻孔可交替使用。其此法适用于长期吸氧的患者。

三、面罩法

将面罩置于患者的口鼻部供氧,氧气自下端输入,呼出的气体从面罩两侧孔排出。由于口、鼻部都能吸入氧气,效果较好。给氧时必须有足够的氧流量,一般需要6～8L/min。此法适用于张口呼吸且病情较重患者。

四、氧气头罩法

将患者头部置于头罩里,罩面上有多个孔,可以保持罩内一定的氧浓度、温度和湿度。头罩与颈部之间要保持适当的空隙,防止二氧化碳潴留及重复吸入。此法主要用于小儿。

五、氧气枕法

氧气枕是一长方形橡胶枕,枕的一角有一橡胶管,上有调节器可调节氧流量,氧气枕充入氧气,接上湿化瓶即可使用。此法可用于家庭氧疗、危重患者的抢救或转运途中,以枕代替氧气装置。

第三节　雾化吸入

雾化吸入法是应用雾化装置将药液分散成细小的雾滴,经鼻或口吸入呼吸道,达到预防和治疗疾病的目的。雾化吸入用药具有奏效较快、药物用量较小、不良反应较轻的优点,临床应用广泛。常用的雾化吸入法有超声波雾化吸入法、氧气雾化吸入法、压缩雾化吸入法和手压式雾化器雾化吸入法。

一、超声波雾化吸入法

超声波雾化吸入法是应用超声波声能将药液变成细微的气雾,再由呼吸道吸入,以预防和治疗呼吸道疾病的方法。超声波雾化吸入的特点为雾量大小可以调节;雾滴小而均匀(直径<5μm);患者感觉温暖舒适(雾化器电子部分产热,对雾化液起轻度加温的作用);治疗效果好(药液可被吸入到终末细支气管和肺泡)。

(一)目的

1.湿化气道

其常用于呼吸道湿化不足、痰液黏稠、气道不畅者,也可作为气管切开术后的常规治疗手段。

2.控制感染

消除炎症,控制呼吸道感染。

3.改善通气

解除支气管痉挛,保持呼吸道通畅。

4.祛痰镇咳

减轻呼吸道黏膜水肿,稀释痰液,帮助祛痰。

(二)操作前准备

1.评估患者并解释

(1)评估:患者的病情、治疗情况、用药史、过敏史;患者的意识状态、肢体活动能力、对用药的认知及合作程度;呼吸道是否通畅、面部及口腔黏膜有无感染、溃疡等。

(2)解释:向患者及其家属解释超声波雾化吸入法的目的、方法、注意事项及配合要点,取得患者的合作。

2.患者准备

(1)患者了解超声波雾化吸入法的目的、方法、注意事项及配合要点。

(2)患者取卧位或坐位接受雾化治疗。

3.环境准备

室内环境清洁、安静,光线、温湿度适宜。

4.护士准备

衣帽整洁,修剪指甲,洗手,戴口罩。

5.用物准备

(1)治疗车上层:超声波雾化吸入器 1 套、水温计、弯盘、冷蒸馏水、生理盐水,遵医嘱准备雾化吸入药液。

(2)治疗车下层:锐器盒、医用垃圾桶、生活垃圾桶。

(三)操作步骤

1.检查

使用前检查雾化器各部件是否完好,有无松动、脱落等异常情况。

2.连接

连接雾化器主件与附件。

3.加水

加冷蒸馏水于水槽内,水量视不同类型的雾化器而定,要求浸没雾化罐底部的透声膜。

4.加药

将药液用生理盐水稀释至 30～50mL,倒入雾化罐,检查无漏水后,将雾化罐放入水槽,盖紧水槽盖。

5.开始雾化

(1)床边核对:携用物至患者床旁,核对患者的床号、姓名、腕带。

(2)安置体位:协助患者取舒适的卧位。

(3)调节雾量:接通电源,打开电源开关(指示灯亮),调整定时开关至所需时间(一般每次15～20 分钟),打开雾化开关,调节雾量。

(4)二次核对:患者床号、姓名、药名、浓度、剂量、给药方法及时间。

(5)雾化吸入:将口含嘴放入患者口中(也可用面罩),指导患者做闭口深呼吸,直至药液吸完为止。

(6)再次核对:患者床号、姓名、药名、浓度、剂量、给药方法及时间。

6.结束雾化

(1)治疗完毕,取下口含嘴。

(2)关雾化开关,再关电源开关。连续使用雾化器时,中间需间隔 30 分钟。

7.操作后处理

(1)协助患者擦干面部,清洁口腔,取舒适卧位,整理病床。

(2)清理用物,放掉水槽内的水,擦干水槽。将口含嘴、雾化罐、螺纹管浸泡于消毒液内 1小时,再洗净晾干备用。

(3)洗手,记录雾化开始与持续时间,患者的反应及效果。

(四)注意事项

(1)护士熟悉雾化器性能,水槽和雾化罐内切忌加温水或热水,水温超过 50℃时,应停机调换冷蒸馏水。

(2)水槽内应保持足够的水量,水槽内无足够冷水及雾化罐内无液体时,不可开机,以免损坏仪器。

(3)水槽底部的晶体换能器和雾化罐底部的透声膜薄而质脆,易破碎,在操作及清洗过程中注意不要损坏。

(4)观察患者痰液排出是否困难,若因黏稠的分泌物经湿化后膨胀致痰液不易咳出时,应予以叩背协助痰液排出,必要时吸痰。

(5)治疗过程需加入药液时,不必关机,直接从盖上小孔内添加即可。若要加水入水槽,必须关机操作。

(五)健康教育

(1)向患者介绍超声波雾化吸入器的作用和原理,并教会其正确的使用方法。

(2)教给患者深呼吸的方法及用深呼吸配合雾化的方法。

(3)告知患者如有不适时,及时通知医护人员。

二、氧气雾化吸入法

氧气雾化吸入法是借助高速氧气流,使药液形成雾状,随吸气进入呼吸道的方法。

(一)目的

同超声波雾化吸入法。

(二)操作前准备

1.评估患者并解释

同超声波雾化吸入法。

2.患者准备

同超声波雾化吸入法。

3.环境准备

室内环境清洁、安静、光线、温湿度适宜。

4.护士准备

衣帽整洁,修剪指甲,洗手,戴口罩。

5.用物准备

(1)治疗车上层:氧气雾化吸入器、氧气装置一套(湿化瓶勿放水)、弯盘、药液(遵医嘱准备)、生理盐水。

(2)治疗车下层:锐器盒、医用垃圾桶、生活垃圾桶。

(三)操作步骤

1.检查

使用前检查雾化器各部件是否完好,有无松动、脱落、漏气等异常情况。

2.加药

遵医嘱将药液稀释至 5mL,注入雾化器的药杯。

3.核对

携用物至患者床旁,核对患者的床号、姓名、腕带。

4.连接

将雾化器的接气口连接于氧气筒或中心吸氧装置的输氧管上,氧气湿化瓶内勿放水,以免液体进入雾化吸入器内使药液稀释。

5.调节

根据医嘱调节氧流量。

6.核对

再次核对患者的床号、姓名、药名、浓度、剂量、给药方法及时间。

7.开始雾化

指导患者手持雾化器,将吸嘴放入口中紧闭嘴唇深吸气,用鼻呼气,如此反复,直至药液吸完为止。

8.再次核对

核对患者的床号、姓名、药名、浓度、剂量、给药方法及时间。

9.结束雾化

取出雾化器,关闭氧气开关。

10.操作后处理

(1)协助患者擦干面部,清洁口腔,取舒适的卧位,整理床单位。

(2)清理用物。

(3)洗手,记录雾化开始与持续时间,以示患者的反应和效果。

(四)注意事项

(1)正确使用供氧装置注意用氧安全,室内应避免火源。

(2)氧气湿化瓶内勿盛水,以免液体进入雾化器使药液稀释,影响疗效。

(3)观察及协助患者排痰,注意观察患者痰液排出情况,如痰液仍未咳出,可予以叩背、吸痰等方法协助排痰。

(五)健康教育

同超声波雾化吸入法。

三、压缩雾化吸入法

压缩雾化吸入法是利用压缩空气将药液变成细微的气雾(直径 $3\mu m$ 以下),使药物直接被吸入呼吸道的治疗方法。

(一)目的

同氧气雾化吸入法。

(二)操作前准备

1.评估患者并解释

同超声波雾化吸入法。

2.患者准备

同超声波雾化吸入法。

3.环境准备

室内环境安静、整洁,光线、温湿度适宜。

4.护士准备

衣帽整洁,修剪指甲,洗手,戴口罩。

5.用物准备

(1)压缩雾化吸入器装置

(2)常用药物:同超声波雾化吸入法。

(3)其他用物:弯盘、纱布、治疗巾、电源插座。

(三)操作步骤

1.检查并连接雾化器

使用前检查雾化器各部件是否完好,以免发生意外。

2.加水

水槽内加冷蒸馏水至浸没雾化罐底部的透声膜。

3.加药

将药液用生理盐水稀释至30～50mL,倒入雾化罐,检查无漏水后,将雾化罐放入水槽,盖紧水槽盖。

4.核对

携用物至患者床旁,查对患者的床号、姓名、腕带,确认患者。

5.铺治疗巾

协助患者取舒适的卧位,将治疗巾铺于患者的颌下。

6.开始雾化

(1)接通电源,打开电源开关(指示灯亮),调整定时开关至所需时间,一般每次定时15～20分钟。

(2)打开雾化开关,调节雾量,雾量大小可随患者的需要和耐受情况适当调节,过大会使患者不适,过小则达不到治疗效果。

(3)将口含嘴放入患者口中或将面罩妥善固定,指导患者做深呼吸。

7.结束雾化

(1)治疗完毕,取下口含嘴或面罩。

(2)关雾化开关,再关电源开关。

8.操作后处理

(1)擦干患者面部,协助患者翻身叩背,并其取舒适卧位,整理病床。

(2)清理用物,放掉水槽内的水,擦干水槽,将口含嘴、雾化罐、螺纹管浸泡于消毒液内1小时,再洗净晾干备用。

(3)洗手,记录压缩雾化的时间、药液名称、浓度、剂量、患者的反应等。

(四)注意事项

(1)使用前检查电源电压是否与压缩机吻合。

(2)将压缩机放置在平稳处,勿置于地毯或毛织物上。

(3)治疗过程中密切观察患者的病情变化,若出现不适可做适当休息或平静呼吸。如有痰液嘱患者咳出,不可咽下。

(4)定期检查压缩机的空气过滤器内芯,喷雾器要定期清洗,发现喷嘴堵塞,应反复清洗或更换。

(五)健康教育

(1)向患者及其家属介绍雾化吸入的相关知识,指导其正确地吸入药物,使药液充分到达呼吸道深部,更好地发挥疗效。

(2)雾化后指导患者正确地咳嗽,以促进痰液排出,减轻呼吸道感染。

(3)指导患者及其家属了解有关预防呼吸道疾病发生的相关知识。

四、手压式雾化器雾化吸入法

手压式雾化器雾化吸入法是利用拇指按压雾化器顶部,使药液从喷嘴喷出,形成雾滴作用于口腔及咽部气管、支气管黏膜而被其吸收的治疗方法。

(一)目的

其主要通过吸入拟肾上腺素类药、氨茶碱或沙丁胺醇等支气管解痉药,改善通气功能,适用于支气管哮喘、喘息性支气管炎的对症治疗。

(二)操作前准备

1.评估患者并解释

同超声波雾化吸入法。

2.患者准备

同超声波雾化吸入法。

3.护士准备

衣帽整洁,修剪指甲,洗手,戴口罩。

4.用物准备

按医嘱准备手压式雾化器(内含药物)。

5.环境准备

室内环境清洁、安静,光线、温湿度适宜。

(三)操作步骤

1.检查

使用前检查雾化器是否完好。

2.核对

携用物至患者床旁,核对患者的床号、姓名、腕带。

3.开始雾化

(1)取下雾化器保护盖,充分摇匀药液。

(2)再次核对患者床号、姓名、药名、浓度、剂量、给药方法及时间。

(3)将雾化器倒置,接口端放入口中,平静呼气。

(4)吸气开始时,按压气雾瓶顶部,使之喷药,然后深吸气,药物经口吸入,吸气末尽可能延长屏气时间,再呼气,反复1~2次。

(5)再次核对患者的床号、姓名、药名、浓度、剂量、给药方法及时间。

4.结束雾化

取出雾化器。

5.操作后处理

(1)协助患者清洁口腔,取舒适卧位,整理床单。

(2)清理用物,塑料外壳定期温水清洁。

(3)洗手,记录雾化开始与持续时间,以及患者的反应和效果。

(四)注意事项

(1)喷雾器使用后放在阴凉处(30℃以下)保存,其塑料外壳应定期用温水清洁。

(2)使用前检查雾化器各部件是否完好,有无松动、脱落等异常情况。

(3)每次1~2喷,两次使用间隔时间不少于3~4小时。

(五)健康教育

(1)指导患者或其家属正确使用手压式雾化吸入器给药。

(2)教会患者评价疗效,当疗效不满意时,不随意增加或减少用量,或缩短用药间隔时间,以免加重不良反应。

(3)帮助患者分析并解释引起呼吸道痉挛的原因和诱因,指导其选择适宜的运动,预防呼吸道感染。

第四节　动、静脉穿刺置管术

一、动脉穿刺置管术

动脉穿刺置管术是一种经皮穿刺动脉并留置导管于动脉(如桡动脉、肱动脉、股动脉)腔内,经此通路进行治疗或监测的方法。

(一)适应证

(1)需要进行有创血流动力学监测者。

(2)需要反复采集动脉血进行血气分析等监测者。

(3)经动脉施行某些检查或治疗。

(二)禁忌证

(1)凝血功能障碍,有出血倾向者。

(2)穿刺部位感染者。

(3)侧支循环不良者。

(4)脉管炎患者。

(三)操作前准备

1.评估患者并解释

(1)评估:患者的病情、穿刺部位皮肤及血管情况,桡动脉常为首选,此外,股动脉、腋动脉、肱动脉、尺动脉等均可采用。

(2)解释:向患者解释操作的目的、方法和注意事项。

2.患者准备

清洁皮肤,更换清洁衣裤;进行排尿、排便。

3.环境准备

室内环境清洁、安静,光线、温湿度适宜。

4.用物准备

治疗车、肝素盐水、利多卡因。动脉穿刺包(内含无菌手术衣、无菌治疗巾、洞巾1块、无菌纱布4～6块、无菌手套),1mL注射器1支。动脉套管针1根,肝素帽或无针接头1个,动脉压检测仪及导管。其他与操作目的相关的用物。

5.护士准备

衣帽整洁,修剪指甲,洗手,戴口罩。

(四)操作步骤

1.核对医嘱及患者

核对当日医嘱及标本容器上的条码信息。核对床号、姓名、住院号等。

2.选择动脉

选择穿刺动脉,触摸动脉搏动最明显处,以桡动脉为首选。桡动脉穿刺点位于肱桡肌腱和桡侧腕屈肌腱之间,从腕部到远端桡骨头2cm处。股动脉穿刺点定位由髂前上棘至耻骨联合连一直线,在腹股沟韧带水平的中点稍下方可触及股动脉的搏动最明显处。

3.皮肤消毒

以穿刺点为中心消毒皮肤,直径≥20cm。穿无菌手术衣,戴无菌手套,铺洞巾,遵守最大无菌屏障原则。

4.检查导管

用肝素盐水检查动脉导管是否完好,排气备用。

5.穿刺动脉

穿刺者手持动脉插管套针,将穿刺针与皮肤呈15°～30°穿刺,沿动脉走向进针,见鲜红血液喷出后将穿刺针尾压低至10°,向前推动穿刺针1～2mm,使穿刺针尖完全进入动脉管腔,然后将套管送入动脉。抽出针芯,接上测压连接管,用无菌敷料固定导管并做好记录和标识。必要时可在穿刺前行穿刺点局部麻醉。对婴幼儿、危重症、高龄等特殊患者,可采用超声引导下进行动脉穿刺。

6.拔针

治疗完毕拔针后,立即用无菌纱布压迫穿刺处至少5分钟以上,防止出血。

(五)注意事项

(1)严格遵循无菌操作原则,预防感染。

(2)严格掌握适应证,每天评估导管留置的必要性,预防导管相关性感染。

(3)准确判断穿刺点,穿刺点应选择动脉搏动最明显处。

(4)留置期间用2～10IU/mL肝素液持续冲洗,冲洗速度为2～3mL/h,以保证导管通畅。

(5)穿刺后妥善压迫,防止局部血肿或血栓形成。

(6)严密观察术侧远端手指或足趾的颜色、温度,评估有无远端肢体缺血。

二、静脉穿刺置管术

深静脉穿刺置管术是抢救急危重症患者常用的一项基本技术,也是各种化疗、介入等治疗的基础。深静脉穿刺置管术根据置管形式的不同分为中心静脉导管(CVC)置入术、经外周静脉置入中心静脉导管(PICC)和完全植入式静脉输液港(TIVAP)。

中心静脉导管置入术指经锁骨下静脉、颈内静脉、股静脉穿刺置管,尖端位于上腔静脉或下腔静脉腔内,首选锁骨下静脉穿刺。经外周静脉置入中心静脉导管指经上肢贵要静脉、肘正中静脉、头静脉、肱静脉(新生儿还可通过下肢大隐静脉等)穿刺置管,尖端位于上腔静脉或下腔静脉的一种方法,首选重要静脉穿刺。

(一)适应证

(1)急救时需要大量快速补液或输血的患者。

(2)需要长期、反复静脉输液、输血者。

(3)需要输入高浓度或刺激性药物的患者。

(4)外周静脉穿刺困难的患者。

(5)行中心静脉压测定等特殊检查、监测或治疗者。

(二)禁忌证

(1)凝血功能障碍或有腔静脉系统血栓形成史的患者。

(2)穿刺部位有感染、放射治疗史、血管外科手术史的患者。

(3)有出血倾向及严重高血压、呼吸衰竭、严重胸部创伤、明显的肺气肿、胸廓畸形等患者慎用。

(4)乳腺癌根治术后的患侧肢体不能置入 PICC 导管。

(三)操作前准备

1.评估患者并解释

(1)评估:患者的病情、穿刺部位皮肤及血管情况。

(2)解释:向患者解释操作目的、方法和注意事项。

2.患者准备

清洁皮肤,更换清洁衣裤,进行排尿、排便。

3.护士准备

衣帽整洁,修剪指甲,洗手,戴口罩。

4.用物准备

治疗车,肝素盐水,利多卡因。深静脉穿刺包或 PICC 穿刺包,静脉导管套件(内含穿刺套管针、扩张管、导丝、静脉导管),10mL 注射器、5mL 或 1mL 注射器、肝素帽(正压接头或无针接头)1～2 个。其他与操作目的相关的用物。

5.环境准备

室内环境清洁、安静,光线、温湿度适宜。

(四)操作步骤

1.核对医嘱及患者

查看相关化验报告,确认已签署置管知情同意书。

2.协助患者取合适体位

(1)锁骨下静脉穿刺尽量取头低15°的仰卧位,头转向穿刺对侧。

(2)颈内静脉穿刺取头低15°～30°的仰卧位,头转向穿刺对侧。

(3)股静脉穿刺取仰卧位,穿刺侧大腿放平,稍外旋外展。

(4)PICC置管取仰卧位。

3.穿刺部位准备

选择穿刺静脉,定位穿刺点。

(1)锁骨下静脉:首选右锁骨下静脉,分锁骨下和锁骨上两种进路穿刺。锁骨下进路取锁骨中内1/3交界处,锁骨下方1cm处穿刺。锁骨上入路取胸锁乳突肌锁骨头外侧缘,锁骨上方1cm穿刺。

(2)颈内静脉:首选右颈内静脉。分胸锁乳突肌三角的顶端(距锁骨上缘2～3横指)处穿刺的中路进路,胸锁乳突肌前缘中点(距中线约3cm)穿刺的前路进路,取胸锁乳突肌外缘中下1/3交界处穿刺的后路进路。

(3)股静脉:先摸及腹股沟韧带和股动脉搏动处,在腹股沟韧带中、内1/3交界处的外下方二横指(约3cm)处,股动脉搏动点内侧1cm处。

(4)PICC置管首选贵要静脉,测量置管侧肘窝上10cm的上臂围直径和预置管长度(从肘关节预穿刺点沿血管走行至右胸锁关节,再延长4～5cm)。

4.皮肤准备

以穿刺点为中心消毒皮肤,直径≥20cm。执行静脉穿刺置管的任务清单,采用最大无菌屏障原则。

5.检查导管

用肝素盐水冲洗导管,检查导管的完整性。

6.置管

(1)CVC导管:先用1mL注射器抽吸利多卡因对穿刺局部浸润麻醉,再取抽吸有0.9%盐水的10mL注射器连接穿刺针,穿刺进针,入皮下后推注少量的0.9%盐水,边缓慢进针边抽吸,至有落空感并吸出暗红色血液,提示已进入静脉。

置入导丝:从穿刺针尾端置入导丝,用力得当,无阻力。拔出穿刺针,沿导丝进扩皮器。

置导管:沿导丝置入导管,一般置入深度不超过12～15cm。拔出导丝。

(2)PICC导管:在穿刺点上方扎止血带,按需要行穿刺点局部麻醉,实施静脉穿刺,见回血后降低角度再进针少许。固定针芯,送入外导管,退出针芯,将导管匀速缓慢送入至预测长度。

7.检查、固定

抽回血,确认导管位于静脉内,行脉冲式冲、封管后予无菌敷料固定。CVC可行缝合固定并用无菌透明敷料固定或用其他装置无创固定导管。

8.置管后处理

贴导管标签;整理用物,垃圾分类处理。PICC置管者行X线片确定导管尖端位置。

(五)注意事项

(1)严格无菌操作,准确选取穿刺点及掌握进针方向、角度,避免同一部位反复穿刺,以免形成血肿或血栓,预防感染。

（2）治疗间歇期应进行导管维护,无菌透明敷料至少每 7 天更换 1 次,无菌纱布敷料至少每 2 天更换 1 次。敷料受潮湿或有污染时,应立即更换。

（3）每天评估留置导管,患者有发热时,应评估是否有导管相关性感染,必要时进行相关检查。

（4）观察有无并发症发生,如血肿、血栓与栓塞、感染、堵管、局部皮肤过敏、管道折断、致血气胸等,一旦发现及时处理。

（5）注意不要误伤动脉,万一误刺,应立即拔针,局部压迫止血。

（6）置入导管时,注意防止空气栓塞。

（六）健康教育

（1）告知患者勿擅自撕下贴膜,洗澡时避免浸湿敷料。

（2）避免高强度手臂活动,防止管道滑出。

第五节　心肺复苏术

心肺复苏是对由于外伤、疾病、中毒、意外低温、淹溺和电击等各种原因,导致心搏、呼吸停止,必须紧急采取重建和促进心脏、呼吸有效功能恢复的一系列措施。

一、目的

（1）通过实施基础生命支持技术,建立患者的循环、呼吸功能。

（2）保证重要脏器的血液供应,尽快促进心脏、呼吸功能的恢复。

二、操作步骤

（1）确认现场安全。

（2）识别心搏骤停:双手轻拍患者,并在患者耳边大声呼唤,无呼吸或仅有喘息,10 秒内可同时检查呼吸和脉搏。触摸脉搏一般不少于 5 秒,不多于 10 秒。

（3）启动应急反应系统:呼叫旁人帮忙/(如果适用)通过移动通信设备。如在院内第一时间启动院内应急系统,自取或请他人取得 AED 及急救设备。

（4）启动复苏。

1）如没有正常呼吸,有脉搏,给予人工呼吸,每 5～6 秒 1 次呼吸,或每分钟 10～12 次。如果 2 分钟后,仍未启动应急反应系统,则继续人工呼吸,约每 2 分钟检查 1 次脉搏。如果没有脉搏,开始心肺复苏。

2）没有呼吸(或仅有喘息)无脉搏,启动心肺复苏。

（5）摆放体位。患者应仰卧位于硬板床或地上,如卧于软床上的患者,其肩背下需要垫心脏按压板,去枕,头后仰。注意避免随意移动患者。

（6）解开衣领口、领带、围巾及腰带。

（7）胸外心脏按压术(单人法)。

1）抢救者站在或跪于患者一侧。

2）按压部位及手法。以两乳头中点为按压点,定位手掌根部接触患者胸部皮肤,另一只手搭在定位手的手背上,双手重叠,十指交叉,定位手的 5 个手指翘起。注意定位应准确,避免偏离胸骨而引起肋骨骨折。

3)按压方法。双肘关节伸直,依靠操作者的体重、肘及臂力,有节律地垂直施加压力。每次按压后迅速放松,放松时手掌根不离开胸壁使胸廓充分回弹。

4)按压深度。成人为 5～6cm,儿童、婴儿至少胸部前后径的 1/3,儿童约为 5cm,婴儿约为 4cm。

5)按压频率。每分钟 100～120 次。

按压有效性判断:能扪及大动脉(股、颈动脉)搏动,血压维持在 60mmHg(1mmHg＝0.133kPa)以上;口唇、面色、甲床等颜色由发绀转为红润;室颤波由细小变为粗大,甚至恢复窦性心律;瞳孔随之缩小,有时可有对光反应;呼吸逐渐恢复;昏迷变浅,出现反射或挣扎。

(8)人工呼吸。

1)开放气道。清除口腔、气道内分泌物或异物,有义齿者应取下。

2)开放气道方法。①仰头提颏法:抢救者一只手的小鱼际部位置于患者前额,用力向后压使其头部后仰,另一只手示指、中指置于患者的下颌骨下方,将颏部向前上抬起。注意手指不要压向颏下软组织深处,以免阻塞气道。②仰头抬颈法:抢救者一只手抬起患者颈部,另一只手以小鱼际部位置于患者前额,使其头后仰,颈部上托。头、颈部损伤患者禁用此法。③双下颌上提法:抢救者双肘置患者头部两侧,双手示、中、无名指放在患者下颌角后方,向上或向后抬起下颌。该法适用于怀疑有颈部损伤患者。

3)人工呼吸频率为每 5～6 秒 1 次呼吸(每分钟 10～12 次呼吸),按压与人工呼吸比为 30：2。①口对口人工呼吸法:在患者口鼻盖一单层纱布/隔离膜,抢救者用保持患者头后仰的拇指和示指捏住患者的鼻孔,双唇包住患者口部(不留空隙),吹气,使胸廓扩张。吹气完毕,松开捏鼻孔的手,抢救者头稍抬起,侧转换气,同时注意观察胸部复原情况。②口对鼻人工呼吸法:适用于口腔严重损伤或牙关紧闭患者用仰头抬颏法,同时,抢救者用举颏的手将患者的口唇闭紧,深吸一口气,双唇包住患者鼻部吹气,吹气的方法同口对口人工呼吸法。③口对口鼻人工呼吸法:抢救者双唇包住患者口鼻部吹气,适用于婴幼儿。

三、注意事项

(1)在发现无呼吸或不正常呼吸(喘息样呼吸)的心脏搏停的成人患者,应立即启动紧急救护系统,立即进行心肺复苏术。

(2)按压部位要准确,用力合适,以防止将胸骨、肋骨压折。严禁按压胸骨角、剑突下及左右胸部。按压力要适度,过轻达不到效果,过重易造成肋骨骨折、血气胸,甚至肝脾破裂等。按压深度成人为 5～6cm,儿童约为 5cm,婴儿为 4cm,儿童和婴儿至少为胸部前后径的 1/3,并保证每次按压后胸廓回弹。姿势要正确,注意两臂伸直,两肘关节固定不动,双肩位于双手的正上方。为避免心脏按压时,呕吐物逆流至气管,患者头部应适当放低并略偏向一侧。

(3)单一施救者应先开始胸外心脏按压,然后再进行人工呼吸(心肺复苏的顺序是 C－A－B),即先进行 30 次的胸外心脏按压,后做 2 次人工呼吸。尽可能减少在按压中停顿,并避免过度通气。

(4)按压的频率为 100～120 次/分。人工呼吸的频率为 10～12 次/分。

第二章 呼吸系统疾病护理

第一节 呼吸系统疾病一般护理

一、一般护理

（一）保持室内空气流通

定时开窗通风，使病室空气清新。

（二）休息

根据患者病情，采取适当体位，胸痛者取患侧卧位，呼吸困难者取半卧位，根据病情给予氧气吸入。

（三）饮食

给予高蛋白、高热量、高维生素、易消化的饮食，避免食用刺激性及产气食物。

（四）鼓励患者

咳嗽，痰稠不易咳出时，应多饮水，并行雾化吸入。

（五）指导患者

进行呼吸功能锻炼。

（六）注意呼吸道隔离

痰和痰杯应进行消毒处理。

（七）备齐

备齐抢救药品和物品。

二、病情观察

（1）严密观察患者生命体征及末梢血氧情况，注意呼吸的频率、节律、深浅度及有无呼吸困难、发绀等，若发现异常，应及时协助处理。

（2）注意观察监测动脉血气和各项化验检查结果。

（3）观察咳嗽的性质、发生时间及音色。

（4）观察痰液的性质、气味、颜色、量及黏稠度。

（5）注意痰液有无分层及伴随症状，必要时记录24小时痰量。

（6）高热、咯血者按高热、咯血护理常规。

三、健康教育

（1）宣传预防呼吸系统疾病的措施。

（2）严格戒烟。

（3）注意保暖，防止感冒。

四、护理质量评价标准

（1）患者咳嗽、咳痰、胸痛、气喘减轻，痰液易咳出。

（2）无护理并发症发生。

（3）营养良好，无明显体重下降。

（4）能够配合护士，并且戒烟。

（5）落实疾病健康指导并做好出院指导。

第二节　肺炎护理

肺炎指终末气道、肺泡和肺间质的炎症，可由多种病因引起，如感染、理化因素、免疫损伤等。肺炎是呼吸系统的常见病，其发病率和死亡率仍很高，其原因可能在于人口老龄化、病原体的变迁、医院获得性肺炎发病率增高、病原学诊断困难和不合理应用抗生素引起细菌耐药性增强。

一、一般护理

（一）休息与环境

高热患者应卧床休息，以减少耗氧量。缓解头痛、肌肉酸痛等症状。呼吸困难者取半卧位，胸痛者取患侧卧位，并给氧气吸入。存在低氧血症的患者，推荐鼻导管或面罩氧疗，维持血氧饱和度在 90% 以上。但对于有高碳酸血症风险的患者，在获得血气结果前，血氧饱和度宜维持在 88%～92%。

（二）高热护理

监测并记录患者生命体征，患者应卧床休息，鼓励患者多饮水，采用温水擦浴、冰袋、冰帽等物理降温措施，以逐渐降温为宜，防止虚脱。患者大汗时，及时协助擦拭和更换衣服，避免受凉。必要时遵医嘱使用退烧药。加强口腔护理，鼓励患者经常漱口，口腔疱疹者局部涂抗病毒软膏，防止继发感染。

二、病情观察

（1）观察患者生命体征变化，必要时进行心电监护。

（2）观察患者有无面色苍白、四肢厥冷、烦躁不安、神志恍惚、体温骤降、脉率快而弱，以及血压下降等感染性休克症状。儿童、老年人、久病体弱者病情变化快，要加强监测。

（3）观察各种药物的疗效和不良反应。

三、用药护理

（1）遵医嘱使用抗生素，观察疗效和不良反应。应用头孢唑林钠可出现发热、皮疹、胃肠道不适等不良反应；喹诺酮类药物偶见皮疹、恶心等不良反应。

（2）氨基糖苷类抗生素有肾、耳毒性；老年人或肾功能减退者应特别注意有无耳鸣、头晕、唇舌发麻等不良反应。患者一旦出现严重不良反应，应及时与医生沟通，并做相应的处理。

（3）联合使用广谱抗菌药物时，应注意药物的疗效和不良反应。

(4)对出现感染性休克患者,遵医嘱使用升压药时要注意观察血压,调节滴速,防止外渗,维持收缩压在 90～100mmHg 为宜;使用 5％的碳酸氢钠时注意配伍禁忌,单独输入。

四、健康教育

(1)加强锻炼,增强机体抵抗力。

(2)季节交换时避免受凉,防止上呼吸道感染。

(3)避免过度劳累,感冒流行时少去公共场所。

(4)长期卧床者应注意经常改变体位、翻身、叩背,随时咳出气道内痰液。

五、护理质量评价标准

(1)患者体温恢复正常。

(2)患者能有效咳痰,咳嗽、咳痰、胸痛减轻。

(3)重症患者生命体征维持良好,实施正确给药,无护理并发症发生。

(4)发生休克时,护士能及时发现并配合医生给予有效处理。

(5)落实疾病健康指导并做好出院指导。

第三节 肺脓肿护理

肺脓肿是由多种病原菌引起的肺组织坏死性病变,形成包含坏死物或液化坏死物的脓腔。其临床特征为高热、咳嗽和咳大量脓臭痰。该病可见于任何年龄,青壮年男性及年老体弱有基础疾病者多见。

一、一般护理

(一)休息与环境

高热及全身症状重者应卧床休息;咯血时应卧床,患侧卧位,并做好基础护理,畏寒者应给予保暖。

(二)加强心理护理

帮助患者消除因高热、咳大量脓痰而产生的恐惧心理,增强战胜疾病的信心。

(三)按医嘱进行体位引流

在引流过程中应防止因大量痰液涌出而发生窒息。伴有呼吸困难及患者处于高热、咯血期间不宜行体位引流。

(四)胸腔闭式引流护理

行胸腔闭式引流者按胸腔闭式引流护理常规。

(五)高热护理

可采用温水擦浴、冰袋、冰帽等物理降温措施,以逐渐降温为宜,防止虚脱。患者大汗时,及时协助擦拭和更换衣服,避免受凉。必要时遵医嘱使用退热药。遵医嘱静脉补液,补充因发热而丢失较多的水分和盐,加快毒素排泄和热量散发。

（六）加强口腔护理

肺脓肿患者的口腔护理尤为重要，主要原因是：患者高热持续时间长，使口腔唾液分泌减少，口腔黏膜干燥；患者咳大量脓痰，利于细菌繁殖，易引起口腔炎及黏膜溃疡；治疗中大量应用抗生素，易致菌群失调而诱发真菌感染。应协助患者在晨起，饭后、体位引流后、临睡前漱口，尤其是咳大量脓臭痰的患者，应在每次咳痰后及时漱口；对意识障碍者应由护士定时给予口腔护理。

二、病情观察

（1）观察痰液的颜色、性质、气味和静止后是否分层。

（2）观察患者的痰血情况，若出血量较多，要严密观察病情变化，并准备好抢救药品和用物，注意大咯血或窒息的发生。

（3）按医嘱及时准确给予抗感染、祛痰等药物，并观察药物的疗效及不良反应。

三、用药护理

（1）肺脓肿患者应用抗生素治疗时间较长，应向患者强调坚持治疗的重要性、疗程及可能出现的不良反应，使患者坚持治疗。

（2）用药期间要密切观察药物的疗效及不良反应。

四、健康教育

（1）指导患者适当体育锻炼，增加营养，保证休息，以增强机体的抗病能力。

（2）积极预防上呼吸道感染及治疗口、鼻、咽部感染病灶，如扁桃体炎、龋齿、龈槽溢脓、鼻窦炎等疾病。

（3）教会患者有效咳嗽和体位引流方法，及时排除呼吸道分泌物。

（4）患者出现高热、咯血、呼吸困难等表现时，应警惕大咯血和窒息的发生，需要立即就诊。

五、护理质量评价标准

（1）患者营养状况良好，无明显消瘦。

（2）患者体温恢复正常。

（3）患者能有效咳嗽和体位引流。

（4）实施正确给药，无护理并发症发生。

（5）发生休克时，护士能及时发现并配合医生给予有效处理。

（6）疾病健康指导落实并做好出院指导。

第四节　支气管扩张症护理

支气管扩张是由于急、慢性呼吸道感染和支气管阻塞后，反复发生支气管炎症致使支气管壁结构破坏，引起的支气管异常和持久性扩张。其临床特点为慢性咳嗽，咳大量脓痰和（或）反复咯血，部分患者伴有杵状指。其多见于儿童和青少年。近年来由于急、慢性呼吸道感染得到恰当治疗，其发病率有减少的趋势。

一、一般护理

(一)休息与环境

急性发作时,应卧床休息;大咯血时,绝对卧床休息,去枕平卧,头偏向一侧。保持室内空气流通,维持适宜的温湿度,注意保暖。

(二)饮食

给予高蛋白、高热量、多维生素、易消化的饮食,避免冰冷食物诱发咳嗽,以补充机体消耗,鼓励患者多饮水,每天 1500mL 以上,以提供充足的水分,使痰液稀释,利于排痰。做好口腔护理,保持口腔清洁,促进食欲。

(三)保持呼吸道通畅

痰液黏稠时,给予祛痰药或雾化吸入,并根据病变的不同部位行体位引流。

二、病情观察

(1)观察痰液的量、颜色、性质、气味和体位的关系,静止后是否分层,记录 24 小时排痰量。

(2)观察患者生命体征变化,注意呼吸困难、咳嗽的程度等,注意患者有无发热、消瘦、贫血等全身症状,发现异常及时协助处理。

(3)观察咯血量、颜色,注意有无窒息的先兆症状,以便及时配合抢救。

(4)必要时留取痰标本送检。

(5)观察药物的疗效和不良反应。

三、用药护理

(1)垂体后叶素可收缩小动脉,减少肺血流量,从而减轻咯血。但其也能引起子宫、肠道平滑肌收缩和冠状动脉收缩,故冠心病、高血压患者及孕妇忌用。静脉点滴时速度勿过快,以免引起恶心、便意、心悸、面色苍白等不良反应。

(2)年老体弱、肺功能不全者在应用镇静剂和镇咳药后,应注意观察呼吸中枢和咳嗽反射受抑制情况,以早期发现因呼吸抑制导致的呼吸衰竭和不能咯出血块而发生窒息。

四、健康教育

(一)注意保暖

避免患者受凉,预防感冒;减少刺激性气体吸入,预防上呼吸道感染;戒烟、酒,避免烟雾和灰尘刺激,对预防支气管扩张症有重要意义。

(二)支气管扩张症与感染密切相关

应积极防治百日咳、麻疹、支气管肺炎、肺结核等呼吸道感染,及时治疗上呼吸道慢性病灶。

(三)适当锻炼

劳逸结合,增加营养的摄入,增强抗病能力,减少急性发作。

(四)注意口腔卫生

强调清除痰液对减轻症状、预防感染的重要性;指导患者及其家属学习和掌握有效咳嗽、胸部叩击、雾化吸入及体位引流的排痰方法,长期坚持,以控制病情的发展。

(五)指导患者自我监测病情

学会识别病情变化的征象,一旦发现症状加重,应及时就诊。

五、护理质量评价标准

（1）患者能有效咳嗽排痰，并能正确使用体位引流的方法。

（2）进食良好，无明显体重减轻。

（3）咯血患者情绪稳定，备好抢救物品，抢救配合及时。

（4）落实疾病健康指导并做好出院指导。

第五节　支气管哮喘护理

支气管哮喘（简称"哮喘"），是由多种细胞（如嗜酸性粒细胞、肥大细胞、T淋巴细胞、中性粒细胞、气道上皮细胞等）和细胞组分参与的气道慢性炎症型疾病。这种慢性炎症与气道高反应性相关，通常出现广泛多变的可逆性气流后缓解。支气管哮喘如诊治不及时，随病程的延长可产生气道不可逆性狭窄和气道重塑。因此，合理的防治至关重要。世界各国的哮喘防治专家共同起草并不断更新的全球哮喘防治倡议已成为防治哮喘的重要指南。

一、一般护理

（一）环境与体位

保持室内空气新鲜、流通，维持温度在 18～22℃、湿度 50％～70％，禁放花、草、地毯等。根据患者病情提供舒适体位，如为端坐呼吸者提供床旁桌支撑，减少体力消耗。

（二）心理护理哮喘

发作时应守护床旁安慰患者，使患者产生信任感及安全感。可采用背部按摩，使患者通气舒畅，并通过诱导使其情绪稳定，症状缓解。

（三）饮食

给予营养丰富的清淡、易消化、足够热量的饮食；忌食诱发哮喘发作的食物，如鱼虾、生冷食物；忌烟、酒。

（四）口腔与皮肤护理

哮喘发作时，患者常会大量出汗，应每天进行温水擦浴，勤换衣服和床单，保持皮肤的清洁、干燥和舒适。协助并鼓励患者咳嗽后用温水漱口，保持口腔清洁。

（五）心理护理

多巡视患者，耐心解释病情和治疗措施，给予心理疏导和安慰，消除过度紧张情绪，对减轻哮喘发作的症状和控制病情有重要意义。

（六）促进排痰

痰液黏稠可定时给予氧气雾化吸入。指导患者雾化吸入方法，并进行有效咳嗽，协助叩背，以促进痰液排出。

（七）补充水分

哮喘急性发作时，患者呼吸增快、出汗，常伴脱水、痰液黏稠，应鼓励患者每天饮水 2500～3000mL，以补充丢失的水分，稀释痰液。

(八)教患者使用方法

教会患者定量雾化器(MDI)、干粉吸入器、准纳器的使用方法。

(九)氧疗

对有低氧血症(氧饱和度<90%)和呼吸困难的患者可给予控制性氧疗,使患者的氧饱和度维持在93%~95%。

二、病情观察

(1)观察患者的生命体征变化,定时测定氧分压和二氧化碳分压,及早发现和纠正呼吸衰竭和代谢紊乱。

(2)注意有无哮喘发作的先兆,如胸闷、鼻咽发痒、咳嗽、呼吸不畅等。

(3)哮喘持续发作者,若出现呼吸困难加重、发绀明显、神志不清等,应立即做好气管插管或气管切开准备,以清除痰栓,减少无效腔。若出现呼吸衰竭,应立即行人工辅助呼吸。

(4)观察有无自发性气胸、肺不张等并发症,若出现自发性气胸影响呼吸,应立即排气减压。

(5)注意发病规律及诱发因素,并做好记录。

(6)观察患者的咳嗽情况、痰液的性状和量。

三、用药护理

(一)糖皮质激素

吸入药物治疗的全身性不良反应,少数患者可出现声音嘶哑、咽部不适和口腔念珠菌感染,指导患者吸药后及时用清水含漱口咽部,选用干粉吸入剂或加用除雾剂可减少上述不良反应。口服用药宜在饭后服用,以减少对胃肠道黏膜的刺激。

(二)β_2 受体激动剂

指导患者按医嘱用药,不宜长期、规律、单一、大量使用,因为长期应用可引起受体功能下降和气道反应性增高,出现耐药性。指导患者正确使用雾化吸入器,以保证药物的疗效。静脉滴注沙丁胺醇时应控制滴速。用药过程中观察有无心悸、骨骼肌震颤、低血钾等不良反应。

(三)茶碱类

静脉注射时浓度不宜过高,速度不宜过快,注射时间宜在10分钟以上,以防中毒症状发生。不良反应有恶心、呕吐、心律失常、血压下降和呼吸中枢兴奋,严重者可导致抽搐,甚至死亡。用药时监测血药浓度可减少不良反应的发生。茶碱缓释片有控释材料,不能嚼服,必须整片吞服。

(四)其他

抗胆碱药吸入后,少数患者可有口苦或口干感。酮替芬有镇静、头晕、口干、嗜睡等不良反应。白三烯调节剂的主要不良反应是轻微的胃肠道症状,少数有皮疹、血管性水肿、转氨酶升高,停药后可恢复。

四、健康教育

(1)指导患者增加对哮喘的激发因素、发病机制、控制目的和效果的认识,以提高患者的治疗依从性。使患者懂得哮喘虽不能彻底治愈,但只要坚持充分的正规治疗,完全可以有效地控制哮喘的发作。

（2）避免过度劳累和情绪激动,忌刺激性食物和烟、酒。

（3）进行适当的锻炼,增强体质。

（4）避免刺激性气体、烟雾、灰尘和油烟等。

（5）哮喘患者应了解自己所用各种药物的名称、用法、用量及注意事项,了解药物的主要不良反应及如何采取相应的措施来避免;指导患者及其家属掌握正确使用气雾吸入剂的方法,一般先用支气管扩张剂,后用抗炎气雾剂。

（6）寻找变应原,避免接触变应原,发病季节前进行预防性治疗。

五、护理质量评价标准

（1）患者气喘减轻,避免变应原的刺激。

（2）患者能够正确的使用气雾剂,并了解其不良反应。

（3）能选择合适的排痰方法,排出痰液,咳嗽、咳痰程度减轻,次数减少。

（4）落实疾病健康指导并做好出院指导。

第六节　慢性阻塞性肺疾病护理

慢性阻塞性肺疾病(COPD)是一种具有气流受限特征的可以预防和治疗的疾病,气流受限不完全可逆,呈进行性发展。COPD 主要累及肺脏,也可引起肺外的不良效应。

一、一般护理

(一)保持室内空气新鲜

温度(23～25℃)、湿度(50％～60％)适宜。病室每日通风 2 次,每次 30 分钟。冬季注意保暖,避免直接吸入冷空气。

(二)饮食

以高热量、高蛋白、易消化、丰富维生素的流食、半流食为宜,少食多餐;避免辛辣刺激,少吃产气食品。鼓励患者多饮水。必要时静脉补液。

(三)急性期卧床休息

呼吸困难时抬高床头,取半卧位或坐位。恢复期可适当增加活动量。

(四)持续低流量吸氧

指导患者持续低流量吸氧,吸入氧浓度为 25％～29％,吸氧流量为 1～2L/min,吸氧时间为 10～15h/d。告知患者氧疗的重要性,鼓励患者坚持氧疗,密切观察氧疗后患者症状有无改善。

(五)观察病情变化

观察患者情况,如神志、呼吸深度、频率、音调、口唇和甲床的颜色。监测血氧、血气变化及咳嗽、咳痰、呼吸困难情况。

(六)保持呼吸道通畅

指导患者进行有效咳痰,学会腹式呼吸。指导患者正确留取痰标本,同时观察痰的颜色、性状、气味等。排痰困难者可行雾化吸入或体位引流,必要时吸痰。

(七)有效咳嗽

指导患者晨起时咳嗽,排除夜间聚积在肺内的痰液,就寝前咳嗽排痰有利于睡眠。咳嗽时,患者取坐位,头略前倾,双肩放松,屈膝,前臂垫枕,条件允许时应使患者双足着地,有利于胸腔的扩展,增加咳痰的有效性。咳嗽后恢复坐位,进行放松性深呼吸。

(八)协助排痰

护士或家属协助患者进行胸部叩击和体位引流,有利于分泌物的排出。也可用特制的按摩器协助排痰。

(九)指导呼吸功能锻炼

COPD 患者需要增加呼吸频率来代偿呼吸困难,这种代偿多数依赖于辅助呼吸肌参与呼吸,即胸式呼吸。然而胸式呼吸的效能低于腹式呼吸,患者容易疲劳。因此,护士应指导患者进行缩唇呼吸、膈式或腹式呼吸、吸气阻力器的使用等呼吸训练,以加强胸、膈呼吸肌的肌力和耐力,改善呼吸功能。

1.缩唇呼吸

患者闭嘴经鼻吸气,然后通过缩唇(吹口哨样)缓慢吸气,同时收缩腹部。吸气和呼气时间比为 1:2 或 1:3。

2.膈式或腹式呼吸

患者可取立位、平卧位或半卧位、双手分别放于前胸部和上腹部。用鼻子缓慢吸气时,膈肌最大限度下降,腹肌松弛,腹部凸出,手感到腹部向上抬起。呼气时经口呼出,腹肌收缩,膈肌松弛,膈肌随腹腔内压增加而上抬,推动肺部气体排出,手感到腹部下降。

二、病情观察

(1)观察痰的颜色、性状、气味,必要时留取痰标本送检。

(2)观察生命体征及末梢血氧情况。

(3)观察血气分析和各项化验指标的变化。

三、用药护理

(一)遵医嘱

应用抗生素、支气管舒张药和祛痰药,注意观察药物的疗效及不良反应。

(二)观察药物

观察各种药物的疗效及不良反应。

(三)避免使用

避免使用可待因等强镇咳药。

(四)止咳药

喷托维林是非麻醉性中枢镇咳药,不良反应有口干、恶心、腹胀、头痛等。

(五)祛痰药

溴己新偶见恶心、转氨酶升高,消化道溃疡者慎用。

四、健康教育

(一)休养环境要舒适安静

每日通风换气,保持室内空气新鲜。

（二）根据气候的变化随时增减衣服

避免受寒，避免接触感冒人员，积极预防上呼吸道感染。

（三）戒烟

戒烟并减少被动吸烟。

（四）加强营养

制订高热量、高蛋白、高维生素的饮食计划，增强身体素质，提高机体的抗病能力。多食用高维生素（如绿叶蔬菜、水果）、高蛋白（如瘦肉、豆制品、蛋类）、粗纤维（如芹菜、韭菜）的食物，少食用动物脂肪，以及胆固醇含量高的食物（如动物内脏）。避免进食产气食物，如汽水、豆类、马铃薯和胡萝卜等。

（五）坚持呼吸锻炼

配备家庭氧疗设施，必要时给予低流量吸氧。指导患者掌握氧气疗法及注意事项。

（六）指导患者运动

指导患者全身运动与呼吸锻炼相结合，避免剧烈运动，可选择适合自己的运动，如散步、打太极拳等，注意劳逸结合。如有不适及时就诊。

（七）指导患者正确掌握呼吸训练

腹式呼吸（取仰卧位，一只手放在胸部，一只手放在腹部经口缓慢吸气，升高顶住手，缩唇缓慢呼气，同时收缩腹部肌肉，并收腹）和缩唇呼吸。

（八）心理护理引导

患者适应慢性病，并以积极的心态对待疾病，培养生活兴趣，如听音乐、养花种草等爱好，以分散注意力，减少孤独感，缓解焦虑、紧张的精神状态。

（九）家庭氧疗指导

护士应指导患者及其家属做到了解氧疗的目的、必要性及注意事项；注意安全，供氧装置周围严禁烟火，防止氧气燃烧爆炸；氧疗装置定期更换、清洁、消毒。

（十）发生状况

若出现呼吸困难、剧烈胸痛、畏寒、发热、咳嗽、咳痰加重，应及时就医。

五、护理质量评价标准

（1）患者咳嗽、咳痰、气喘减轻。

（2）实施正确的氧疗，氧疗效果满意。

（3）患者掌握呼吸功能锻炼方法，落实疾病健康指导。

（4）患者的活动耐力提高。

第七节　慢性肺源性心脏病护理

慢性肺源性心脏病（简称"慢性肺心病"），指由于肺组织、肺血管或胸廓的慢性病变引起肺组织结构和（或）功能异常，产生肺血管阻力增加，肺动脉压力升高，使右心室扩张和（或）肥大，伴或不伴右心衰竭的心脏病,并排除先天性心脏病和左心病变引起者。患者于 40 岁以上发病多见,随年龄增长患病率升高,好发于冬、春季。引起肺心病的因素以慢性阻塞性肺疾病多见,占 80%～90%,其次有支气管哮喘、支气管扩张、重症肺结核等气管和肺部疾病。

一、一般护理

(一)休息与活动

心肺功能失代偿期应绝对卧床休息,可选择舒适的坐位或半坐位,减轻心脏负荷,有利于心脏功能的恢复、缓解症状。卧床期间指导患者在床上进行缓慢、重复的肌肉松弛活动,如腓肠肌的收缩与放松。缓解期应鼓励患者进行适当的腹式呼吸、缩唇呼吸等呼吸功能锻炼。对有肺性脑病先兆者,用床档或其他器械约束肢体,必要时专人护理。

(二)饮食护理

给予高纤维素、易消化、不产气、清淡的饮食,防止因便秘、腹胀而加重呼吸困难;如患者有明显水肿、腹水或少尿,应限制钠水摄入,钠盐＜3g/d,水＜1500mL/d,蛋白质在 1.0～1.5g/kg,碳水化合物控制在总热量的 60% 以下,尽量少食多餐,输液时应根据病情控制输液量和速度。避免食用含糖高的食物,以免引起痰液黏稠。进餐前后漱口,保持口腔清洁,促进食欲。

(三)皮肤护理

注意观察患者全身水肿情况、有无压疮发生。因肺心病患者常有营养不良和身体下垂部位水肿,若长期卧床,极易形成压疮。指导患者穿宽松、柔软的衣服;定时更换体位,受压处垫气圈或海绵垫,或使用气垫床。

(四)氧疗护理

根据缺氧和二氧化碳潴留的程度不同,合理用氧,一般给予低流量、低浓度持续吸氧。氧流量 1～2L/min,浓度在 25%～29%。防止高浓度吸氧抑制呼吸,加重缺氧和二氧化碳潴留。

(五)保持呼吸道通畅

鼓励患者有效咳嗽,翻身叩背,协助排痰;痰液黏稠者行雾化吸入,必要时行机械通气,并按机械通气护理常规。

二、病情观察

(1)观察患者呼吸的频率、节律。

(2)观察患者有无发绀,是否烦躁、失眠甚至出现定向障碍。

(3)监测血气分析,尤其是 PaO_2 和 $PaCO_2$。

(4)监测血压、心率、尿量,记录 24 小时出入量、电解质检查结果,有心力衰竭者应观察体重、皮肤水肿和盐的摄入情况。

(5)观察痰液的性质、颜色、量,并记录。

(6)注意有无肺性脑病先兆,如出现神志恍惚、表情淡漠、嗜睡、兴奋、烦躁及谵妄等,应立即协助处理。

(7)观察有无右心衰竭的表现,密切观察患者有无头痛、烦躁不安、神志改变。

三、并发症护理

(一)肺性脑病

(1)患者绝对卧床休息,呼吸困难者取半卧位,有意识障碍者,予床档进行安全保护,必要时专人护理。

(2)持续低流量、低浓度给氧,氧流量为 $1\sim2L/min$,浓度在 $25\%\sim29\%$。防止高浓度吸氧抑制呼吸,加重缺氧和二氧化碳潴留。

(3)定期监测动脉血气分析,密切观察病情变化,出现头痛、烦躁不安、表情淡漠、神志恍惚、精神错乱、嗜睡和昏迷等症状时,及时通知医生并协助处理。

(二)消化道出血

注意有无恶心、呕吐症状,呕出物颜色、性状及粪便色、质、量,并按消化道出血护理常规。

(三)弥散性血管内凝血

早期发现皮肤黏膜有无出血点,注射部位有无渗血、出血或上消化道出血倾向,并按弥散性血管内凝血护理常规。

(四)心律失常

注意心率、心律变化,出现脉搏强弱不等、节律不规则,应同时进行心脏听诊,发现心律失常按心律失常护理常规。

(五)休克

注意患者神志、肢体温、湿度、尿量等变化,发生休克时按照休克护理常规。

四、用药护理

(1)对二氧化碳潴留严重、呼吸道分泌物多的患者慎用镇静药、麻醉药,如必须使用时,应注意观察是否有抑制呼吸和咳嗽反射的情况。

(2)肺心病患者对洋地黄类药物耐受性低,易出现中毒反应,用药前应注意纠正缺氧,防治低钾血症,并准确记录出入量。

(3)应用利尿药后可出现低钾、低氯性碱中毒,痰液黏稠不易排出和血液浓缩,应注意预防。使用排钾利尿药时应遵医嘱补钾。利尿药尽可能安排在白天给药,避免因频繁排尿而影响睡眠。

(4)对肺性脑病患者可遵医嘱使用呼吸兴奋药,应注意保持气道通畅,适当增加吸入氧浓度。

(5)应用呼吸兴奋剂时,切勿用量过大或给药过快,以免出现呼吸过度、烦躁不安、呕吐等不良反应。

(6)应用血管扩张剂时,注意观察患者心率及血压情况。

(7)应用抗生素时,注意观察感染控制的效果、有无继发感染。

五、健康教育

(一)改善环境卫生

避免烟雾、粉尘和刺激性气体对呼吸道的影响,劝导患者戒烟,必要时辅以有效的戒烟药。注意保暖,避免受凉,预防感冒的发生。

（二）加强营养

给予患者高蛋白、高维生素的膳食,并保持口腔卫生。

（三）进行体育锻炼

在缓解期,根据心、肺功能状况及体力适当进行体育锻炼,如散步、气功、太极拳、耐寒锻炼等,以提高机体的免疫功能和心、肺的储备能力。

（四）指导患者采取正确的姿势

正确的姿势有利于气体的交换和节省能量,如站立时,背靠墙,使膈肌和胸廓松弛,全身放松;坐位时凳高适宜,两足平放在地,身体稍向前倾,两手放在双腿上或趴在小桌上,桌上放软枕,使患者胸椎与腰椎尽可能在一条直线上;卧位时抬高床头,稍抬高床尾,使下肢关节轻度屈曲。

（五）坚持家庭氧疗

指导患者掌握氧气、雾化吸入使用、清洁、维护方法。

（六）告知病情变化征象

如患者出现体温升高、呼吸困难加重、咳嗽剧烈、咳痰不畅、尿量减少、水肿明显或神志淡漠、嗜睡、躁动、口唇发绀加重等,均提示病情变化或加重,需及时就诊。

六、护理质量评价标准

（1）患者咳、痰、喘减轻,痰液能有效咳出。

（2）患者能遵循低流量、低浓度、持续给氧的原则,掌握氧疗相关知识。

（3）能正确给药,注意药物的疗效、不良反应及毒性反应。控制输液的速度及输液量。

（4）若无护理并发症发生,落实疾病健康指导并做好出院指导。

第八节　肺血栓栓塞症护理

肺血栓栓塞症(PTE)是肺栓塞的常见类型。肺栓塞(PE)指各种栓子阻塞肺动脉系统时所引起的一组以肺循环和呼吸功能障碍为主要临床和病理生理特征的临床综合征,当栓子为血栓时,称为肺血栓栓塞症。大多数肺栓塞由血栓引起,但导致肺栓塞的栓子也可以是脂肪、羊水和空气等。肺动脉发生栓塞后,如其所支配区的肺组织因血流受阻或中断而发生坏死,称为肺梗死(PI)。PTE 由来源于下腔静脉径路、上腔静脉径路或右心腔的血栓引起,其中大部分血栓来源于下肢深静脉,特别是从腘静脉上端到髂静脉的下肢近端深静脉(占 50%～90%)。近年来,由于颈内静脉和锁骨下静脉内插入或留置导管和静脉内化疗的增加,使来源于上腔静脉径路的血栓较以前增多。

一、一般护理

（一）休息

高度怀疑或已确诊肺栓塞的患者应减少活动,绝对卧床休息,抬高床头或取半卧位。确诊下肢静脉血栓性静脉炎的患者在溶栓治疗时,在安装滤网之前应尽量减少肢体的活动,禁忌患肢热敷、按摩、热水泡脚,防止血栓脱落。

(二)饮食护理

给予患者高蛋白、高维生素、高纤维素饮食,少食油腻、刺激、高胆固醇食物,保持大便通畅,必要时遵医嘱应用通便药。

(三)皮肤护理

注意观察全身水肿情况、有无压疮发生。因肺心病患者常有营养不良和身体下垂部位水肿,若长期卧床,极易形成压疮。指导患者穿宽松、柔软的衣服;定时更换体位,受压处垫气圈或海绵垫,或使用气垫床。

(四)氧疗

呼吸困难的患者根据缺氧的程度给予正确的氧疗,并观察氧疗的效果。对于轻至中度呼吸困难的患者可采用鼻导管或面罩给氧,对于严重呼吸困难的患者可能需要机械通气。

(五)心理护理

对焦虑的患者给予心理安慰。

二、病情观察

(一)严密观察患者情况

如患者意识、生命体征、血氧,以及患者的主诉。

(二)监测患者有无脑缺氧的表现

如烦躁不安、嗜睡、意识模糊、定向力障碍等。

(三)监测患者有无右心功能不全的表现

如颈静脉充盈、肝大、肝颈静脉反流征阳性、下肢水肿及静脉压升高。当较大的肺动脉栓塞后,可使左心室充盈压降低、心输出量减少。因此,需要严密监测血压和心率的改变。

(四)发热

对发热患者给予物理降温。

(五)溶栓剂应用护理

溶栓治疗后的患者应严密观察是否有出血和再栓塞的发生。

(1)密切观察出血征象,如皮肤青紫、血管穿刺处出血过多、血尿、腹部或背部疼痛、严重头疼、神志改变等。

(2)严密监测血压,当血压过高时及时报告医生进行适当的处理。

(3)给药前宜留置外周静脉套管针,以方便溶栓过程中取血监测,避免反复穿刺血管。

(4)用尿激酶或链激酶溶栓治疗后,应每2～4小时测定1次 PT 或 APTT,当其水平降至正常值的2倍时,按医嘱应用肝素抗凝。

(六)抗凝剂应用护理

1.肝素

在开始治疗后的最初 24 小时内每 4～6 小时监测 1 次 APTT,达到稳定治疗水平后,改为每天监测 APTT。肝素治疗的不良反应包括出血和肝素诱导的血小板减少症(HIT)。HIT的发生率较低,但一旦发生,常比较严重。因此,在治疗的第 1 周应每1～2 天、第 2 周起每 3～4 天监测 1 次血小板计数。若出现血小板迅速或持续降低30%以上,或血小板计数<100×

10%/L,应报告医生停用 UFH。

2.华法林

华法林的疗效主要通过监测 INP 是否达到,并保持在治疗范围进行评价。因此,在治疗期间需定期监测 INR。

(七)消除再栓塞的危险因素

1.急性期

患者除绝对卧床外,还需避免下肢过度屈曲,一般在充分抗凝的前提下卧床时间为 2～3 周,保持大便通畅,避免用力,以防下肢血管内压力突然升高,使血栓再次脱落形成新的危及生命的栓塞。

2.恢复期

需预防下肢血栓形成,如患者仍需要卧床,下肢须进行适当的活动或被动关节活动,穿抗栓袜或气压袜,不在腿下放置垫子或枕头,以免加重下肢循环障碍。

3.观察

观察下肢深静脉血栓形成的征象,并观察有无局部皮肤颜色的改变,如发绀。

(八)右心功能不全症状

需按医嘱给氧、强心剂,限制水钠摄入,并按肺源性心脏病进行护理。

(九)低输出量和低血压护理

当患者心输出量减少出现低血压甚至休克时,应按医嘱给予静脉输液和升压药物,记录液体出入量;当患者同时伴有右心功能不全时尤应注意液体出入量的调整,平衡低血压需输液和心功能不全需限制液体制剂的矛盾。

(十)心理护理

护士应尽量陪伴患者,告诉患者目前的病情变化,用患者能够理解的语言和方式解释各种设备、治疗措施和护理操作,并采用非言语性沟通技巧,鼓励患者充分表达自己的情感。

三、健康教育

(一)DVT 危险因素人群

应指导其避免可能增加静脉血流瘀滞的行为,如长时间保持坐位,特别是坐时跷二郎腿、长时间站立不活动等。

(二)衣着

患者应穿弹力加压长筒袜,防止下肢静脉曲张,有利于静脉回流。下肢出现缺血症状时,应保护肢体,防止过冷、过热的刺激,并减少压力;穿着柔软衣服,保护皮肤的完整性。

(三)活动指导

患者在肺栓塞发病的急性期和溶栓治疗期间应绝对卧床休息,肢体制动,以防止栓子脱落。

(四)保持大便通畅

防止用力排便,养成定时排便的习惯;出现便秘时,给予通便药物或使用软便剂,防止屏气用力的动作和下蹲过久。

（五）饮食指导

多吃粗纤维食物，不吸烟，减少脂类、糖类食品的摄入，以防止肥胖。

（六）按时服药

定期复查血常规及出、凝血时间，指导患者学会自我检测，尽早发现出血倾向。

（七）介绍 DVT 和 PTE 的表现

对于长时间卧床的患者，若出现一侧肢体疼痛、肿胀，应注意发生 DVT 的可能；在存在相关发病因素的情况下，突然出现胸痛、呼吸困难、咳血痰等表现时，应注意发生 PTE 的可能性，需及时就诊。

四、护理质量评价标准

（1）患者呼吸困难、胸痛、咳嗽等症状减轻并得到控制。

（2）患者能配合治疗，掌握氧疗相关知识。

（3）遵医嘱正确给药，注意药物的疗效、不良反应及毒性反应。控制输液速度及输液量。

（4）若无护理并发症发生，落实疾病健康指导并做好出院指导。

第九节　原发性支气管肺癌护理

原发性支气管肺癌（简称"肺癌"），为起源于支气管黏膜或腺体的恶性肿瘤。常见区域性淋巴结转移和血行播散。早期以刺激性咳嗽、痰中带血等呼吸道症状多见。肺癌发生率为男性肿瘤的首位，由早期诊断不足致使预后差。目前，随着诊断方法进步、新药及靶向治疗药物出现，规范化、个体化的多学科综合性治疗技术的进展，使肺癌缓解率及患者的长期生存率得以提高。

一、一般护理

（一）环境要安静舒适

癌症晚期患者需要卧床休息，呼吸困难者取半坐位。

（二）易消化饮食

给患者高蛋白、高热量、高维生素饮食，注意食物的色、香、味，以增进食欲。化疗期间可给清淡饮食，应在反应最轻时进食，避免在治疗前后 2 小时进食。

（三）护理操作

静脉注射化疗药物，注意用药剂量、方法；选择适宜的血管，避免药液外渗，造成组织坏死。

（四）做纤维支气管镜和活组织检查

胸腔穿刺、胸腔积液离心沉淀脱落细胞等检查时，护士应向患者做好宣教，做好术前准备及术中配合工作，标本及时送检。

（五）心理护理鼓励患者

帮助患者树立战胜疾病的信心，配合化疗、放疗或手术治疗。多与患者交谈，鼓励患者表达自己的感受,耐心倾听患者诉说,建立良好的护患关系。随时了解患者思想情况,严格交接班,以防患者发生意外。必要时采取保护性医疗措施。鼓励家属、朋友探视,使患者感受到关爱,激起生活热情,增强信心。

(六)疼痛护理

1.评估

患者疼痛的部位、性质、程度、止痛的效果。

评估疼痛加重或减轻的因素;评估疼痛对睡眠、进食、活动等日常活动的影响。

2.采取放松技术及减轻疼痛方法

指导患者采取放松技术及减轻疼痛的方法,如深呼吸,分散注意力、避免体位的突然改变等。

3.合理使用止痛药物

疼痛明显的患者及早建议使用镇痛药,一般采取 WHO 的三阶梯止痛的原则。根据患者的需要剂量由小到大,直到疼痛消失为止。用药时应观察止痛的效果,了解疼痛缓解的程度和镇痛作用的持续时间。注意预防药物的不良反应。

(七)静脉炎的预防

1.合理选用静脉

反复多次化疗最好采用中心静脉或深静脉,如使用外周静脉,应选择有弹性且直的大血管,用留置针建立静脉通道,输完液拔除。

2.避免药物外渗

化疗前,先用生理盐水冲管,确定针头在静脉内方可注入化疗药,边抽回血边注入药物,药物输完,再次予以生理盐水 10～20mL 冲洗后拔针。拔针后,局部按压时间要长,以止血和预防药物外渗。

3.药物外渗的处理

输注时疑有或发生化疗药物外渗,应立即停止注入,边回抽边退针,不宜立即拔针。局部使用药物封闭处理,并应用药物外涂。

4.静脉炎的处理

发生静脉炎的血管禁止注射,患处抬高,可使用喜辽妥等药物外敷,并预防感染。

(八)预防感染化疗

在此期间遵医嘱定期复查血象,了解有无骨髓抑制。如白细胞降低,应限制探视;保持病房空气流通,指导患者注意保暖,食物应加热或消毒后进食。

(九)口腔溃疡

化疗期间,指导患者使用生理盐水或口腔护理液漱口,预防口腔溃疡。如溃疡已发生感染,可根据不同的细菌选用不同的漱口液含漱,每次 15～20 分钟,每日 3 次。

(十)脱发护理

化疗前,向患者说明化疗的必要性及化疗可能导致脱发现象,并告之化疗结束后头发可以再生。出现脱发后,做好患者的心理护理,指导患者佩戴假发,鼓励患者参与正常的社交活动。

二、病情观察

密切观察患者生命体征,注意观察化疗、放疗的不良反应,如出现声音嘶哑、食欲缺乏、恶心、呕吐、头晕、白细胞减少、血小板减少等,应通知医生及时处理。白细胞减少者,注意防止交叉感染。

三、健康教育

(一)休养环境

休养环境要舒适安静,避免空气污染。宣传吸烟对健康的危害,提倡不吸烟或戒烟,并避免被动吸烟。对肺癌高危人群要定期进行体检,早期发现肿瘤,早期治疗。

(二)指导患者加强营养支持

注意饮食搭配,科学进餐。多食新鲜水果及蔬菜,保证足够的热量,进食丰富的蛋白质(如瘦肉、豆制品、鸡蛋、鱼、虾等)及维生素,保持排便通畅,每日饮水不少于1500mL。

(三)合理安排休息

患者应适当活动,保持良好的精神状态,以调整机体免疫力,增强抗病能力。根据气候变化及时增减衣服,避免上呼吸道感染。

(四)督促患者坚持化疗或放疗

讲解化疗药物的不良反应,嘱患者定期检测血象。若患者出现呼吸困难、疼痛等症状加重或不缓解时应及时,到医院诊治。

(五)给予患者支持

给予患者及其家属心理上的支持,使之正确认识疾病,保持身心轻松,增强治疗信心,更好地配合治疗,维持生命质量。

(六)指导患者有效咳嗽的方法

促进排痰,以保持气道通畅,预防呼吸道感染。

(七)预防感染

化疗患者预防感染尤为重要,应加强个人卫生,不去公共场所,减少交叉感染的机会。如出现发热、咳嗽加重、咯血等症状,应及时到医院就诊。

(八)指导患者三级预防

指导患者及其家属肿瘤的三级预防,早发现、早治疗,提高患者的生活质量。

四、护理质量评价标准

(1)患者饮食良好,无明显体重下降。

(2)患者能掌握减轻疼痛的方法。

(3)患者心理状态稳定,有一定的疾病承受能力。

(4)无护理并发症发生。

第十节　胸腔积液护理

在肺和胸壁之间有一个潜在的腔隙,称为胸膜腔。正常情况下,胸膜腔内仅有微量液体,在呼吸运动时起润滑作用。胸膜腔内液体(简称"胸液"),其形成与吸收处于动态平衡状态,任何原因使胸液形成过多或吸收过少时,均可导致胸液异常积聚,称为胸腔积液。

一、一般护理

(一)休息与体位

鼓励患者卧床休息,取半卧位,减少胸腔积液对健侧肺的压迫。胸痛者取患侧卧位,胸闷气急者给予氧气吸入。

(二)饮食护理

给予高蛋白、高热量、多维生素、粗纤维饮食。

(三)保持呼吸道通畅

鼓励患者积极排痰,保持呼吸道通畅。若胸膜炎患者在恢复期,应每天督导患者进行缓慢的腹式呼吸。经常进行呼吸锻炼可减少胸膜粘连的发生,提高通气量。

(四)缓解胸痛

胸腔积液患者常有胸痛,并随呼吸运动而加剧,为了减轻疼痛,患者常采取浅快的呼吸方式,可导致缺氧加重和肺不张。因此,需协助患者取患侧卧位,必要时用宽胶布固定胸壁以减少胸廓活动幅度,减轻疼痛,或遵医嘱给予止痛剂。

(五)胸腔抽液护理

1.协助医生行胸腔穿刺术

穿刺过程中应密切观察患者的脉搏、面色等变化,以判定患者对穿刺的耐受性。注意询问患者有无异常感觉,若患者突然感觉头晕、心悸、冷汗、面色苍白、脉细、四肢发凉,提示患者可能出现"胸膜反应",应立即停止抽吸,使患者平卧,密切观察血压,防止休克。必要时按医嘱皮下注射 0.1% 的肾上腺素 0.5mL。

2.抽液速度

抽液速度不宜过快、过多,防止抽吸过多、过快使胸腔内压骤然下降,发生复张后肺水肿或循环障碍、纵隔移位等意外。首次抽液量不宜超过 700mL,每次抽吸量不应超过 1000mL。如为脓胸,每次尽量抽尽。如胸腔穿刺是为了明确诊断,抽液 50~100mL 即可,置入无菌试管送检。

3.妥善固定引流管

应落实相关宣教及悬挂明显标志,观察引流是否通畅,并准确记录引流液的量、性质、颜色等。如有异常应立即通知医生并给予相应的处理措施。

(六)心理护理

做好患者的心理护理,以消除其紧张心理。

二、病情观察

(1)观察患者的生命体征变化。

(2)观察患者有无胸痛,疼痛的部位、性质等。

(3)监测血氧饱和度或动脉血气分析的改变。

(4)观察患者咳嗽、排痰、呼吸困难的程度和性质。

(5)观察药物作用和不良反应。

（6）在胸腔穿刺过程中应注意观察抽液速度、抽液量及患者呼吸、脉搏、血压的变化。如出现呼吸困难、剧咳、咳大量泡沫状痰，双肺满布湿啰音，可能是胸腔抽液过快、过多使胸腔压力骤降，出现复张后肺水肿或循环衰竭，应立即停止抽液并给氧。

三、健康教育

（1）注意饮食，避免劳累。

（2）避免受凉，预防呼吸道感染，戒烟、酒。

（3）注意增加营养的摄入。

（4）遵医嘱按时服药，定期门诊复查。

（5）一旦出现胸痛、呼吸困难，立即就诊。

四、护理质量评价标准

（1）患者胸痛、胸闷症状减轻。

（2）胸腔引流良好，无护理并发症发生。

（3）落实疾病健康指导，并做好出院指导。

第十一节　自发性气胸护理

胸膜腔为不含气体的密闭潜在腔隙，当气体进入胸膜腔、造成积气状态时，称为气胸。气胸可分为自发性、外伤性和医源性3类。自发性气胸指肺组织及脏层胸膜的自发破裂，或靠近肺表面的肺大疱、细小气肿包自发破裂，使肺及支气管内气体进入胸膜腔所致的气胸。其可分为原发性和继发性，前者发生于无基础肺疾病的健康人，后者发生于有基础疾病的患者。多见于男性青壮年或患有慢性支气管炎肺气肿、肺结核者。本病属呼吸科急症之一，患者可有胸痛、气急、窒息感，严重者面色苍白、四肢冰冷、发绀、大汗淋漓、烦躁不安、血压下降等。严重者可危及生命，及时处理可治愈。

一、一般护理

（一）休息与卧位

急性自发性气胸患者应卧床休息，避免用力、屏气、咳嗽等增加胸腔内压的活动。血压平稳者取半卧位或坐位，有利于呼吸、咳嗽、排痰及胸腔引流。卧床期间，协助患者每2小时翻身1次。如有胸腔引流管，翻身时应注意防止引流管脱落。

（二）平时注意补充营养

摄入充足的蛋白质、维生素，不挑食、不偏食，适当摄入粗纤维素食物，以增强机体抵抗力。

（三）观察患者

观察患者的呼吸、脉搏、血压及面色变化，观察患者胸痛、咳嗽、呼吸困难的程度，及时与医生联系，采取相应措施。

（四）根据病情准备胸腔穿刺术

准备胸腔闭式引流术的物品及药物，并及时配合医生进行有关处理。胸腔闭式引流术后应观察创口有无出血、漏气、皮下气肿及胸痛情况,若伤口敷料有渗血、渗液应及时更换,避免感染。

(五)尽量避免咳嗽

必要时遵医嘱给止咳剂。可给予剧烈胸痛患者相应的止痛剂。及早给予氧气吸入,遵医嘱合理氧疗。

(六)给氧

根据患者缺氧的严重程度选择适当的给氧方式和吸入氧流量,保证患者血氧饱和度≥90%。对于保守治疗的患者,需给予高浓度吸氧,有利于促进胸膜腔内气体的吸收。

(七)心理护理

患者由于疼痛和呼吸困难会出现紧张、焦急和恐惧等情绪反应,导致耗氧量增加、呼吸浅快,从而加重呼吸困难和缺氧。因此,当患者呼吸困难严重时,应尽量在床旁陪伴,解释病情和及时回应患者的需求。

(八)保持大便通畅

2天以上未排大便应采取有效措施,必要时给予缓泻剂。

(九)胸腔穿刺排气护理

(1)适用于少量气胸、呼吸困难较轻、心肺功能尚好的闭合性气胸患者。

(2)通常选择患侧锁骨中线外侧第2肋间为穿刺点。皮肤消毒后,用胸穿针刺入胸腔,并用胶管将针头与50mL注射器相连进行抽气并测压,直到患者呼吸困难缓解为止。

(3)胸腔内气体较多时,一次抽气量不宜超过1000mL,每天或隔天抽1次。

(4)张力性气胸患者的病情危急,短时间内可危及生命,紧急时亦需立即胸腔穿刺排气。

(十)胸腔闭式引流护理

(1)对于呼吸困难明显、肺压缩程度较大的不稳定型气胸患者,包括交通性气胸、张力性气胸和气胸反复发作的患者,无论气胸容量多少,均应尽早行胸腔闭式引流。

(2)插管部位一般都取锁骨中线外侧第2肋间或腋前线第4~5肋间。

(3)插管前,先在选定部位用气胸箱测定胸腔内压力以了解气胸类型,然后在局部麻醉下将引流导管经胸部切口插入胸膜腔。

(4)保证有效的引流,确保引流装置安全,引流瓶应放在低于患者胸部且不易踢到的地方。任何时候其液平面都应低于引流管胸腔出口平面60cm,以防瓶内液体反流进入胸腔。引流管长度适宜,妥善固定于床旁,既要便于患者翻身活动,又要避免过长扭曲受压。

(5)观察引流管通畅情况,密切观察引流管内的水柱是否随呼吸上下波动及有无气体自水封瓶液面溢出。

(6)防止胸腔积液或渗出物堵塞引流管,应根据病情定时捏挤引流管。

(7)防止意外,搬动患者时需用两把血管钳将引流管双重夹紧,防止在搬动过程中发生引流管滑脱、漏气或引流液反流。

(8)严格执行无菌操作,引流瓶上的排气管外端应用1~2层纱布包扎好,避免空气中尘埃或脏物进入引流瓶。

(9)如同时引流液体,应观察和记录引流液的量、色和性状。

(10)观察引流管拔除指征,如引流管无气体逸出且患者无呼吸困难等症状1～2天,夹闭引流管1天患者无气急、呼吸困难,X线透视或胸部X线片示肺已全部复张,可拔除引流管。

二、病情观察

(1)观察患者生命体征及面色等变化,注意有无休克发生。

(2)观察患者胸痛、咳嗽、呼吸困难的程度,若发生异常,及时协助处理。

(3)经测压抽气后,短时间内又觉胸闷气促,提示有张力性气胸存在,应立即通知医生,准备插管引流。

(4)胸腔闭式引流术后应注意创口有无出血、漏气、皮下气肿及胸痛情况。

三、健康教育

(一)生活规律

戒烟、酒,多进食高蛋白、高热量、高纤维、低脂肪的食物,加强营养。

(二)保持心情愉快

情绪稳定,进行适当的体育锻炼,避免剧烈运动,避免抬举重物,避免屏气。

(三)保持大便通畅

可鼓励患者适当多饮水,多吃青菜、香蕉等食物。必要时使用开塞露、缓泻剂。

(四)坚持呼吸锻炼改善肺功能

积极预防上呼吸道感染,避免剧烈咳嗽,尽量减少公共场所活动。如有突发胸痛、干咳、呼吸困难等症状时及时就诊。

(五)积极治疗

遵医嘱积极治疗原发病。

四、护理质量评价标准

(1)患者胸闷、胸痛、呼吸困难症状减轻。

(2)做好胸腔穿刺抽气、胸腔闭式引流的护理,预防导管脱落。

(3)正确实施氧疗。

(4)落实疾病健康指导并做好出院指导。

第十二节　睡眠呼吸暂停低通气综合征护理

睡眠呼吸暂停低通气综合征(SAHS)指各种原因导致的睡眠状态下反复出现呼吸暂停和(或)低通气,引起低氧血症、高碳酸血症、睡眠中断,从而使机体发生一系列病理生理改变的临床综合征。病情逐渐发展可导致肺动高压、肺心病、呼吸衰竭、高血压、心律失常、脑血管意外等严重并发症。睡眠呼吸暂停低通气综合征指每晚睡眠过程中呼吸暂停反复发作30次以上,或睡眠呼吸暂停低通气指数(AHI)≥5次/小时,并伴有嗜睡等临床症状。呼吸暂停指睡眠过程中口鼻呼吸气流完全停止10秒以上。低通气指睡眠过程中呼吸气流强度(幅度)较基础水平降低50%以上,并伴有血氧饱和度较基础水平下降≥4%或微醒觉。睡眠呼吸暂停低通气指数指每小时睡眠时间内呼吸暂停加低通气的次数。

一、一般护理

(一)严密观察病情变化

特别是在零点以后,尤其是凌晨 2:00～5:00 时间段更应加强巡视。注意观察心率、心律、血压及血氧饱和度的变化,警惕脑血管疾病和心脏疾病的发生,防止 SAHS 患者夜间猝死。

(二)减少白天的睡眠时间

注意睡眠情况,出现呼吸暂停时唤醒患者。

(三)氧疗

给予低流量吸氧对严重低氧血症者,要给予吸氧,吸氧不能缓解低氧血症,可给予无创机械通气治疗。如仍不能改善症状者,应给予有创机械通气。加强呼吸机管理,注意面罩有无漏气,保护受压部位的皮肤。

(四)饮食护理

有效减肥控制饮食,减轻体重,低盐低脂饮食,多食水果、蔬菜。指导患者戒烟、禁酒、侧卧睡眠等。

(五)加强安全保护

加强安全保护,防止外伤。

(六)预防上呼吸道感染

定时室内通气,保持空气新鲜,避免到人多的公共场所,避免交叉感染,加强锻炼,增强体质。

二、病情观察

(一)监测呼吸状态

对夜间频繁发生呼吸暂停的患者要密切观察呼吸状态,防止发生夜间猝死。床头备氧气、开口器、压舌板、舌钳、气管切开包和气管插管物品,必要时给予呼吸睡眠监测。

(二)监测心肾功能

定时测量血压、心率和心律;有心功能不全患者要记录 24 小时尿量。

三、气道正压通气(PAP)治疗护理

(一)保证夜间治疗时间

指导患者 PAP 治疗的关键在于长期佩戴 PAP 呼吸机,经常夜间使用 PAP 机,每晚使用≥4 小时。

(二)选择合适的面罩

鼻罩比口罩更为舒适,可选择鼻枕来进行 PAP 治疗,其不良反应小、漏气少、对睡眠干扰小,经口漏气者可采用全面罩治疗。

(三)气道湿化

PAP 治疗时使用湿化器可减轻口咽鼻部的不适症状,从而提高患者对 PAP 治疗的依从性。

（四）防止皮肤破损

在每次用鼻罩之前应洗脸,清洗鼻罩,可防止皮肤过敏。使用气泡型鼻罩、额部垫海绵垫等防止鼻部皮肤溃疡。

（五）调整心态

PAP呼吸机只是一种呼吸辅助装置,呼吸的节律完全由患者自己控制,尽力加深、加快呼吸与其配合,反而会加重不适感觉。患者应努力调整自己的心态,使心情平静、按平常的节律呼吸。

（六）减少噪声

采取戴耳塞、隔音玻璃罩或将PAP呼吸机置于壁橱内等方法可减少噪声的影响。

（七）观察患者精神行为

注意观察患者是否因通气障碍出现憋醒、精神行为异常、惊恐,以及PAP治疗过程的适应与配合情况。

四、健康教育

(1)控制饮食,适当锻炼,控制体重。

(2)戒烟、戒酒和禁服镇静药物(如安眠药)。

(3)睡眠呼吸暂停综合征患者睡眠时,仰卧位打鼾的程度较侧卧位严重,侧卧位有助于改善气道的阻塞,枕头不宜过高。

(4)对家属进行教育,掌握呼吸暂停观察技能。

(5)讲解相关疾病知识,提高对疾病的认知水平。

(6)指导患者坚持家庭氧疗及氧疗的注意事项。

(7)指导患者定期随访,监测心脑肾及肺功能的变化,发现异常及时治疗。

五、护理质量评价标准

(1)患者能够掌握疾病相关知识。

(2)患者能维持合适的卧位。

(3)患者能配合使用无创呼吸机,无相关并发症发生。

第十三节　呼吸衰竭护理

呼吸衰竭(简称"呼衰"),指各种原因引起的肺通气和(或)换气功能严重障碍,以致在静息状态下亦不能维持足够的气体交换,导致低氧血症伴(或不伴)高碳酸血症,进而引起一系列病理生理改变和相应临床表现的综合征。由于临床表现缺乏特异性,明确诊断需依据动脉血气分析。若在海平面、静息状态、呼吸空气条件下,动脉血氧分压(PaO_2)<60mmHg,伴或不伴二氧化碳分压(PaO_2)>50mmHg,并排除心内解剖分流和原发于心输出量降低等因素所致的低氧血症,即可诊断为呼吸衰竭。

一、一般护理

(一)环境

提供安静、整洁、舒适的环境,限制探视,减少交叉感染。

(二)休息与活动

病情稳定,二氧化碳潴留不明显,可适当活动。若发绀明显、急性呼吸衰竭,应绝对卧床休息,并保持舒适体位,如坐位或半坐位以利呼吸,伴有精神症状时应加床档以防坠床。

(三)饮食护理

给予高蛋白、高热量、多维生素、易消化的清淡饮食。原则上少食多餐,对昏迷或吞咽障碍的患者,给予鼻饲,以保证足够热量及水的摄入。应给予鼻饲,必要时给予静脉高能营养;长期卧床的危重患者,应做好皮肤和口腔护理。

(四)氧气疗法

依病情及病理、生理特点,采取不同的给氧方式,争取短时间内使氧分压高于 $50mmHg$,氧饱和度在 80% 以上。氧疗能提高肺泡内氧分压,使氧分压和血氧饱和度升高,从而减轻组织损伤,恢复脏器功能;减轻呼吸肌做功,减少耗氧量;降低缺氧性肺动脉高压,减轻右心负荷。

(五)保持呼吸道通畅

神志清楚的患者,指导其咳嗽、咳痰;痰液黏稠不易咳出者,可遵医嘱予患者雾化吸入,鼓励其多饮水。不能自行排痰者,定时为患者翻身叩背,及时吸痰,每次吸痰时间不超过 15 秒,防止缺氧窒息。病情严重、意识不清的患者因其口、咽及舌部肌肉松弛,咳嗽无力,分泌物黏稠不易咳出,可导致分泌物及舌后坠堵塞气道,应取仰卧位,头后仰,托起下颌,并用多孔导管经鼻或经口进行机械吸痰,以清除口咽部分泌物,并能刺激咳嗽,有利于气道内的痰液咳出,必要时行人工气管切开术。

(六)病情危重

长期卧床者,应做好皮肤护理、生活护理。做好护理记录,准确记录出入量。准备好抢救物品,如气管插管、气管切开包、人工呼吸囊、吸痰器、氧气、强心剂、呼吸兴奋剂等。

(七)应用呼吸机患者护理

1.熟悉呼吸机性能

呼吸机发生故障或病情变化时,可采取有效的应急措施。

2.严密观察患者自主呼吸

自主呼吸的恢复和均匀程度,以便适当调节呼吸频率、潮气量、呼吸比。

3.观察有无自主呼吸

观察患者有无自主呼吸,与呼吸机是否同步,注意有无通气不足、有无呼吸道阻塞引起烦躁不安及管道衔接处是否漏气。

4.监测患者情况

监测体温、脉搏、呼吸、血压神志、瞳孔的变化,正压吸气可使心输出量减少,血压下降。如心功能改善,心率、血压平稳,四肢暖,皮肤红润,无汗,说明呼吸机使用得当。

5.保持呼吸道通畅

掌握适宜的氧浓度,一般在 40% 以下,及时吸痰,防止痰栓形成,注意防止套囊脱落。

6.使用有创呼吸机

应每班测量和记录气管插管外露的长度,防止意外脱管、管道移位。

7.预防并发症

注意呼吸道湿化,及时添加湿化器中的无菌注射用水,防止异物阻塞引起的窒息。监测血气及电解质变化,防止缺氧、低血压、休克的发生。

8.加强基础护理

积极预防护理并发症,如压疮。做好安全护理,及时加床档,躁动者可适当约束。

9.注意输液

肺功能不全的患者,输液速度不宜过快,以免发生肺水肿。输碱性药物时,应防止渗漏血管外;准确记录出入量。

二、病情观察

(一)定时监测患者情况

定时监测体温、脉搏、呼吸、血压,准确记录出入量。

(二)观察瞳孔

观察患者瞳孔变化及唇、指(趾)甲是否发绀。

(三)观察神志

对缺氧伴二氧化碳潴留患者,在吸氧过程中应密切观察患者神志的细小变化,注意有无呼吸抑制。

(四)观察呼吸

注意患者呼吸的节律快慢、深浅变化。发现异常,应及时通知医生。

(五)观察痰液

观察痰量及性状,痰量多、黄色黏稠,表示感染加重,应及时通知医生,留标本送检。

(六)观察血气分析

观察气血分析和各项化验指标的变化及时调整吸氧流量或浓度,保证氧疗效果,防止氧中毒和二氧化碳麻醉。

(七)观察给氧效果

氧疗过程中,应注意观察氧疗效果,如吸氧后呼吸困难缓解、发绀减轻、心率减慢,表示氧疗有效;如果意识障碍加深或呼吸过度表浅、缓慢,可能为二氧化碳潴留加重。

三、用药护理

(1)使用呼吸兴奋剂过程中,若出现恶心、呕吐、烦躁、颜面潮红、肌肉颤动等,抽搐和呼吸中枢强烈兴奋后转入抑制,提示药物过量,应减药或停药。

(2)禁用麻醉剂,慎用镇静剂,以免引起呼吸抑制。

(3)应用利尿剂时应注意水、电解质及酸碱平衡。纠正酸中毒使用5%的碳酸氢钠时,注意患者有无二氧化碳潴留表现。纠正肺水肿应用脱水剂、利尿剂,注意观察疗效。心功能不全时,静脉点滴不宜过快、过多。

四、健康教育

(1)注意保暖,预防上呼吸道感染,季节交换和流感季节少去公共场所。

（2）进行适当的体育锻炼，避免剧烈运动，劳逸结合。

（3）加强营养，进高蛋白、高热量、低脂肪饮食。

（4）教会患者有效咳嗽及呼吸功能锻炼的方法。坚持呼吸锻炼，改善肺功能。

（5）指导正确服用药物。正确掌握家庭氧疗的方法及注意事项。

（6）增强体质，避免各种引起呼吸衰竭的诱因。

（7）劝告戒烟，如有感冒，及时就医，防止感染加重。

五、护理质量评价标准

（1）患者咳、痰、喘症状减轻，痰液能有效排出。

（2）根据呼吸衰竭的类型、患者的临床表现及血气分析值选择合适的氧疗方法，及时调整给氧浓度。

（3）无护理并发症发生，无导管意外脱出。

（4）患者情绪稳定，能积极配合治疗护理。

（5）落实疾病健康指导并做好出院指导。

第十四节　急性呼吸窘迫综合征护理

急性呼吸窘迫综合征（ARDS）是急性肺损伤（ALI）的严重阶段，两者为同一疾病过程的两个阶段。ALI 和（或）ARDS 是由心源性以外的各种肺内、外致病因素导致的急性、进行性呼吸衰竭。临床上以呼吸窘迫和顽固性低氧血症为特征，肺部影像学表现为非均一性渗出性病变。主要病理特征为肺微血管高通透性所致的高蛋白质渗出性肺水肿和透明膜形成，可伴有肺间质纤维化。病理生理改变以肺容积减少、肺顺应性降低和严重通气/血流比例失调为主。

一、一般护理

（一）休息

患者卧床休息，取半卧位或端坐位。

（二）饮食

给流质或半流质饮食，必要时协助进食。

（三）氧疗

一般予高浓度面罩吸氧，必要时加压给氧。使 $PaO_2 \geqslant 60mmHg$ 或 $SO_2 \geqslant 90\%$。应根据动脉血气分析结果和患者的临床表现，及时调节吸氧流量。观察氧疗效果，如氧分压始终低于 $50mmHg$，需行机械通气治疗，最好使用呼气末正压通气。

（四）保持呼吸道通畅

对神志清楚的患者指导有效咳嗽、咳痰的方法；对无力咳嗽或意识不清的患者及时清除呼吸道分泌物。

（五）心理护理

ARDS 的患者因呼吸困难、预感病情危重，常会产生紧张、焦虑情绪，护士要关心安慰患者，解除思想顾虑，必要时床边陪伴，增加安全感。

二、病情监测

(1)密切观察患者生命体征的变化,呼吸频率、节律和深度,呼吸困难的程度。

(2)监测患者缺氧及二氧化碳潴留情况,如有无发绀、球结膜水肿等。

(3)监测患者心率、心律、血压及末梢循环情况。

(4)观察患者意识状态及神经精神症状,尽早发现肺性脑病的表现。

(5)观察及记录患者每小时尿量和出入量。

(6)监测患者动脉血气分析、生化分析和生化检验结果,了解电解质和酸碱平衡情况。

(7)保持患者呼吸道通畅。

(8)鼓励患者多饮水或应用化痰药物稀释痰液。指导并协助患者进行有效的咳嗽、咳痰,协助翻身、叩背,促使痰液排出。使用机械通气患者应及时吸痰,注意无菌操作,并注意观察痰的颜色、性状、量并及时记录。

三、用药护理

(1)按医嘱及时准确给药,并观察疗效及不良反应。

(2)患者使用呼吸兴奋剂时应保持呼吸道通畅,静脉滴注时速度不宜过快,注意观察呼吸频率、节律、神志变化,以及动脉血气的变化,以便调整剂量。

四、健康教育

(一)疾病知识指导

向患者及其家属讲解疾病的发生、发展和转归。

(二)呼吸锻炼指导

指导患者有效咳嗽、咳痰的方法,指导呼吸锻炼的方法,如缩唇呼吸、腹式呼吸、体位引流、叩背等。

(三)药物指导

指导患者使用的药物、剂量、用法和注意事项。

(四)方法及注意事项指导

指导低氧血症的患者及其家属学会合理家庭氧疗方法及注意事项。

(五)计划指导

根据患者的具体情况指导患者制订合理的活动及休息计划,教会患者避免氧耗量较大的活动,并在活动过程中增加休息。

(六)饮食指导

合理安排膳食,加强营养。预防感染及交叉感染。

(七)戒烟指导

避免患者吸入有害烟雾和刺激性气体。

五、护理质量评价标准

(1)患者咳嗽、咳痰、气喘减轻,痰液能有效排出。

(2)实施正确的氧疗,氧疗效果满意。

(3)患者能维持有效的呼吸,行机械通气配合良好。

(4)无相关潜在并发症的发生,如误吸、呼吸机相关性肺炎和呼吸机相关性肺损伤。

第十五节　肺间质纤维化护理

肺间质纤维化是各种原因引起肺部分正常组织被纤维化的组织代替,失去正常的气体交换功能。活动后气促、干咳是该病最典型的症状。

一、一般护理

(一)环境

为患者提供安静、舒适的休养环境,根据患者情况给予舒适的卧位、半卧位或端坐位。减少探视人员,避免交叉感染。

(二)休息

急性期绝对卧床休息,给予中流量吸氧 $3\sim5L/min$,血氧饱和度维持在 90% 以上。疾病缓解期根据情况鼓励患者在室内活动并间断吸氧。疾病恢复期如果体力允许,指导患者进行室外活动。

(三)缺氧

缺氧导致机体能量消耗增加,因此,为患者提供高蛋白、高热量、高纤维素、易消化的饮食,经常变换食谱,注意少食多餐。进餐时可以吸氧,避免进餐时因气短而导致食欲下降。

(四)咳嗽咳痰

对于咳嗽、咳痰明显的患者,应遵医嘱给予祛痰止咳药,不宜选用强力镇咳药,以免抑制呼吸中枢,影响排痰。必要时雾化吸入,嘱患者饮水 $1500\sim20\,000mL/d$,对于气短加重者,应告诫患者持续吸氧,改善静息状态下的呼吸困难和活动后的喘息。

(五)发热

对于发热患者,遵医嘱给予头部置冰袋、温水擦浴等物理降温措施或解热镇痛药。根据医嘱给予有效的抗生素,进行抗感染治疗。

(六)呼吸衰竭

患者出现胸闷、憋气、呼吸困难等呼吸衰竭症状时,遵医嘱予以不同方式的吸氧,注意气道湿化。对于重度呼吸衰竭的患者,可应用机械通气治疗。

(七)帮助患者树立信心

由于该病多数呈慢性过程,预后不良。因此,患者在病情反复且逐渐加重的治疗过程中会产生恐惧悲观、预感性悲哀等不良情绪反应,医护人员要主动与患者建立有效的沟通,并争取家属及单位对患者的支持,从而帮助他们树立信心,调整心态,积极配合治疗。

二、病情观察

(1)注意患者咳嗽、咳痰情况,应指导患者正确留取痰培养标本并及时送检。

(2)监测患者生命体征,如呼吸深浅度等。

(3)对重症患者,应用心电监护,监测血氧饱和度;必要时进行动脉血气分析,观察有无二氧化碳潴留,以调整用氧。

三、用药护理（糖皮质激素的用药护理）

治疗该病最重要的药物是糖皮质激素，应用糖皮质激素进行药物治疗期间应注意以下事项：

（1）严格按医嘱坚持服药，告诫患者切忌随意停药或减量，因为突然停药易造成病情反复，如要减药，必须在医护人员的监护下进行。

（2）激素治疗期间，应进食含钙、钾较高的食物，如牛奶、鱼、虾皮、橘子汁等，防止低钙、低钾血症。

（3）长期服用激素可造成骨质疏松，应避免参加剧烈活动，否则易造成病理性骨折。

（4）注意口腔护理，长期大量应用激素，易发生白念珠菌感染，应每日刷牙 2～3 次，每日常规检查口腔黏膜，如已发生白念珠菌感染可用氟康唑生理盐水涂抹。

（5）使用激素期间，由于机体抵抗力低，容易加重或诱发各种感染。因此，应严格无菌操作，尽量避免留置导尿管等侵袭性操作。

（6）严密观察激素的不良反应，如满月脸、水牛背、水钠潴留、胃溃疡、高血压、糖尿病、精神症状、停药后反跳等，及时向患者做好解释工作，解除患者对激素的不安心理。

四、健康教育

（一）居住环境

居住环境要舒适、安静、空气新鲜。指导患者及其家属识别与自身疾病有关的诱发因素，如避免吸烟及接触二手烟，避免接触刺激性气体及减少呼吸道感染等易使该病反复发作及加重的因素。

（二）讲解氧疗知识

为患者及其家属讲解氧疗知识、用药知识及药物不良反应，嘱其按时按量服药，勿擅自减药、停药，使患者在出院后仍能继续进行吸氧治疗，按医嘱服药。

（三）合理安排生活起居

嘱患者注意休息，避免过度劳累。可选择适合自己的运动，如散步、打太极拳等。

（四）调整饮食

多食高维生素（如绿叶蔬菜、水果）、高蛋白（如瘦肉、豆制品、蛋类）、粗纤维（如芹菜、韭菜）的食物，少食动物脂肪，以及胆固醇含量高的食物（如动物的内脏）。

（五）鼓励患者进行呼吸锻炼

掌握活动的方法及原则，如做呼吸操、慢跑，以不感到疲劳喘憋为宜。告诉患者如果出现胸闷、气短、呼吸困难、咳嗽、咳脓痰或伴有发热等症状，应及时到门诊就诊。

五、护理质量评价标准

（1）患者能按要求服药。

（2）患者情绪稳定，能积极配合治疗护理。

（3）患者出院后能坚持氧疗。

第十六节　呼吸系统常见诊疗技术及护理

一、氧气雾化吸入

氧气吸入疗法是现代治疗急慢性呼吸系统疾病的主要方法之一。应用雾化吸入将药液分散成细小的雾滴状悬液,使其悬浮在气体中,随着患者的呼吸进入呼吸道。其特点是可以调节雾量大小均匀,药液随着深而慢的吸气被吸到终末支气管及肺泡,达到消炎、镇咳、祛痰、解除支气管痉挛、改变通气功能等目的。吸入的药物不仅可以对呼吸道局部产生作用,还可以通过肺组织吸收而产生全身性的疗效,由于雾化吸入的药物具有起效快、药物用量较小且不良反应较轻的优点,故临床使用较为普遍。

(一)检查前护理

详细介绍雾化吸入疗法的意义、方法、时间、效果及如何正确地配合。

(二)操作时护理

1.清洁口腔

初次做该治疗,指导患者漱口清洁口腔,取舒适体位,最好取半坐卧位或坐位,患者手持雾化器,紧闭口唇用口完全含住雾化器的口含嘴,同时深吸气,可使药液充分达至支气管和肺内,吸入雾化液后再屏气1~2秒,效果更好。

2.雾化吸入的量

哮喘持续状态患者,当使用雾化吸入后可产生呼吸困难,一般氧气流量2~3L/min即可。

3.时间

一般15~20分钟即可达到治疗的效果,吸入的时间不宜过长,氧流量不宜过大,过大会导致雾化雾气过大,从而使患者感觉到憋气、气促、呼吸困难,难以坚持。

4.氧气雾化吸入

氧气雾化吸入过程中,注意严禁烟火及易燃品。

5.雾化吸入

在雾化吸入的过程中,应经常巡视,及时给予相应的指导。

6.危重患者观察

危重患者在治疗过程中应密切观察患者的生命体征、神志等变化,及时发现异常。对确实不适应雾化的患者,应立即停止雾化治疗,以免造成不良后果。

(三)操作后护理

治疗完毕,取下雾化器,关闭氧气,清理用物,指导协助患者漱口。雾化器及口含嘴(面罩)等应及时消毒,应该每位患者1套,专人专用。

(四)健康教育

(1)做好患者的思想工作,解除患者对雾化吸入的紧张情绪。对年老体弱无力咳痰的患者,雾化后应协助排痰,指导正确的咳痰方法。协助叩背。

(2)在雾化吸入期间要注意患者的口腔清洁,尤其重视口腔真菌感染的发生。

(3)做好呼吸道隔离,保持病室内空气清新,定期通风。

二、支气管镜检查

纤维支气管镜检查是利用光学纤维内镜对气管、支气管管腔进行的检查。纤维支气管镜可经口腔、鼻腔、气管导管或气管切开套管插入段、亚段支气管,甚至更细的支气管,可在直视下行活检或刷检、钳取异物、吸引或清除阻塞物,并可做支气管肺泡灌洗,行细胞学或液体成分的分析。另外,利用支气管镜可注入药物,或切除气管内腔的良性肿瘤等。纤维支气管镜检查已成为支气管、肺和胸腔疾病诊断及治疗不可缺少的手段。

(一)检查前护理

1.常规检查

血常规、出凝血时间、心电图、胸部 CT 等。

2.病史采集

(1)了解病史:不稳定型心绞痛、不能矫正的严重低氧血症,严重的心律失常、心功能不全的患者禁忌做电子支气管镜检查。有明显出血倾向、肺动脉高压、上腔静脉阻塞或尿毒症是活检的禁忌。

(2)询问有无麻药过敏史。用药时,观察 5 分钟无不良反应,方可继续使用。

3.药品、器械的准备

准备好急救药品、氧气、简易呼吸器、开口器和舌钳,检查电子支气管镜镜面及电视图像是否清晰,确保多参数监护仪、吸痰器性能良好。

4.患者准备

术前禁食、禁水 4～6 小时,以防误吸。如有活动性义齿,请于检查前取下。为了便于检查中治疗及安全的需要,穿刺使用留置针。如是高血压病患者,按需服用降压药。

5.做好术前告知及心理护理

使患者积极配合检查,提高成功率。

(二)检查中护理

(1)操作时,指导患者采取去枕平卧位,头略后仰;检查过程中安慰患者,勿扭动头部,告知检查中深呼吸可减轻不适。

(2)常规给予单鼻导管吸氧,同时观察患者心律、血压、呼吸及血氧饱和度监测。

(3)严密观察生命体征变化,如有异常及时通知医生处理,及时清除患者口腔中的分泌物。

(三)检查后护理

1.观察患者的生命体征

术后 24～48 小时,密切观察患者生命体征,包括体温、肺部体征等,特别是活检后会有少量咯血及痰中带血,不必担心;对咯血多者应立即通知医生,及治疗、抢救。让患者患侧卧位,防止血液流入对侧而造成窒息,及时清除口腔分泌物,保持呼吸道通畅。安定情绪,避免因紧张而加重出血。

2.避免误吸

术后 2 小时内禁食、水。麻醉作用消失、咳嗽和呕吐反射恢复后可进温凉流质或半流质饮食。进食前试验小口喝水,无呛咳再进食。如无并发症,次日可正常饮食,以清淡细软食物为主。

3.减少对咽喉部的刺激

术后避免吸烟、尽量少谈话和咳嗽,使声带得以休息,以免声音嘶哑和咽喉部疼痛。

(四)健康教育

(1)指导患者进行呼吸道隔离,注意个人卫生。

(2)保持居住环境或住院环境的清洁、卫生,避免发生呼吸道感染。

(3)检查后按要求定期到门诊复诊。

三、经皮穿刺肺活检技术

临床上对肺组织的病理活检取材通常有4个途径:开胸手术、经胸腔镜、经纤维支气管镜、经皮肺穿刺取材。其中,经皮肺穿刺活检是简单易行、安全可靠的方法,具有诊断正确率高、并发症少、患者痛苦小、花费少等优点,对于周围型及管外型肺部肿瘤的确诊尤为合适,可弥补纤维支气管镜的不足。

(一)术前护理

(1)耐心细致地向患者解释检查的过程和目的,以及操作过程中的配合方法,取得患者的同意及配合。消除患者疑虑,稳定情绪。

(2)检查前指导进行呼吸训练,包括腹式呼吸训练。屏气训练,屏气时间最好达到10秒以上。

(二)术中护理

(1)协助患者取适当的体位,嘱患者平静呼吸,勿讲话。进针及拔针时嘱患者屏气,患者咳嗽及时告知医生暂停穿刺,待患者平静后再行穿刺。

(2)注意观察患者的反应,如出现不适及时报告穿刺者,停止穿刺,做好处理。

(3)拔针后以无菌敷料包扎并按压穿刺点5～10分钟,协助患者采取穿刺部位向下的卧位,减少气胸的发生率。

(三)术后护理

(1)指导患者卧床休息,常规测量生命体征。

(2)酌情给予氧气吸入,观察患者是否有胸闷、呼吸困难、咯血等发生,少量痰中带血,告知患者轻轻咳出,不必紧张。出血量多时,遵医嘱使用止血药物,并预防窒息发生。

(3)保持大便通畅,减少屏气用力排便,防止发生气胸。

(四)健康教育

(1)指导患者术后1个月内避免剧烈运动,避免抬、举重物,避免屏气。

(2)保持大便通畅,选择易消化、富含维生素及膳食纤维的食物,2天以上未排便应采取有效措施。

(3)预防上呼吸道感染,避免剧烈咳嗽。

(4)指导患者了解发生气胸相关的症状,出现不适能及时就诊。

(5)定期门诊复诊。

四、胸腔穿刺抽液术

(一)目的

排除胸腔内积气、积液,恢复胸腔负压,使肺及时膨胀。

(二)操作前护理

1.心理护理

向患者介绍胸腔穿刺术的目的、意义、操作方法、术中配合及注意事项,可能出现的并发症及处理方法,消除患者的顾虑及紧张情绪,取得患者的配合。

2.患者指导

指导患者练习穿刺体位,并告知患者在操作过程中保持穿刺体位,不可随意活动,不要深呼吸或咳嗽,以免损伤胸膜或肺组织。必要时给予镇咳药。

(三)操作中护理

1.患者体位

抽液时,协助患者反坐于背靠椅上,双手平放椅背;或取坐位,使用床旁桌支托;亦可仰卧于床上,举起上臂,完全暴露胸部或背部。也可采取侧卧位,床头抬高30°抽气时,协助患者取半卧位。

2.穿刺部位

一般胸腔积液的穿刺点在肩胛线或腋后线第7~8肋间隙或腋前线第5肋间隙。气胸者取患侧锁骨中线第2肋间隙或腋前线第4~5肋间隙进针。

3.观察患者的情况

如穿刺过程中出现连续咳嗽或出现面色苍白、出汗、头晕、胸闷、晕厥等症状,应立即停止穿刺;协助患者取平卧位,给予氧气吸入,测量血压及心率,协助医生对症处理。

4.首次抽液

不宜超过700mL,抽气不宜超过1000mL,以后每次抽液(气)量不应超过1000mL。

(四)操作后护理

(1)做好穿刺记录,包括抽液(气)的量、胸腔积液的颜色及患者的状态。

(2)观察患者穿刺后的反应,注意有无血气胸、气胸、肺水肿等并发症的发生。观察穿刺部位,如出现红、肿、热、痛、发热、液体溢出等异常情况及时通知医生。

(3)指导患者卧床休息,24小时后方可洗澡,以免发生穿刺部位感染。

(4)鼓励患者深呼吸,促进肺复张。

(五)健康教育

(1)指导患者加强营养,给予蛋白质丰富的高热量饮食,有利于创口的修复。

(2)坚持恢复期锻炼,向患者说明深呼吸、有效咳嗽的意义,鼓励患者在胸痛的情况下坚持深呼吸、有效咳嗽。

(3)劝患者戒烟,积极配合治疗。

五、胸腔闭式引流

(一)目的

使气、血、液从胸膜腔内排出,更好地改善胸腔负压,促进肺复张,胸膜腔闭合,平衡压力,防止纵隔移位及肺受压。对脓胸患者,应尽快引流,通过排除脓液,消灭脓腔,使得肺及早复张,恢复肺功能,与此同时预防及治疗胸膜腔感染。

(二)一般护理

1.心理护理

置管前要耐心讲解密闭引流的知识和注意事项,使其了解置管的重要性,配合医护人员;置管后向患者及其家属指导引流装置的管理知识,主动协助患者进行生活照顾,帮助其树立战胜疾病的信心。

2.饮食护理

鼓励患者尽可能多进高蛋白、易消化饮食,如鸡汤、鱼汤、鸡蛋等。

3.体位与休息

协助患者取舒适体位,一般取半坐卧位或半卧位。鼓励患者进行咳嗽、深呼吸运动,利于积液排出,促进肺复张。

4.严格执行无菌操作原则

各类物品均要严格消毒灭菌,预防感染。

5.正确连接各管道

水封瓶用护架保护置于床旁,连接胸腔引流管的长玻璃管必须在水平面下 1～2cm。

6.牢固固定引流管

防止脱落。常挤压引流管,保持通畅。避免因胶管扭曲、受压而造成阻塞。引流瓶的液面应低于胸腔 60cm。

挤压方法:

(1)护士站在患者术侧,双手握住排液管距插管处 10～15cm,太近易使引流管牵拉引起疼痛,太长则影响挤压效果。挤压时两手前后相接,后面的手用力捏住引流管,使引流管闭塞,用前面手的示指、中指、无名指、小指指腹用力快速挤压引流管,使挤压力与手掌的反作用力恰好与引流管的直径重叠,频率要快,这样可使气流反复冲击引流管口,防止血凝块形成而堵塞管口,然后两只手松开,由于重力作用,胸腔积液可自引流管中排出,反复操作。

(2)用止血钳夹住排液管下端,两手同时挤压引流管然后打开止血钳,使引流液流出。遇到特殊情况时,如患者发生活动性内出血,应不停地挤压引流管。

7.每日更换引流瓶

用无菌的生理盐水及连接管。更换时注意无菌操作。先用两把血管钳夹闭引流管,然后换管。防止气体进入胸腔。如发生阻塞,应在严格无菌操作下更换引流管或拔除引流管,切忌用灌洗的方法,以防污染胸膜腔。

8.嘱托患者

嘱托患者离床活动时,防止引流管移位脱出或打破引流瓶,勿使引流瓶和连接管高于胸壁引流口水平,一般低于膝关节,以防引流液逆流进入胸腔。运送患者时双钳夹管,将水封瓶挂于车旁或置于患者两膝间,防止管道滑脱。

9.密切观察记录

注意观察引流液的性状、颜色、量及气体排出、水柱波动等情况,并详细记录。如有两条引流管,应分别记录。如每小时引流量在 100mL 以上,应报告医生。

（三）健康教育

（1）咳嗽时，指导患者或陪客一定按住胸壁插管部位，否则易导致引流管脱落到皮下，导致皮下气肿。术后鼓励早期活动，有利于引流，早期拔管，减轻痛苦。

（2）保持大便通畅，2 天未排便应采取有效措施。

（3）预防上呼吸道感染，避免剧烈咳嗽。

六、胸腔穿刺置管引流技术

（一）目的

使气、血、液从胸膜腔内排出，更好地改善胸腔负压，促进肺复张，胸膜腔闭合，平衡压力，防止纵隔移位及肺受压。对脓胸患者，应尽快引流，通过排除脓液，消灭脓腔，使得肺及早复张，恢复肺功能，与此同时预防及治疗胸膜腔感染。

（二）一般护理

1. 心理护理

向患者介绍胸腔穿刺置管引流的基本原理及优点。该方法属微创疗法，患者痛苦小，安全性高，引流彻底，避免反复穿刺造成胸膜损伤；可消除患者的顾虑，使其积极配合治疗。

2. 鼓励患者

尽量多进高蛋白、高热量、易消化饮食，必要时静脉补充营养。保持大便通畅，防止因便秘造成患者屏气而导致肺泡破裂，引发气胸。

3. 导管的内径小，易导致导管阻塞

要保持导管引流通畅，避免扭曲、打折。如遇导管堵塞，可用生理盐水 20mL 低压冲管或抽吸。

4. 观察连接管是否固定通畅

避免连接管脱落，密切观察生命体征，尤其注意患者的呼吸频率、节律，重视患者的主诉。

5. 注意引流袋与引流瓶的位置

引流袋或引流瓶应放置在低于穿刺点 60cm 的高度；保持穿刺处敷料干燥清洁，置管期间禁止淋浴，保持导管局部皮肤干燥清洁。

6. 妥善固定导管

避免过度用力牵拉导管，尤其在患者翻身或起床活动时。在更换敷贴时要小心保护导管。向患者做好相关宣教，避免无意中拔管。

7. 胸腔注入药物

如向胸腔内注入药物，24 小时内鼓励患者采取仰、俯、侧卧及头低足高位反复交替数次，使药液与胸膜充分接触，有利于提高疗效。

8. 密切监测体温的变化

如患者出现发热、恶心、呕吐、食欲下降等症状，及时报告医生，并给予对症处理。

（三）健康教育

（1）保持大便通畅，2 天未排便应采取有效措施。

（2）预防上呼吸道感染，避免剧烈咳嗽。

第三章　消化系统疾病护理

第一节　消化系统疾病一般护理

消化系统疾病包括食管、胃、肠、肝、胆、胰等脏器的器质性和功能性疾病,在临床上十分常见。其主要症状为厌食或食欲减退、恶心与呕吐、嗳气、咽下困难、烧灼感与胃灼热、腹痛、腹胀、腹泻、里急后重、便秘、呕血、黑粪与便血、黄疸等。

一、一般护理

(一)休息

合理安排患者生活,避免精神紧张、劳累,急性期卧床休息,恢复期适当活动,注意腹部保暖。

(二)饮食

给予清淡易消化饮食,避免刺激性食物,忌烟、酒。

(三)检查术前术后注意事项

指导患者各项检查术前术后护理和注意事项、配合方法。

(四)消化系统常见症状护理

1.呕吐护理

(1)监测失水征象:生命体征、出入量、皮肤黏膜弹性、实验室检查结果。

(2)呕吐观察及处理:观察呕吐物的颜色、量、性质、气味等。患者呕吐时,帮助其坐起或侧卧,头偏向一侧,以免误吸。呕吐结束给予漱口。及时更换受污染的衣物、被褥,保持清洁。

(3)药物治疗:纠正水电解质及酸碱平衡紊乱。

(4)安全护理:告知患者突然起身时可能出现头晕、心悸等不适。指导患者坐起时动作缓慢,以免发生直立性低血压。

2.腹痛护理

临床上一般将腹痛按起病急缓、病程长短分为急性与慢性腹痛。急性腹痛多由腹腔脏器的急性炎症、扭转或破裂,空腔脏器梗阻或扩张,腹腔内血管阻塞等引起;慢性腹痛的原因常为腹腔脏器的慢性炎症、腹腔脏器包膜的张力增加、消化性溃疡、胃肠神经功能紊乱、肿瘤压迫及浸润等。

(1)腹痛监测:观察并记录腹痛的部位、性质及程度,发作的时间、频率、持续时间等;观察药物或非药物止痛治疗效果。

(2)非药物性缓解疼痛方法:能减轻患者的焦虑、紧张,提高其疼痛阈值和对疼痛的控制感。

1)行为疗法:指导式想象、深呼吸、音乐疗法等。

2）局部热疗法：除急腹症外，对疼痛局部可用热水袋进行热敷，从而解除肌肉痉挛而达到止痛效果。

3）针灸止痛：根据不同的病情、疼痛性质和部位选择针灸穴位。

（3）用药护理：遵医嘱给予药物治疗，观察用药反应。急性剧烈腹痛诊断未明时，不可随意使用镇痛药物，以免掩盖症状，延误病情。

（4）生活护理：急性剧烈腹痛患者应卧床休息，加强巡视，协助患者取适当的体位。烦躁不安者应采取防护措施，防止坠床等意外发生。

3.腹泻护理

正常人排便习惯多为每天 1 次，有的人每天 2～3 次或每 2～3 天 1 次，只要粪便的性状正常，均属正常范围。腹泻指排便次数多于平日习惯的频率，粪质稀薄。腹泻多由于肠道疾病引起，其他原因有药物、全身性疾病、过敏和心理因素等。发生机制为肠蠕动亢进、肠分泌增多或吸收障碍。

（1）病情观察：观察记录排便情况伴随症状。

（2）饮食护理：指导患者饮食以少渣、易消化食物为主，避免生冷、多纤维食物。

（3）用药护理：遵医嘱给予药物治疗，观察用药反应。

（4）生活护理：急性起病、全身症状明显的患者应卧床休息，注意腹部保暖；排便后应用温水清洗肛周，保持清洁干燥；做好心理护理，稳定患者的情绪。

4.吞咽困难

吞咽困难指固体或液体食物从口腔运送至胃的过程中受阻而产生咽部、胸骨后的梗阻感或停滞感。按吞咽困难的部位可分为口咽性吞咽困难和食管性吞咽困难两类。多见于咽、食管及食管周围疾病，如咽部脓肿、食管癌、胃食管反流病、贲门失弛缓症，风湿性疾病，如系统性硬化症累及食管，神经系统疾病，以及纵隔肿瘤、主动脉瘤等压迫食管。

5.嗳气

嗳气指消化道内气体（主要来自食管和胃）从口腔溢出，气体经咽喉时发出特殊声响，有时伴有特殊气味，俗称"打饱嗝"，多提示胃内气体较多。频繁嗳气可与精神因素、进食过急过快、饮用含碳酸类饮料或酒类有关，也可见于胃食管反流病、食管裂孔疝、慢性胃炎、消化性溃疡、功能性消化不良、胆道疾病等。

6.反酸

反酸指酸性胃内容物反流至口咽部，口腔感觉到酸性物质。常伴有烧灼感、胸骨后疼痛、吞咽痛、吞咽困难及间歇性声嘶、慢性咳嗽等呼吸道症状，不伴有恶心、干呕。多由于食管括约肌功能不全或食管蠕动功能异常、胃酸分泌过多引起，多见于胃食管反流病和消化性溃疡。

7.灼热感或胃灼烧感

灼热感或胃灼烧感是一种胸骨后或剑突下的烧灼感，由胸骨下段向上延伸，常伴有反酸，主要由炎症或化学刺激作用于食管黏膜引起。常见于胃食管反流病和消化性溃疡，也可发生于急性心肌梗死和心绞痛。

8.畏食或食欲缺乏

畏食或食欲缺乏指惧怕进食或缺乏进食的欲望。多见于消化系统疾病如消化系统肿瘤、慢性胃炎、肝炎等,也见于全身性或其他系统疾病如严重感染、肺结核、尿毒症、垂体功能减退等。严重食欲缺乏称为厌食,可导致营养不良。

9.呕血与黑便

呕血与黑便见于上消化道疾病(如食管、胃、十二指肠、胆和胰腺疾病)或全身性疾病导致的上消化道出血,常见病因为消化性溃疡、急性糜烂出血性胃炎、食管胃底静脉曲张破裂和胃癌。上消化道出血者均有黑便,但不一定有呕血。出血部位在幽门以上者常有呕血和黑便,在幽门以下者可仅表现为黑便。但出血量少而速度慢的幽门以上病变亦可仅见黑便,而出血量大、速度快的幽门以下病变可因血液反流入胃,引起恶心、呕吐而出现呕血。

呕血与黑便的颜色、性质亦与出血量和速度有关。呕血呈鲜红色或血块,提示出血量大且速度快,血液在胃内停留时间短,未经胃酸充分混合即呕出;如呕血呈棕褐色咖啡渣样,则表明血液在胃内停留时间长,经胃酸作用形成酸性血红蛋白所致。柏油样黑便,黏稠而发亮,是因血红蛋白中铁与肠内硫化物作用形成硫化铁所致。当出血量大且速度快时,血液在肠内推进快,粪便可呈暗红甚至鲜红色,需与下消化道出血鉴别;反之,空肠、回肠的出血如出血量不大,在肠内停留时间较长,也可表现为黑便,需与上消化道出血鉴别。

二、病情观察

(1)观察呕吐物及大便颜色、性质及量,必要时送检。

(2)观察腹痛的部位、性质及伴随症状,与饮食的关系。

(3)呕吐、腹泻、呕血、黑便时,应观察并记录血压、脉搏、呼吸及神志情况。

三、用药护理

(1)观察药物的作用及不良反应,正确执行医嘱。

(2)指导患者正确服药,餐前或者饭后给予碾碎或溶水服用。

四、健康教育

(1)指导患者保持良好的心理状态,遵医嘱服药。

(2)保持规律的饮食习惯,禁烟、酒。

(3)指导患者掌握发病规律性,以及复发的症状,复发后及时就诊。

(4)定期复查。

五、护理质量评价标准

(1)患者叙述疼痛减轻或消失。

(2)患者的腹泻及其伴随症状减轻或消失。

(3)机体获得足够的热量、水电解质和各种营养物质,营养状态改善。

(4)生命体征正常,无失水,电解质紊乱。

第二节　胃食管反流病护理

胃食管反流病(GERD)系指胃十二指肠内容物反流入食管,引起不适症状和(或)并发症的一种疾病,包括非糜烂性反流病、糜烂性反流病和 Barrett 食管。形成主要因素有食管下段括约肌抗反流的屏障功能减弱,食管对胃反流物的廓清能力障碍及食管黏膜屏障功能的损害。临床表现为胸骨后烧灼感或疼痛,胃、食管反流,咽下困难等。主要治疗有抑酸、促进胃排空、增加食管下段括约肌张力。该病流行率有明显的地理差异,西欧和北美的患病率为 10%～20%,亚洲也在逐年上升。其中,非糜烂性反流病最为常见,约占 70%。

一、一般护理

(一)改变饮食

指导患者改变原有的生活方式与饮食习惯,戒烟、酒;减少腹内压增高的因素,如肥胖、便秘、紧束腰带等。

(二)心理护理

关心安慰患者,解除患者的忧虑,增强治疗信心。

(三)饮食护理

少吃多餐,易消化食物尽量少进食稀饭、山芋等增加胃酸分泌的食品。避免睡前 2 小时进食,餐后不宜立即卧床。睡眠时背部抬高 15～20cm。避免进食使食管下括约肌(LES)功能降低的食物,如高脂肪、巧克力、咖啡、浓茶等。

二、病情观察

观察患者疼痛部位、性质、程度、持续时间及伴随症状。老年患者需与心绞痛相鉴别。

(1)指导并协助患者减轻疼痛,如保持环境安静、舒适,减少对患者的不良刺激和心理压力,取舒适体位,指导患者腹式呼吸。保持情绪稳定,指导患者分散注意力。

(2)观察患者食管外症状如咽喉炎、咳嗽、哮喘及吞咽困难,做好解释工作,缓解患者的紧张情绪。

三、用药护理

(一)促进胃动力药物

多潘立酮、莫沙必利等增加 LES 压力,改善食管蠕动功能,促进胃排空,应在餐前 30 分钟服用。

(二)抗酸药(铝镁加混悬液)

应饭后 1 小时后和睡前服用,片剂应咀嚼后服用,乳剂服用前充分混匀,避免与奶制品同时服用,指导患者勿加水冲服。

(三)抑酸药

H_2 受体拮抗剂应在餐中或餐后立即服用,也可 1 天剂量在睡前服用。与抗酸药间隔 1 小时以上。质子泵抑制剂饭前服用,抗生素饭后服用,遵医嘱按疗程服用,注意用药后的反应。质子泵抑制剂(奥美拉唑)用药初期可引起头晕,嘱患者服药后避免开车、高空作业。

四、健康教育

(1)疾病知识指导,向患者及其家属讲解生活方式与疾病的关系,指导导致 LES 压力降低的各种因素。适当控制体重,进行适当体育锻炼,避免劳累。

(2)禁止饮酒、吸烟。

(3)指导正确服药,根据医嘱停药或减量,如出现胸骨后烧灼感、胸痛、吞咽不适加重,应及时就诊。

五、护理质量评价标准

（1）患者能自己选择符合饮食要求食物，保证每天所需热量、蛋白质、维生素等营养成分的摄入。

（2）正确服药，了解药物的作用及服药方法。

（3）患者情绪稳定，睡眠体位正确。

第三节 消化性溃疡护理

消化性溃疡主要指发生在胃和十二指肠的慢性溃疡，胃溃疡（GU）和十二指肠溃疡（DU）。溃疡的形成有各种因素，其中胃酸/胃蛋白酶对黏膜的消化作用是基本因素，是一种多发病、常见病，主要表现为腹痛及反酸、嗳气、恶心、呕吐、食欲减退等消化不良症状。治疗上主要以降低胃酸、保护胃黏膜、根除幽门螺杆菌治疗。临床上 DU 较 GU 多见，两者比约为3∶1，DU 好发于青壮年，GU 好发于中老年。男性患病较女性多，秋冬和春夏之交是该病的好发季节。

一、一般护理

（一）季节变化情绪波动

向患者讲解季节变化、情绪波动、饮食失调对消化性溃疡的发生、发展均有重要影响。鼓励患者应保持乐观的情绪。生活规律，劳逸结合，避免过度的精神紧张，无论在溃疡活动期还是缓解期都很重要。

（二）溃疡活动

溃疡活动期症状较重时，卧床休息，症状轻者可鼓励其适当活动，注意生活规律和劳逸结合，避免剧烈活动以降低胃的分泌及蠕动。

（三）了解患者疼痛的特点

如有典型节律，可按其特点指导缓解疼痛的方法；如十二指肠溃疡系空腹痛或午夜痛，指导患者准备制酸性食物在疼痛前进食或服用抗酸药物防止疼痛的发生。也可采用局部热敷或针灸止痛。

（四）烟、酒是刺激溃疡发病的因素

对于嗜烟酒的患者，应积极鼓励患者戒烟、酒；对于不吸烟的患者，嘱其拒绝吸入二手烟。

（五）定时进餐、少量多餐

使胃内经常有食物存在，起到稀释胃液，中和胃酸的作用，避免粗糙、酸辣等刺激性食物，有利于溃疡愈合。

（六）营养治疗

对溃疡病是十分重要的，对营养不良的患者，应供给充足的蛋白质，进食富有营养但又易消化的食物。适量选用脂肪，可以抑制胃酸分泌，但有高脂血症的患者慎用。碳水化合物对胃酸分泌没有影响，可以放心选用。尽量少吃或不吃巧克力、咖啡和可乐类饮料及刺激性调味

品,如胡椒、辣椒、咖喱等,急性期更要避免。并注意不要偏食,进食不能过快、过烫、过冷,不能暴饮暴食。

(七)饮食

指导患者有规律地定时进食,细嚼慢咽。溃疡活动期每日进食 4～5 餐,少量多餐可中和胃酸,减少胃酸对溃疡面的刺激,避免急食,不宜过饱;选择营养丰富、质软、易消化的食物,如面条、馄饨。多吃新鲜水果和绿色蔬菜,避免咖啡及碳酸饮料。避免刺激性食物,避免过烫、过冷;不能暴饮暴食,鼓励其戒烟、酒。

(八)严格遵医嘱用药

溃疡患者一般不应长期服用阿司匹林类的药物,如果需要,请严格遵照医嘱,并同时观察有无溃疡病的发作或加重。注意用药后的反应。

(九)观察腹痛的部位与程度

观察患者大便的性状,对于突发性剧烈腹痛,应注意有无穿孔并发症。大便呈柏油便或呕血,说明消化道出血,均应及时报告医生。指导患者及其家属观察粪便颜色,警惕溃疡出血引起的血便或黑便。

(十)注意饮食规律

在季节更换时尤其要提醒患者注意饮食规律,劳逸结合,并保持心情舒畅,以防溃疡复发。

(十一)心理护理

帮助患者认识和去除病因,给予心理疏导,解除焦虑、恐惧心理,向患者介绍精神因素对溃疡的发生、发展的重要影响,教给患者放松技巧,避免过度紧张引起病情反复。

二、病情观察

注意观察患者的腹痛部位、时间、性质及与饮食的关系等,以便区别是胃溃疡(GU)还是十二指肠溃疡(DU),及时汇报医生。

(1)观察大便、呕吐物的颜色,警惕溃疡出血,同时还应注意患者有无头晕、心悸、出汗甚至休克的失血表现,如有出血,按消化道出血护理。

(2)当溃疡疼痛持续,进食或用抗酸药后不能缓解,并向背部和上腹部放射,腹肌紧张,有压痛、反跳痛,提示可能出现穿孔,需做好术前准备。

三、用药护理

(一)用药

抗酸药(铝镁加混悬液)应饭后 1 小时和睡前服用,片剂应咀嚼后服用,乳剂服用前充分混匀,避免与奶制品同时服用,指导患者勿加水冲服。H_2 受体拮抗剂应在餐中或餐后立即服用,也可一天剂量在睡前服用。与抗酸药间隔 1 小时以上,静脉给药应控制速度,防止速度过快引起低血压和心律失常。

(二)特殊治疗

根除 HP 方案:PPI/铋剂＋两种抗生素(克拉霉素/呋喃唑酮或阿莫西林/甲硝唑)疗程7～10 天,质子泵抑制剂饭前服用,抗生素饭后服用,遵医嘱按疗程服用,注意用药后的反应。质子泵抑制剂(奥美拉唑)用药初期可引起头晕,嘱患者服药后避免开车、高空作业。

四、健康教育

(1)讲解引起加重溃疡的相关因素,保持生活规律,情绪乐观,劳逸结合。

(2)指导患者合理地饮食,少食多餐,避免过烫、过冷、油炸、辛辣等刺激性食物及浓茶、咖啡,戒烟、酒。

(3)指导患者按医嘱正确服药,学会观察药效及不良反应。

(4)观察腹痛的节律及变化,若有呕血及黑便,及时就诊。

五、护理质量评价标准

(1)护士正确掌握消化性溃疡的健康教育及各种并发症的处理方法。

(2)疾病知识宣教落实,患者饮食规律。能选择适宜的食物,未见因食物不当诱发疼痛。

(3)能正确服药,上腹部疼痛减轻并逐渐消失。

(4)能建立合理的饮食方式和结构,营养指标在正常范围内。

第四节 上消化道大量出血护理

上消化道出血是指屈氏韧带以上的食管、胃、十二指肠和胰胆等病变引起的出血,包括胃空肠吻合术后的空肠上段病变所致出血。大量出血是指在数小时内失血量超出 1000mL 或循环血容量的 20%。该病的病因主要是消化性溃疡、食管胃底静脉曲张破裂、急性糜烂性出血性胃炎、胃癌等。该病是临床常见急症,主要表现为呕血、黑粪、血便等,并伴有血容量减少引起的急性周围循环障碍。治疗主要是止血,抑制胃酸分泌,补充血容量。

一、一般护理

(一)大出血

大出血时患者绝对卧床休息,平卧位并将下肢略抬高,以保证脑部供血。保持呼吸道通畅,呕血时抬高床头 10°～15°,头偏向一侧,避免误吸。必要时吸氧。

(二)做好心理护理

安慰患者,说明安静休息有利于止血。经常巡视病房,大出血时陪伴患者,以减轻患者的紧张情绪,使其有安全感,解除患者紧张情绪。必要时可遵医嘱酌情给予镇静剂,备好抢救车负压吸引器、麻醉机、三腔两囊管等各种抢救仪器。

(三)基础护理

入院风险评估,加强宣教和病房巡视,防止患者跌伤和坠床。保持口腔清洁,做好口腔护理,呕吐后及时漱口,排便次数多者应注意肛周皮肤的清洁和完整。限制活动期间,协助患者完成日常生活活动。卧床者尤其是老年人和重症患者,注意防止压疮。

(四)立即建立静脉通道

宜选择粗大血管,配血备血,迅速补充血容量,各种止血治疗及用药等抢救措施。输液开始宜快,可用生理盐水、林格液、羧甲淀粉,配合医生迅速、准确地实施抢救措施,严密观察治疗效果及不良反应。必要时测定中心静脉压来调整输液量和速度,避免因输液、输血过多、过快起急性肺水肿。肝硬化患者需输新鲜血。

(五)监测生命体征

大出血时根据病情一般每30～60分钟测量1次生命体征。观察患者有无微循环血流灌注不足的现象,如是否出现烦躁不安、面色苍白、皮肤湿冷、四肢冰凉等。必要时进行心电监护。注意保暖,必要时加盖棉被。

(六)准确记录

准确记录24小时出入量,疑有休克时应留置导尿管,监测每小时尿量,并保持1小时尿量大于30mL。

(七)定期复查

红细胞计数、血细胞比容、血红蛋白、网织红细胞计数,以了解出血是否停止。

(八)饮食护理

急性大出血伴恶心、呕吐者应禁食,少量出血呕吐者可进温凉、清淡流质,尤其是消化性溃疡的患者。出血停止后改为营养丰富、易消化、无刺激性半流质、软食,少量多餐,逐步过渡到正常饮食。

食管胃底静脉曲张破裂出血、急性大出血伴恶心、呕吐患者应禁食,止血后1～2天渐进高热量、高维生素饮食,限制钠和蛋白质摄入,避免粗糙、坚硬、刺激性食物,并且应细嚼慢咽,防止损伤曲张静脉而再次出血。

(九)明确是否消化道出血

进一步明确是否消化道出血,需与鼻出血、吞咽血液、咯血及服用某些药物所致的黑变相鉴别。

(十)及时清理

应及时清理患者的呕吐物或黑便,以减少不良刺激。随时开窗通风,保持空气清新、床单位整洁。

(十一)做好准备

如果需要做内镜下止血或三(四)腔二囊管或手术治疗,则应做好相应的准备。

(十二)安全护理

指导患者坐起、站起时动作缓慢;出现头晕、心慌、出汗时立即卧床休息并告知护士;必要时由护士陪同如厕或暂时改为在床上排泄。

二、病情观察

(一)严密监测

严密监测患者神志、心率、血压及呼吸的变化,必要时给予心电监护。

(二)观察精神和意识状态

如患者有无精神疲倦、烦躁不安、嗜睡、表情淡漠、意识不清甚至昏迷。

(三)观察皮肤和甲床

观察皮肤和甲床的色泽、肢体温暖或湿冷、周围静脉特别是颈静脉充盈情况。

(四)准确记录出入量

疑有休克时留置导尿管,测每小时尿量,应保持尿量>30mL/h。

（五）观察并记录

观察并记录患者的呕吐物、分泌物、大便的颜色、性质及量，评估其是否有活动性出血和再出血征兆。

（六）定期复查

定期复查血红蛋白浓度、红细胞计数、血细胞比容、网织红细胞计数、血尿素氮、大便隐血，以了解贫血程度、出血是否停止。

（七）监测

监测血清电解质和血气分析的变化。

（八）观察周围循环状况

观察周围循环衰竭的临床表现对估计出血量有重要的价值，关键是动态观察患者的心率、血压。

（九）出血量估计

详细询问呕血和黑便发生的时间、次数、量及性状，以便估计出血量和速度。

（1）大便隐血试验阳性提示每天出血量＞5mL。

（2）出现黑便表明每天出血量＞50mL，一次出血后黑便持续时间取决于患者排便次数，如每天排便1次，粪便色泽约在3天后恢复正常。

（3）胃内积血量达250～300mL时可引起呕血。

（4）一次出血量在400mL以下时，可因组织液与脾贮血补充血容量而不出现全身症状。

（5）出血量超过400mL，可出现头晕、心悸、乏力等症状。

（6）出血量超过1000mL，临床即出现急性周围循环衰竭的表现，严重者可引起失血性休克。

（十）继续或再次出血判断

观察中出现下列迹象，提示有活动性出血或再次出血。

（1）反复呕血，甚至呕吐物由咖啡色转为鲜红色。

（2）黑便次数增多且粪质稀薄，色泽转为暗红色，肠鸣音亢进。

（3）周围循环衰竭的表现经充分补液、输血而改善不明显，或好转后又恶化，血压波动，中心静脉压不稳定。

（4）血红蛋白浓度、红细胞计数、血细胞比容持续下降，网织红细胞计数持续升高。

（5）在补液足够、尿量正常的情况下，血尿素氮持续或再次升高。

（6）门静脉高压的患者原有脾大，在出血后常暂时缩小，如不见脾恢复肿大亦提示出血未止。

（十一）患者原发病病情观察

例如，肝硬化并发上消化道出血的患者，应注意观察有无并发症感染、黄疸加重、肝性脑病等。

三、食管－胃底静脉曲张破裂出血特殊护理

（一）饮食护理

活动性出血时应禁食，止血后1～2天渐进高热量、高维生素流质，限制钠和蛋白质摄入，

避免粗糙、坚硬、刺激性食物,且应细嚼慢咽,防止损伤曲张静脉而再次出血。

(二)三(四)腔二囊管的应用与护理

熟练的操作和插管后的密切观察及细致护理是达到预期止血效果的关键。

1.记录引流液的形状、颜色

将食管引流管、胃管连接负压吸引器或定时抽吸,观察出血是否停止,并记录引流液的性状、颜色及量。

2.经胃管冲洗胃腔

清除积血,减少氨在肠道的吸收,以免血氨升高而诱发肝性脑病。

3.出血停止后

放松牵引,放出囊内气体,保留管道继续观察 24 小时,未再次出血可考虑拔管,对昏迷患者亦可继续留置管道用于注入流质食物和药液。

4.拔管前动作

拔管前,口服液状石蜡 20～30mL,润滑黏膜及管、囊的外壁,抽尽囊内气体,以缓慢、轻巧的动作拔管。

5.留置管道期间

定时做好鼻腔、口腔的清洁,用液状石蜡润滑鼻腔、口唇。床旁备用三(四)腔二囊管、血管钳及换管所需用品,以便于紧急换管时使用。

留置气囊管给患者以不适感,有过插管经历的患者尤其易出现恐惧或焦虑感,故应多巡视、陪伴患者,解释该治疗方法的目的和过程,加以安慰和鼓励,取得患者的配合。

6.防创伤

留置三(四)腔二囊管期间,定时测量气囊内压力,以防压力不足而不能止血,或压力过高而引起组织坏死。气囊充气加压 12～24 小时应放松牵引,放气 15～30 分钟,如出血未止,再注气加压,以免食管胃底黏膜受压时间过长而发生糜烂、坏死。

7.防窒息

当胃囊充气不足或破裂时,食管囊和胃囊可向上移动,阻塞于喉部而引起窒息,一旦发生,应立即抽出囊内气体,拔出管道。

8.防误吸

应用四腔管时可经食管引流管抽出食管内积聚的液体,以防误吸引起吸入性肺炎;床旁备弯盘、纸巾,供患者及时清除鼻腔、口腔分泌物,并嘱患者勿咽下唾液等分泌物。

四、用药护理

(1)生长抑素持续滴入时,用输液泵或注射泵严格控制滴速,注意有无眩晕、面部潮红、呕吐等不适。

(2)血管升压素可引起腹痛、血压升高、心律失常、心肌缺血,甚至发生心肌梗死,故滴注速度应准确,并严密观察不良反应。患有冠心病的患者忌用血管升压素。

(3)抑制胃酸分泌药物。质子泵抑制剂,每 8～12 小时 1 次,观察有无头痛、头晕、腹泻、腹痛、皮疹等不适。

五、健康教育

(1)注意饮食卫生和进食规律,避免粗糙、刺激性食物,戒烟、酒。

(2)生活规律,劳逸结合,保持心情愉快。

(3)帮助患者及其家属掌握自我护理的有关知识,减少再度出血的危险。

(4)患者及其家属应学会早期识别出血征象及应急措施,出现头晕、心悸等不适,或呕血、黑便时,应立即卧床休息,保持安全,减少身体活动。

六、护理质量评价标准

(1)了解出血的原因及预防措施。

(2)患者了解饮食、休息的重要性。

(3)观察病情及时准确,抢救配合迅速。

(4)护理措施落实,无护理并发症。

第五节　炎症性肠病护理

炎症性肠病(IBD)是一种特发性肠道炎症性疾病,包括溃疡性结肠炎(UC)和克罗恩病(CD)。该病病因尚未完全明确,目前认为是多因素相互作用的结果,主要包括遗传、感染、环境和免疫因素。主要表现为腹泻和黏液脓血便、腹痛伴里急后重等症状。瘘管形成是 CD 的特征性体征。治疗主要是阻断炎症反应和调节免疫功能。临床上性别在 UC 发病中无差别,CD 则女性高于男性。发病呈双峰分布,15～30 岁为第 1 个发病高峰,60～80 岁为第 2 个较低的发病高峰。

一、一般护理

(一)日常活动

轻症者注意休息减少活动量,防止劳累;重症者应卧床休息,保证睡眠,以减少肠蠕动,减轻腹泻、腹痛症状。

(二)饮食

给予营养丰富易消化、无刺激性饮食,如鱼汤、蒸蛋糕等清淡食物,避免食用刺激性食物,急性发展期患者应进流质或半流质饮食,禁食冷饮、水果、牛奶和乳制品,减轻对肠黏膜的刺激,供给足够的热量,维持机体代谢的需要,减轻黏膜的炎症,防止肠出血等并发症。病情严重者应禁食,按医嘱给予静脉高营养,利于炎症减轻。定期对患者进行营养状况监测,以了解营养改善状况。

(三)对症护理

1.腹泻护理

全身症状明显的患者应卧床休息,注意腹部保暖,加强肛周皮肤的护理,排便后应用温水清洗肛周,保持清洁干燥,涂无菌凡士林或抗生素软膏以保护肛周皮肤,或促进损伤处愈合。稳定患者情绪,以减轻症状。

2.疼痛护理

给患者耐心解释疼痛的原因,使其减轻焦虑、恐惧等不良情绪,增强自信心,配合治疗。教给患者缓解疼痛的方法,如放松、转移注意力,必要时给予药物止痛。

(四)心理护理

由于病因不明,病情反复发作,迁延不愈,常给患者带来痛苦,尤其是排便次数的增加,给患者的精神和日常生活带来很多困扰,易产生自卑、忧虑,甚至恐惧心理。应鼓励患者树立信心,以平和的心态应对疾病,自觉地配合治疗。帮助患者及其家属认识患者的实际健康状态,明确精神因素对疾病的影响。

二、病情观察

(1)观察腹痛的性质、部位、范围与进食、服药、精神紧张、劳累的关系,必要时给予镇静药。并发中毒性巨结肠、肠穿孔、肠梗阻、大量反复消化道出血时,应及时通知医生,并积极配合处理。

(2)观察腹泻的次数、性质及伴随症状。

(3)按医嘱及时、正确地留取大便标本送检,监测大便检查结果。

三、用药护理

(1)遵医嘱给予美沙拉嗪(5 氨基水杨酸)、糖皮质激素、免疫抑制剂等治疗,注意药物的疗效及不良反应,如应用 5 氨基水杨酸时,可能引起轻微胃部不适,偶有恶心、头痛、头晕及肝肾功能损害,服药时要整粒吞服,绝不可嚼碎或压碎。

(2)嘱患者餐后服药,服药期间定期复查肝肾功能损害;应用糖皮质激素,要注意激素不良反应,如感染、骨质疏松,不可随意停药,防止反跳现象。服用激素期间,注意个人卫生,避免到人多的地方,防止感染。

(3)应用硫唑嘌呤时,患者可出现骨髓抑制,注意监测白细胞计数。

四、健康教育

(1)鼓励患者树立战胜疾病的信心,以平和的心态应对疾病。

(2)指导患者合理选择饮食,摄入足够的营养,避免多纤维及刺激性食物,忌冷食。

(3)指导患者合理的休息与活动。

(4)嘱患者坚持治疗,正确服药,不要随意更换药物或停药。教会患者识别药物不良反应。

五、护理质量评价标准

(1)护士正确掌握患者正规用药、药物不良反应、并发症的观察及健康教育的方法。

(2)患者情绪稳定,正确服药,饮食合理。

(3)疾病知识宣教落实。

第六节　急性胰腺炎护理

急性胰腺炎(AP)是多种病因导致胰酶在胰腺内被激活后引起胰腺组织自身消化、水肿、出血甚至坏死的炎症反应。临床以急性上腹痛、恶心、呕吐、发热和血胰酶升高等为特点。病变程度轻重不等,轻者以胰腺水肿为主,临床多见,病情常呈自限性,预后良好,又称为轻症急性胰腺炎。少数患者胰腺出血坏死,常继发感染、腹膜炎和休克等,病死率高,称为重症急性胰腺炎。病因主要有胆石症、酗酒、外伤、胰管梗阻、暴饮暴食、代谢性疾病、感染等。主要治疗是抑制胰腺分泌,抑制胰酶活性,减少胰酶合成,镇痛,抗感染。

一、一般护理

(一)绝对卧床休息

协助患者取弯腰、屈膝侧卧位,以减轻疼痛;疼痛剧烈辗转不安时注意安全,使用床档,防止坠床。

(二)饮食护理

急性期禁食、禁水,防止食物及酸性胃液进入十二指肠,刺激胰腺分泌消化酶,加重胰腺炎症。

1.禁食和胃肠减压

对于轻症急性胰腺炎患者,经过3~5天禁食和胃肠减压,当疼痛减轻、发热消退、白细胞计数和血、尿淀粉酶降至正常后,即可先给予少量无脂流质。

2.禁食期间

每天应补液3000mL以上以补充血容量,胃肠减压时液体量应适量增加,注意补充电解质,维持水电解质平衡。

3.鼻腔肠管护理

若患者禁食、禁饮超过1周,可以考虑在X线引导下经鼻腔置空肠营养管,实施肠内营养。

4.腹痛和呕吐

胰腺功能正常后,进清淡流食,如米汤、藕粉、杏仁茶等,但忌油脂饮食。症状缓解后,可选少量优质蛋白质,每日供25g左右,以利于胰腺的修复。

(三)建立静脉通道

给予胃肠外营养,并给予抗炎、解痉镇痛、抑酸、抑制或减少胰腺分泌的治疗。

(四)监测

监测生命体征及血清淀粉酶(正常值<120IU/L)的变化,观察腹痛体征、有无恶心、呕吐、黄疸等症状,并给予对症处理。

(五)准确记录

准确记录24小时出入量,包括胃肠减压引流及呕吐量,并注意观察性状。

(六)监测血糖变化

因为有些重症胰腺炎β细胞遭到破坏,胰岛素分泌减少,导致少数患者出现永久性糖尿。

(七)注意患者有无抽搐

因为急性重症胰腺炎患者常伴发低钙血症。必要时给予静脉缓慢推注葡糖酸钙。

(八)及时对症处理

治疗过程中,应警惕患者有消化道出血、休克、急性呼吸衰竭、急性肾衰竭、循环衰竭等情况,若发生上述情况,应及时对症处理。

（九）观察患者的心理变化

护理过程中,要观察患者的心理变化,给予患者安慰和鼓励,帮助患者完成各项检查,并能配合治疗。在病情许可的条件下,针对患者的情况进行卫生宣教。

二、病情观察

（一）给予心电监护

观察患者的生命体征、尿量和神志变化,注意血尿淀粉酶的动态变化,以了解疾病的进展,注意腹部症状及体征,疼痛的部位、持续时间、性质、程度及反射部位、有无伴随症状。

（二）观察并记录

观察并记录呕吐物和大便的颜色、性质及量。

（三）胃肠减压护理

妥善固定,防管道脱落;保持胃肠减压有效负压状态,保持引流管的通畅,观察引流液的颜色、性质及量,准确记录出入量。加强管道的评估管理,向患者说明置管及负压引流的意义,防止非计划拔管。

（四）及时通知医生

患者疼痛持续伴高热时,警惕并发胰腺脓肿;腹痛剧烈,腹肌紧张、压痛和反跳痛明显提示并发腹膜炎,应通知医生及时处理。

（五）防治低血容量性休克

如患者出现神志改变、脉搏细弱、血压下降、尿量减少、皮肤黏膜苍白、冷汗等低血容量性休克的表现,应积极配合医生进行抢救。

（1）迅速准备好抢救用物,如静脉切开包、人工呼吸器、气管切开包等。

（2）患者取平卧位,注意保暖,给予氧气吸入。

（3）尽快建立静脉通路,必要时静脉切开,按医嘱输注液体、血浆或全血,补充血容量。

（4）如循环衰竭持续存在,按医嘱给予升压药,注意患者血压、神志及尿量的变化。

三、用药护理

（1）腹痛剧烈者,可遵医嘱给予哌替啶止痛药,但哌替啶反复使用可致成瘾,禁用吗啡,以防引起 Oddi 括约肌痉挛,加重病情。

（2）落实疼痛评估要求,评估用药前后患者的疼痛有无减轻,疼痛的性质和特点有无改变。

（3）生长抑素应用输液泵或注射泵持续泵入时,注意有无眩晕、面部潮红、呕吐等不适。注意观察注射泵或输液泵的速度是否符合要求。

（4）予以生大黄胃管注入或者灌肠后,观察腹痛腹胀有无缓解、肛门有无排便排气情况。

四、健康教育

（1）向患者及其家属介绍本病的主要诱发因素和疾病过程,积极治疗胆道疾病。

（2）指导患者合理饮食,养成规律进食习惯,避免暴饮暴食。疼痛缓解后,应从少量低脂、低糖饮食开始逐渐恢复正常饮食,应避免刺激性强、产气多、高脂肪和高蛋白食物,戒烟、酒,限制茶、咖啡、调味食物,防止复发。

五、护理质量评价标准

（1）患者掌握禁食及后期合理饮食的重要性。

（2）保持有效胃肠减压,管道通畅。

（3）护理观察病情细致,能及时准确用药,无用药不良反应。

（4）患者能积极治疗胆道疾病。

（5）疾病知识宣教落实。

第七节　肝硬化患者护理

肝硬化是一种常见的由不同病因引起的肝慢性进行性弥漫性病变,是在肝细胞广泛变性和坏死基础上产生肝纤维组织弥漫性增生,并形成再生结节和假小叶,导致正常肝小叶结构和血管解剖的破坏。引起肝硬化原因很多,在国内以乙型病毒性肝炎最为常见,在国外则以酒精中毒最为常见。代偿期主要表现为乏力、食欲减退、腹胀不适,失代偿期出现肝衰竭和门静脉高压,此时可出现黄疸、腹水及消化道出血和肝性脑病等并发症。该病无特效治疗,关键在于早期诊断,针对病因给予相应的处理,阻止肝硬化进一步发展,后期积极防治并发症。临床上以 35～50 岁男性多见,起病和病程缓慢,可能隐伏数年至十数年之久(平均 3～5 年)。

一、一般护理

(一)注意劳逸结合

肝功能代偿期的患者应注意劳逸结合,避免劳累与感染。肝硬化并发感染时,须绝对卧床休息,解除精神紧张。有腹水者,如呼吸困难,应取半卧位。下肢水肿严重时,可协助抬高患肢,以消退水肿。关注患者安全,防止因乏力或腹水量多而导致跌倒碰伤关节。

(二)心理护理

关心安慰患者,解除患者的忧虑,增强治疗信心。

(三)饮食护理

既保证营养又遵守必要的饮食限制是改善肝功能、延缓病情进展的基本措施。饮食治疗的原则是高热量、高蛋白、高维生素、易消化饮食,严禁饮酒,适当摄入脂肪,动物脂肪不宜过多摄入,并根据病情变化及时调整。如进食量不足以维持患者的营养,可酌情由静脉输血浆,以及血浆白蛋白等。

1.蛋白质

蛋白质是肝细胞修复和维持血浆白蛋白正常水平的重要物质基础,应保证其摄入量。蛋白质来源以豆制品、鸡蛋、牛奶、鱼、鸡肉、瘦猪肉为主。血氨升高时应限制或禁食蛋白质,待病情好转后再逐渐增加摄入量,并选择植物蛋白,如豆制品,因其含蛋氨酸、芳香氨基酸和产氨氨基酸较少。

2.维生素

新鲜蔬菜和水果含有丰富的维生素,如番茄、柑橘等富含维生素 C,日常食用以保证维生素的摄取。

3.限制钠和水的摄入

有腹水者应限制钠的摄入(食物 1.0～1.5g/d),进水量限制在每天 1500mL 左右。严重腹水者,每日食盐量控制在 500mg 以内,水摄入量在 1000mL 以内。

4.避免损伤曲张静脉

食管胃底静脉曲张者应食菜泥、肉末、软食,进餐时细嚼慢咽,咽下的食团宜小且外表光滑,切勿混入糠皮、鱼刺、甲壳等坚硬、粗糙的食物,以防损伤曲张的静脉导致出血。饮食要细软,烹调方式以蒸、煮、炖为宜。不宜进食过热食物以防止并发出血。

(四)评估患者的饮食及营养状况

经常评估患者的饮食及营养状况,必要时遵医嘱给予静脉补充营养,如高渗葡萄糖液、复方氨基酸、白蛋白或新鲜血液。

(五)皮肤护理

肝硬化患者抵抗力低下,易并发感染,特别是水肿患者应注意预防压疮。有黄疸时可有皮肤瘙痒,注意沐浴时水温不宜过高,避免使用有刺激性的皂类和沐浴液;嘱患者勿用手搔抓。

(六)口腔护理

保持口腔清洁,指导检查患者是否应用软毛牙刷,必要时给予口腔护理。

(七)限制水和盐的摄入

准确记录出入量,定期测量腹围和体重,协助医生做好腹腔穿刺的护理。

(八)积极治疗咳嗽和便秘

避免剧烈咳嗽、用力排便,导致腹内压升高使曲张静脉破裂出血。积极预防和治疗口腔、呼吸道、泌尿道或肠道感染,以免导致昏迷。

(九)腹腔穿刺放腹水护理

(1)术前说明注意事项,测量体重、腹围、生命体征,排空膀胱以免误伤。

(2)术中及术后监测生命体征,观察有无不适反应,大量腹水者可取半卧位,以使膈肌下降,减轻呼吸困难。

(3)术毕用无菌敷料覆盖穿刺部位,如有溢液,可用吸收性明胶海绵处置;术毕记录抽出腹水的量、性质和颜色,腹水培养接种应在床旁进行,每个培养瓶至少接种 10mL 腹水,及时送检标本。

(4)不宜反复、多次、大量放腹水。

(十)遵医嘱服药

忌乱用药,尤其是成分不明的中药,以免加重肝脏负担。指导患者按时、按量服药,有食管胃底静脉曲张的患者口服药应研碎服,以免碰破曲张静脉出血。

(十一)乙肝后肝硬化

患者若处在乙肝病毒活动期,应遵医嘱进行接触隔离。

(十二)协助患者保持大便通畅

必要时可使用缓泻剂,以便及时排出肠道内的毒素和有害细菌。

(十三)不能随意使用药物

肝功能不全或出现肝性脑病前期症状时,不能随意使用镇静药、麻醉药。

(十四)密切观察患者

密切观察患者的神志及一般状况,监测生命体征及血、尿、便常规,血电解质,肝、肾功能等指标的变化。

(十五)肝性脑病护理

患者出现心慌、烦躁不安、神志恍惚,甚至昏迷,按照肝性脑病护理。

(十六)消化道出血护理

患者出现呕血、便血或粪便、呕吐物潜血阳性,按消化道出血护理。

二、病情观察及症状护理

(1)观察患者的神志、意识,如出现性格和行为改变、烦躁不安、嗜睡、双上肢扑翼样震颤等,提示肝性脑病的发生。

(2)观察出血及黄疸,注意有无牙龈出血、鼻出血,皮肤黏膜有无出血点,紫癜,黄染及尿色变化。

(3)观察患者的生命体征及腹部体征的变化。记录呕吐物、大便的颜色、性质及量。

(4)观察腹水和下肢水肿的消长,准确记录出入量,测量腹围、体重。

(5)监测血清电解质和酸碱度的变化,以及时发现并纠正水电解质、酸碱平衡紊乱,防止肝性脑病、肝肾综合征的发生。

三、用药护理

(1)指导患者按时、按量服药,并告知口服药研碎或溶水后服用。

(2)应用利尿药时特别注意维持水电解质和酸碱平衡。利尿速度不宜过快,每天体重减轻一般不超过 0.5kg,有下肢水肿者,每天体重减轻不超过 1kg。

四、健康教育

(一)合理安排作息时间

保证充足睡眠,防止便秘,减少有害物质的产生诱发肝性脑病,避免应用对肝脏有害的药物。

(二)心理调适

患者应十分注意情绪的调节和稳定,在安排好身体调理的同时勿过多考虑病情,遇事豁达开朗,树立治病的信心,保持愉快的心情。

(三)饮食调理

切实遵循饮食治疗的原则和计划。

(四)注意保暖

注意保暖和个人卫生。

(五)注意避免水温过高

沐浴时应注意避免水温过高,或使用有刺激性的皂类和沐浴液,沐浴后可使用性质柔和的润肤品;皮肤瘙痒者给予止痒处理,嘱患者勿用手抓搔,以免皮肤破损。

(六)定期门诊随访

复查肝功能,禁用对肝脏有损伤的药物。

（七）指导家属理解和关心患者

指导家属给予患者精神支持和生活照顾。细心观察，及早识别病情变化，如当患者出现性格、行为改变等可能为肝性脑病的前驱症状时及时就诊。

五、护理质量评价标准

（1）患者能自己选择符合饮食治疗计划的食物，保证每天所需热量、蛋白质、维生素等营养成分的摄入。

（2）患者及其家属能够掌握正确测量和记录出入量、腹围和体重的方法。

（3）患者皮肤完整，无护理并发症。

（4）护士掌握常见并发症的观察及处理。

第八节　经内镜逆行胰胆管造影术护理

逆行胆管造影是将内镜插至十二指肠降段，找到十二指肠乳头以后，由内镜活检孔插入造影导管或乳头切开刀至乳头开口处、胆管或胰管内，注入对比剂，做胆胰管 X 线造影、胆汁、胰液细菌学培养、胆道压力及乳头括约肌功能测定等检查。此外，可做乳头括约肌切开术、胆胰管取石碎石术、胆胰管内支架引流术、鼻胆管引流术及胆道蛔虫取出术等治疗。

一、术前护理

（1）做好解释工作，消除患者的紧张、恐惧心理，促进患者的主动合作。

（2）术前评估患者有无严重的心、肺、脑、肾疾病，检查血压及凝血功能。

（3）术前患者禁食、禁水 8 小时，做碘对比剂及抗生素过敏试验。

（4）穿着不宜太厚，并除去金属饰品及义齿以适宜摄片。

（5）术前用药术前 30 分钟遵医嘱肌内注射 654－2 药液 10mg、安定 10mg、哌替啶 50mg。

二、术后护理

（一）嘱患者卧床休息

给予心电监护，监测生命体征至少 6 小时。

（二）急性胰腺癌术后

急性胰腺癌术后 2 小时及次日凌晨分别查血清淀粉酶，有升高者继续复查，若＞200IU/L，同时伴腹痛、发热，应积极按急性胰腺炎处理。

（三）术后密切观察患者的情况

如腹痛呈阵发性加剧，心率＞100 次/分，血压＜90/60mmHg，应及时配合医生给予抢救措施。

（四）观察患者的进食状况

术后淀粉酶正常且无反复后方可进食，由清淡流质（米汤、藕粉、果汁、菜汤）逐步过渡到低脂流质，再到低脂半流。

（五）观察有无消化道出血状况

EST 术后监测患者的腹痛情况及有无消化道出血的症状，并注意观察患者的大便中有无碎胆石排出。

（六）EST 术后有鼻胆管引流者

对于此类患者要保持管道通畅,观察并记录引流物的量及色,每日用 250mL 生理盐水＋16 万单位庆大霉素冲洗管道,以防胆道感染。

（七）注意观察有无并发症

如急性胰腺炎、化脓性胆管炎、出血、穿孔等。

（八）鼻胆管引流管护理

(1)加强管道的评估及管理,检查并应妥善固定引流管,并连接负压吸引器,保持鼻胆管通畅和有效引流。

(2)观察并记录引流液的性状、量,以需助判断病情,保证引流通畅。

(3)定期更换引流器,协助医生进行鼻胆管冲洗。

三、健康教育

(1)指导患者出院后注意休息,保持良好的饮食习惯,少量多餐,避免暴饮暴食。

(2)告知患者应低脂、低胆固醇、高维生素饮食,多饮水,避免剧烈活动。

(3)每隔 1 周复查血淀粉酶,每隔 1 个月 B 超检查,以观察肝胆系统情况。如有发热、呕吐、腹痛、腹胀及皮肤黄染等情况应及时到医院就诊。

四、护理质量评价标准

(1)术前患者准备符合检查或治疗的准备要求。

(2)术后护士对病情的观察及记录符合要求。

(3)患者饮食符合要求。

(4)鼻胆管引流通畅,无非计划拔管。

第九节　腹腔穿刺术护理

腹腔穿刺术是为了诊断和治疗疾病,用穿刺技术抽取腹腔液体,以明确腹水的性质、降低腹腔内或向腹腔内注射药物,进行局部治疗的方法。

一、适应证

(1)抽取腹水进行各项实验室检查,以寻找病因。

(2)对于大量腹水患者,可适当抽放腹水,以缓解胸闷、气短等症状。

(3)腹腔内注射药物,以协助治疗疾病。

二、方法

(1)协助患者坐在靠椅上,或平卧、半卧、稍左侧卧位,屏风遮挡。

(2)选择适宜穿刺点。一般常选择左下腹部脐与髂前上棘连线中外 1/3 交点处,也有取脐与耻骨联合中点上 1cm,偏左或右 1.5cm,或侧卧位脐水平线与腋前线或腋中线的交点。对少量或包裹性腹水,须在 B 超定位下穿刺。

(3)穿刺部位常规消毒,戴无菌手套,铺消毒洞巾,自皮肤至腹膜壁层用 2% 的利多卡因逐层做局部浸润麻醉。

(4)术者左手固定穿刺部位皮肤,右手持针经麻醉处逐步刺入腹壁,待感到针尖抵抗突然消失时表示针尖已穿过腹膜壁层,即可行抽取和引流腹水,并置腹水于消毒试管中以备检验用。

(5)放液结束后拔出穿刺针,穿刺部位盖上无菌纱布,并用多头绷带将腹部包扎,如遇穿刺处继续有腹水渗漏时,可用蝶形胶布或涂上火棉胶封闭。

(6)术中应密切观察患者有无头晕、恶心、心悸、气短、面色苍白等,一旦出现,应立即停止操作,并对症处理。

(7)腹腔放液速度不宜过快,以防腹压骤然降低,内脏血管扩张而发生血压下降,甚至休克等现象。肝硬化患者一次放腹水一般不超过 3000mL,过多放液可诱发肝性脑病和电解质紊乱,但在补充输注大量白蛋白的基础上,也可以大量放液。

三、术前护理

(1)向患者解释穿刺的目的、方法及操作中可能会产生的不适,一旦出现立即告知术者。

(2)检查前嘱患者排尿,以免穿刺时损伤膀胱。

(3)放液前测量腹围、脉搏、血压,注意腹部体征,以观察病情变化。

四、术后护理

(1)术后卧床休息 8～12 小时。

(2)测量腹围、观察腹水的消长情况。

(3)观察患者的面色、血压、脉搏等变化,如有异常及时处理。

(4)密切观察穿刺部位有无渗液、渗血,有无腹部压痛、反跳痛和腹肌紧张等腹膜炎征象。

五、护理质量评价标准

(1)术前患者准备符合检查或治疗的准备要求。

(2)术后护士对病情的观察及记录符合要求。

(3)患者能很好地配合检查。

第十节　食管－胃底静脉曲张内镜下止血术护理

食管－胃底静脉曲张内镜下止血术主要包括内镜食管静脉曲张硬化剂治疗(EVS)和内镜食管静脉套扎术(EVL)。前者的主要目的是控制急性出血和预防再出血,后者则主要适合于中至重度静脉曲张的患者。与硬化剂治疗联合应用可以提高疗效。

一、适应证

(1)食管静脉曲张和(或)胃底静脉曲张破裂出血,药物止血无效者。

(2)既往曾接受分流术、断流术或脾切除术后再出血。

(3)经三腔管压迫和血管升压素或生长抑素暂时止血后数小时。

(4)重度食管静脉曲张,有出血史,全身状况差,不能耐受外科手术者。

(5)拟外科手术治疗,术前行 EVS。

(6)预防食管静脉曲张破裂出血的择期治疗。

二、方法及配合

(一)内镜食管静脉曲张硬化剂

其治疗的主要作用包括增厚静脉管壁、静脉内血栓形成,以及静脉周围黏膜凝固坏死形成纤维化,增强静脉的覆盖层,从而防止静脉曲张破裂出血。

(1)患者的体位、内镜插入方法等同胃镜检查。

(2)用 2% 的利多卡因咽部喷雾局麻后,插入内镜达十二指肠球部,在胃镜顺序退出的同时,观察并记录出血病变部位和(或)静脉曲张的程度、范围。

(3)常用的硬化剂有 0.5%～1.0% 的乙氧硬化醇、5% 的鱼肝油酸钠、95% 的乙醇组织黏合胶。协助操作医生将准备好的硬化剂自活检孔道送入注射针,在食管或胃底静脉外选择穿刺点,先远端后近端,不在同一平面上注射,以防止术后狭窄,然后伸出针尖穿刺静脉,可静脉内外结合注入硬化剂。剂量为静脉外每点 1mL,静脉内每点 3～6mL,总剂量不超过 40mL,一般共选择 4～5 个点。注射结束后拔出针头再观察数分钟,有穿刺点出血者立即喷洒肾上腺素或凝血酶或压迫注射点。

(4)注射点的压迫方法有套管压迫法、气囊压迫法和镜身压迫法。注射点压迫的目的包括:①注射前压迫曲张静脉的近侧端,使血管充盈,易于穿刺;②注射后压迫使血流缓慢,有利于硬化剂与血管壁有较长时间接触,不至于快速消散于血流;③对注射后针孔予以压迫,可以止血。

(5)术中注意监测患者的血压、脉搏,如有异常及时通知医生给予对症处理。

(二)内镜食管静脉套扎术

其是在内镜下,用食管静脉曲张套扎器把安装在内镜头端的橡皮圈套扎在被吸入的曲张静脉上,形成息肉状,数天后自行脱落。EVL 不影响食管壁肌层,不会导致食管腔狭窄。

(1)患者体位及插镜方法同胃镜检查。

(2)协助操作医生将安装好套扎器的胃镜送入食管或胃内确定套扎的部位。套扎器由以下几部分组成:①外罩,接于内镜末端;②内环,为可滑入外罩的小圆圈,其内有一缺口用于连接操作钢丝;③装线圆锥,与内环连接;④操作钢丝。

(3)直视下使内环全周与套扎部位接触后进行负压吸引,将曲张静脉吸入内环所形成的腔内,此时视野成红色,即拉操作钢丝,"O"形橡皮圈则从内环脱落自然固定在病变基底部,将病变套扎,然后退镜即完成 1 次套扎。用多发连续结扎器(有 5 环、6 环)1 次插入可连续结扎多个点。结扎顺序从贲门与食管交界处开始,然后依次向近侧结扎,一般应在距切牙 30cm 范围内多次结扎。每次结扎数目根据静脉曲张数量与严重程度而定。

(4)术中严密监测血压、脉搏,注意患者有无恶心、呕吐,呕吐物是否为血性,以防大出血。

(5)套扎治疗可反复进行,一般需要间隔 2 周,有利于病灶的恢复。

三、术前护理

(1)观察患者的全身情况和生命体征,失血性休克或肝性脑病者需纠正后才能施行内镜下止血术。

（2）术前向患者解释止血术的目的、方法、注意事项，解除其顾虑，取得配合。

（3）术前常规禁食 8 小时。

（4）术前常规检查血常规、出凝血时间。准备足量的新鲜血以备用。

（5）建立静脉通道（选用静脉留置针）。第 1 次做硬化剂注射或曲张静脉套扎术者可在术前和术中静脉滴注降门静脉压药物（如生长抑素等），以后酌情应用。

（6）术前半小时按医嘱酌情给予镇静剂及解痉剂，如地西泮及丁溴东莨菪碱，其余同胃镜检查的准备。

四、术后护理

（1）术后禁食 24 小时，并遵医嘱静脉补液，以后进流质饮食 2 天。

（2）遵医嘱给予抗生素 2～3 天，并连续服用氢氧化铝凝胶 3 天。

（3）术后严密观察病情，定时测定血压、脉搏，观察有无呕血、便血，注意有无迟发性出血、溃疡、穿孔、狭窄等并发症出现，并给予积极处理。

五、护理质量评价标准

（1）术前患者准备符合检查或治疗的准备要求。

（2）术后护士对病情的观察及记录符合要求。

（3）患者能很好地配合检查。

第十一节　　芒硝外敷护理

芒硝外敷可止痛消炎，改善局部血液循环，刺激肠蠕动，防止肠麻痹，松弛奥迪括约肌，降低胰胆管压力，增强网状细胞的吞噬能力，具有抗炎作用。内科临床用于急性胰腺炎的综合治疗。

一、一般护理

（1）根据医嘱对患者做好解释工作，进行使用的相关知识宣教及方法指导。

（2）评估患者皮肤有无破损、皮疹，是否是过敏体质。

（3）根据患者体形选择大小适宜的芒硝袋，并交待患者使用注意事项。正确放置芒硝袋，芒硝用量适宜。

二、药物护理

（1）芒硝遇热溶解，6 小时需更换 1 次，每次更换时帮助患者清洁皮肤，保持患者清洁、舒适。清洁芒硝袋。

（2）芒硝外敷过程中，观察患者的肛门有无排便排气，腹痛腹胀症状有无缓解，局部皮肤有无发红、发痒、皮疹、水疱等过敏反应。

（3）一旦出现皮肤过敏反应，遵医嘱正确处理。局部涂抗过敏药膏，严重时应用抗过敏药物治疗。

（4）芒硝使用 5～7 天一个疗程。根据 CT 结果、胃肠功能恢复情况及医嘱，停止使用。

（5）停止芒硝外敷时做好皮肤清洁工作。芒硝袋清洁干净，防止有硬结，以免影响下次使用。

（6）评估患者胃肠功能恢复及肛门排便、排气情况，如有异常及时通知医生。

三、护理质量评价标准

（1）使用部位正确，药物剂量合理。

（2）患者衣物、床单位清洁、无硬结。

（3）芒硝袋用后及时清洁、晾干，备用。

第十二节　结肠镜检查及治疗护理

结肠镜是通过肛门插入肠镜逆行向下观察包括直肠、乙状结肠、降结肠、横结肠、升结肠、盲肠直至回肠末端的肠黏膜，用于诊断结、直肠炎症，炎症性肠病，良、恶性肿瘤，息肉，憩室等疾病，还可对部分肠道病变进行治疗，如大肠息肉等良性病变镜下直接摘除，对肠道出血进行镜下止血，对大肠内异物进行清除。

一、术前护理

（一）讲解检查

向患者详细讲解检查的目的、方法和注意事项。缓解患者紧张情绪，给予心理护理。

（二）饮食准备

嘱患者检查前 2～3 天开始进少渣的半流质饮食，检查前 1 天进流质饮食，检查晨空腹。若疑为肠息肉，准备做电切术者禁食乳制品。

（三）做好肠道准备

于检查日晨 6:00，将聚乙二醇电解质散溶入 2000～3000mL 的温水，3 小时内饮完，服用后可酌情继续饮用温开水，帮助冲洗肠道，至大便呈清水样即可。通知外勤人员护送患者至检查室。

（四）给予患者肌内注射地西泮

根据医嘱，术前给予患者肌内注射地西泮。由于药物会使患者对疼痛的反应性降低，发生肠穿孔等并发症时腹部症状可不明显，应予特别注意。术前半小时用阿托品 0.5mg 肌内注射或山莨菪碱 10mg 肌内注射。

二、术后护理

（1）检查结束后，嘱患者休息，观察 15～30 分钟再离去，嘱患者注意卧床休息，做好肛门清洁。

（2）如行息肉摘除、止血治疗者，应给予抗生素治疗。

（3）息肉切除术后注意卧床休息，避免剧烈运动，观察有无腹痛、腹胀、便血情况。

（4）结肠、直肠息肉术后根据医嘱决定禁食时间，恢复进食后给予流质或半流质饮食，1 周内忌粗糙食物。

(5)注意观察有无出血、穿孔等并发症发生。患者如有不适,立即通知值班医生给予处理。

(6)术后根据病理结果决定复查时间(3个月～1年)。

三、护理质量评价标准

(1)知识宣教落实,患者保持良好的心理状态,顺利配合检查治疗。

(2)正确口服泻药,肠道准备符合要求,尽量减轻患者的痛苦。

(3)护士病情观察及记录、饮食指导正确。

第十三节　上消化道内镜检查及治疗护理

上消化道内镜检查包括食管、胃、十二指肠的检查,亦称胃镜检查,是借助一条纤细、柔软的管子伸入胃中,可清晰观察到食管、胃、十二指肠球部和降部的黏膜,用以诊断或排除上消化道炎症、溃疡、肿瘤、息肉、憩室、食管、胃底静脉曲张、消化道狭窄、畸形或异物等。并可进行镜下止血、钳取异物、电凝电切息肉等其他治疗。

一、方法及配合

(一)注意检查

检查前5～10分钟用2%的利多卡因咽部喷雾2～3次。

(二)协助患者

协助患者取左侧卧位,双腿屈曲,头垫低枕,使颈部松弛,松开领口及腰带。患者口边弯盘,嘱患者咬紧牙垫。

(三)胃镜插入的方法有单人法和双人法

1.单人法

术者面对患者,左手持操作部,右手执镜端约20cm处,直视下经咬口插入口腔,缓缓沿舌背、咽后壁向下推进至环状软骨水平,可见食管上口,并将胃镜轻轻插入。

2.双人法

助手站立于术者右后方,右手持操作部,左手托住镜身,术者右手执镜端约20cm处,左手示指、中指夹住镜端,右手顺前方插入,当进镜前端达环状软骨水平时,嘱患者做吞咽动作,即可通过环咽肌进入食管。

(四)观察患者的反应

检查中,护士应密切观察患者的反应,保持患者的头部位置不动。当胃镜插入15cm到达咽喉部时,嘱患者做吞咽动作,但不可将唾液咽下以免呛咳,让唾液流入弯盘或用吸管吸出。

(五)配合医生

配合医生处理插镜中可能遇到的问题,如将镜头送入气管,术者可看到环形气管壁。患者有明显呛咳,应立即将内镜退出,重新进镜。

(六)检查完毕

检查完毕退出内镜时,尽量抽气,以防止患者腹胀,并手持纱布将镜身外黏附的黏液、血迹。

二、术前护理

(1)向患者讲解检查的目的、方法和注意事项,消除患者顾虑和恐惧心理。做好配合医生完成检查的思想准备。

(2)仔细询问病史,如有无青光眼、高血压,是否装有心脏起搏器,有无胃肠道传染病等,进行体格检查,以排除检查禁忌证。

(3)检查前一天 20:00 后开始禁食,检查日晨禁止进任何食物、药物(降血压药物除外)及饮料。有幽门梗阻者,在检查前 2～3 天进食流质,检查前一晚应洗胃。曾做过 X 线胃肠钡餐造影者,3 天内不宜做胃镜检查。

(4)如患者过分紧张,可遵医嘱给予地西泮 5～10mg 肌内注射或静脉注射;为减少胃蠕动和胃液分泌,可于术前半小时遵医嘱给予山莨菪碱 10mg 或阿托品 0.5mg 静脉注射。

(5)检查日晨患者空腹。携带达克罗宁 1 支,送患者至检查室。

(6)胃镜检查仪器 1 套;喉天麻醉喷雾器、无菌注射器及针头;2% 的利多卡因、地西泮、肾上腺素等药物;其他用物如无菌手套、弯盘、牙垫、润滑剂、酒精棉球、纱布、甲醛固定液体标本瓶等。

三、术后护理

(1)检查结束后注意观察 15～30 分钟,2 小时后进温热半流质或软食。次日才能恢复正常饮食。胃、十二指肠息肉摘除术后应禁食 4～6 小时,之后进流质饮食 1 天,继而进无渣半流质饮食 3 天。

(2)检查后少数患者出现咽痛、咽喉部异物感,嘱患者不要用力咳嗽,以免损伤咽喉部黏膜。

(3)息肉切除术后注意卧床休息,观察有无腹痛、便血情况,咽部有无水肿、疼痛。

(4)检查后数天内应注意观察有无出血、穿孔等并发症发生,患者如有不适,立即通知值班医生给予处理。

(5)术后根据病理结果决定复查时间(3 个月～1 年)。

四、护理质量评价标准

(1)知识宣教落实,患者保持良好的心理状态,顺利配合检查治疗。

(2)护士病情观察及记录、饮食指导正确。

(3)患者了解术前、术后注意事项。

第十四节　无痛胃肠镜检查护理

无痛胃肠镜是在胃镜和肠镜检查治疗前,先由麻醉医生对患者配合丙泊酚、芬太尼等药物静脉注射实施麻醉,可提高患者的耐受力,降低应激反应,从而消除恐惧感和不适感,使内镜检查与治疗操作得以顺利进行,既可减少检查时间,也可减轻患者的痛苦。

一、术前护理

(1)向患者讲解检查的目的、方法和注意事项。解除患者的顾虑和恐惧心理,积极配合检查。

(2)对患者进行麻醉评估,并告知医生既往病史及药物过敏史。

(3)肠镜检查前一天 20:00 后不再进食,检查日晨禁止进任何食物、药物(降压药除外)及饮料。胃镜检查晨进流质饮食(或遵医嘱),20:00 后禁食、禁水。

(4)肠镜检查日晨 6:00,将聚乙二醇电解质散溶入 2000～3000mL 的温水,3 小时内饮完,服用后可继续饮用温开水,帮助冲洗肠道,观察排便情况,直至排便符合要求(上午 10:00 后不再饮水)。

(5)患者有家属陪伴,护士准备好麻醉药品,护送患者至检查室。

二、术后护理

(1)检查结束后观察 15～30 分钟,麻药反应消失后方可离开检查室。

(2)患者回归病房后及时监测生命体征,护士每小时巡视患者,评估患者的活动能力,注意安全,观察腹部症状及体征。

(3)内镜下治疗后应禁食 4～6 小时,6 小时后进流质饮食 1 天,继而进无渣半流质饮食 3 天。

(4)行息肉切除患者,术后注意卧床休息,观察有无腹痛、便血情况,咽部有无水肿、疼痛。

(5)观察有无出血、穿孔等并发症发生,如有不适,立即通知值班医生给予处理。

(6)术后根据病理结果决定复查时间(3 个月～1 年)。

三、护理质量评价标准

(1)知识宣教落实,患者保持良好的心理状态,顺利配合检查治疗。

(2)护士病情观察及记录、饮食指导正确。

(3)患者了解术前、术后注意事项。

第四章 血液系统疾病护理

第一节 血液系统疾病一般护理

一、一般护理

(一)保持病室环境清洁

定期空气消毒,限制探视;严格执行消毒隔离制度及无菌操作;防止交叉感染。

(二)病情较轻者

可适当活动,以不感疲乏为宜;病情严重者需绝对卧床休息。

(三)给予易消化食物

给予高热量、高蛋白、多维生素、易消化饮食,避免刺激性、过敏性及粗硬的食物。

(四)保持口腔清洁

根据病情需要选择不同的漱口液。高热、出血及病重者给予口腔护理,预防口腔感染。

(五)出血性患者

出血性患者高热时不宜用酒精擦浴降温。

(六)保持皮肤清洁

保持皮肤及肛周清洁,防止并发症发生。

(七)心理护理

关心安慰患者,稳定情绪,协助患者克服焦虑、恐惧、悲观等心理,使其配合治疗。

二、病情观察

(一)发热

观察患者的生命体征变化,每日监测体温,体温≥38.5℃时,加强体温监测,并给予合适的降温措施。

(二)出血

观察皮肤黏膜有无出血及瘀斑、瘀点,有无牙龈出血、呕血及便血,以及视物模糊及突发头痛。

(三)疼痛

观察骨关节的压痛及叩击痛,常见于白血病及多发性骨髓瘤。

(四)贫血

观察患者的皮肤、黏膜苍白程度,有无疲乏、头晕心悸、气促等表现,及时查看实验室检查。

三、用药护理

(1)遵医嘱正确用药,注意观察用药不良反应。

(2)予以化疗用药指导,注意给药顺序。

四、出院指导

(1)保持个人清洁卫生,少去公共场所,避免交叉感染。

(2)合理安排休息,加强营养。

(3)指导患者坚持服药,并注意观察药物不良反应。

(4)定期复查,及时就诊。

第二节　血液系统疾病患者常见症状及体征护理

一、出血及出血倾向

血小板数目减少及其功能异常、毛细血管脆性或通透性增加、血浆中凝血因子缺乏,以及循环血液中抗凝血物质增加,均可导致出血或出血倾向。

(一)一般护理

1.休息

若出血仅限于皮肤黏膜,无须太多限制;若血小板计数在50×10^9/L以下,应减少活动,增加卧床休息时间;严重出血或血小板计数$<20\times10^9$/L者必须绝对卧床休息。

2.饮食

鼓励患者进高蛋白、高维生素、易消化的软食或半流质。禁食过硬、粗糙的食物。

3.保持大便通畅

排便时不可以用力。便秘者可以使用开塞露或缓泻剂,以免腹压骤增而诱发内脏出血,尤其是颅内出血。

4.皮肤出血护理

保持床单的平整、被褥的轻柔。高热患者禁止用酒精或温水擦浴降温。各项护理动作应该轻柔。

5.口、鼻腔、牙龈出血护理

要保持口、鼻腔黏膜的湿润,避免干燥引起的出血。保持室内温湿度适宜,避免诱发出血。少量出血时可用棉球或吸收性明胶海绵填塞。

6.眼底及颅内出血预防及护理

保证充足的睡眠,避免剧烈咳嗽,不可屏气用力。有高血压者要监测血压。观察患者有无突然出现头痛、视力模糊、喷射性呕吐等。一旦发生颅内出血,应立即通知医生,积极配合抢救。去枕平卧,头偏向一侧,保持呼吸道通畅,给氧,迅速建立两条静脉通道。快速静脉滴注20%的甘露醇,保留尿管,记录生命体征、意识状态及瞳孔、尿量的变化,做好交接班。

7.输血护理

出血明显者,遵医嘱输注浓缩血小板悬液、新鲜血浆或抗血友病球蛋白浓缩剂等。

输注前认真核对;血小板取回后,应尽快输入;新鲜血浆最好于采集后6小时内输完;抗血友病球蛋白浓缩剂用生理盐水稀释时,沿瓶壁缓缓注入生理盐水,勿剧烈冲击或振荡,以免形成泡沫而影响注射。

8.心理护理

加强沟通,耐心解释与疏导。要善于观察,耐心倾听,加强与患者及其家属的沟通,及时了解患者及其家属的需求与忧虑,并能给予必要的解释与疏导。

9.增加安全感

在关心和同情患者的同时,注意营造良好的住院环境;建立良好、互信的护患关系,促进病友与家属间的相互支持与帮助;尽可能避免不良刺激的影响。

(二)病情观察

(1)注意观察患者出血发生的部位,主要表现的形式、发展和消退的情况,以及发现新的出血重症出血及其先兆。应结合患者的基础疾病及相关实验室和其他辅助检查结果,做出正确的临床判断,以利于及时护理和抢救配合。

(2)如急性早幼粒细胞性白血病(M_3)是出血倾向最明显的一种白血病,当血小板计数低于 20×10^9/L 时,可发生严重的自发性出血,特别是内脏出血,甚至是致命的颅内出血。此外,高热、失眠、情绪激动可增加颅内出血风险,需加强观察和护理。

(3)注意观察有无皮肤、口、鼻、牙龈、眼底等出血,及时给予处理。

(三)健康教育

(1)指导患者避免使用过硬的牙刷,禁忌用牙签,避免食用煎炸、带刺带骨的食物。

(2)禁忌挖鼻,避免肢体碰撞和外伤。

(3)避免剧烈咳嗽及屏气用力,保持大便通畅。

(四)护理质量评价标准

(1)患者能明确出血的病因,避免各种出血的诱因。

(2)各部位的出血能及时发现并得到处理,出血逐渐得到控制。

(3)能认识自己的恐惧感,自述恐惧程度减轻或消除。

二、发热

发热是血液病患者的常见症状,具有持续时间长、热型不一、一般抗生素治疗效果不理想的特点。常见于再生障碍性贫血、白血病和淋巴瘤等。其主要是由白细胞数减少和功能缺陷、免疫抑制剂的应用、贫血或营养不良等,导致机体抵抗力下降、继发各种感染所致。

(一)一般护理

1.休息

发热患者应卧床休息,采取舒适的体位,必要时可吸氧。

2.营养

补充营养和水分,鼓励患者进高热量、高维生素、营养丰富的半流质饮食和软食,以补充机体基本的需要和额外的消耗。

3.降温

高热患者可先给予物理降温,冰敷大血管部位,如腋窝、颈部、腹股沟。必要时予以药物降温,降温过程中要密切观察患者的体温及脉搏变化。

（二）病情观察

（1）监测体温并记录，观察发热的类型及伴随症状、持续时间等。

（2）注意观察感染灶的症状、体征及其变化情况。

（3）做好各种检验标本的采集及送检工作。

（4）遵医嘱正确配制和输注抗生素等药物，并注意其疗效与不良反应的观察和预防。

（三）用药护理

（1）遵医嘱正确给药。

（2）药物降温时要密切观察患者的体温及脉搏变化，保持皮肤清洁干燥，防止受凉，及时更换衣物。

（3）观察降温后的反应，以免发生虚脱。

（四）健康教育

（1）高热时应卧床休息，给予高热量、富含维生素、易消化饮食。

（2）保持床单位及衣物清洁干燥，避免受凉。

（3）发热时每天摄入足够水分，不少于 2000mL。

（五）护理质量评价标准

患者体温下降并维持正常范围。

三、骨、关节疼痛

常见于恶性血液疾病，如白血病、多发性骨髓瘤、淋巴瘤等。与肿瘤细胞的过度增生或局部浸润，导致骨髓腔压力增高，局部肿块形成及压迫、骨质疏松或溶骨性破坏、病理性骨折有关。表现为局部或全身骨关节疼痛，以及压痛或叩击痛；发生骨折者，局部可出现畸形。

四、贫血

贫血指单位容积外周血液中血红蛋白浓度、红细胞计数和血细胞比容低于相同年龄、性别和地区正常值低限的一种常见的临床症状。贫血不是一种独立的疾病，各系统疾病均可引起贫血。贫血是血液病十分常见的症状之一，常见于缺血性贫血、再生障碍性贫血、溶血性贫血及各种恶性血液病等。

第三节　缺铁性贫血护理

缺铁性贫血（IDA）是体内贮存铁缺乏，导致血红蛋白合成减少而引起的一种小细胞低色素性贫血。机体铁的缺乏可分为 3 个阶段：贮存铁耗尽、缺铁性红细胞生成和缺铁性贫血。缺铁性贫血是机体铁缺乏症的最终表现，也是各类贫血中最常见的一种，以生长发育期的儿童和育龄女性发病率较高，主要表现为面色苍白、乏力。实验室检查为小细胞性贫血。

一、一般护理

（一）休息

严重贫血（血红蛋白＜60g/L）应卧床休息，必要时输血。

(二)饮食护理

1.纠正不良饮食习惯

食物是机体内铁的重要来源。不良饮食习惯,如偏食或挑食,是导致铁摄入量不足的主要原因。无规律、无节制、刺激性过强的饮食容易造成胃肠黏膜的损害,也不利于食物铁的吸收。

2.增加含铁丰富食物的摄取

鼓励患者多吃含铁丰富且吸收率较高的食物(如红色肉类、动物肝脏、血豆腐、蛋黄、海带、绿色蔬菜、黑木耳等)或铁强化食物。

3.促进食物铁的吸收

不合理的饮食结构或搭配往往不利于铁的吸收,如食物中蔬菜类过多,而肉、蛋类不足,富含铁的食物与牛奶、浓茶、咖啡同服等。

(三)给予健康指导

给予中至重度贫血患者预防跌倒的健康指导,告知改变体位要缓慢。

(四)女性患者不要化妆

女性患者告知不要化妆,如口红、腮红、指甲油等,不利于病情观察。

(五)预防感染

保持口腔清洁,防止口腔炎、口角炎的发生。

(六)心理护理

给予心理疏导,解除焦虑、恐惧心理,向患者介绍缺铁性贫血的病因及治疗方法,避免过度紧张影响疾病治疗。

二、病情观察

(1)关注患者的自觉症状,特别是原发病及贫血的症状和体征。以便了解患者治疗的依从性、治疗效果及药物的不良反应。

(2)严密观察红细胞计数及血红蛋白浓度、网织红细胞数。

(3)严密观察铁代谢的有关实验指标的变化等。

(4)观察贫血程度及症状,了解化验结果。

(5)若出现吞咽困难、肢端麻木、刺痛等重度缺铁引起的神经症状时,应及时协助处理。

三、用药护理

(一)口服铁剂的应用与指导

(1)铁剂的不良反应及其预防。口服铁剂的常见不良反应有恶心、呕吐、胃部不适、排黑便等胃肠道反应,严重者可致患者难以耐受而被迫停药。因此,建议患者饭后或餐中服用,反应过于强烈者宜减少剂量或从小剂量开始。

(2)应避免铁剂与牛奶、茶、咖啡同服。为促进铁的吸收,还应避免同时服用抗酸药及 H_2 受体拮抗剂。可服用维生素 C,以及乳酸或稀盐酸等酸性药物或食物。

(3)口服液体铁剂时须使用吸管,避免牙被染黑。

(4)服铁剂期间,粪便会变成黑色,此为铁与肠内硫化氢作用而生产黑色的硫化铁所致,应做好解释,以消除患者的顾虑。

(5)强调要按剂量、按疗程服药,定期复查相关实验室检查,以保证有效治疗、补足贮存铁。

避免药物过量而引起中毒或相关病变的发生。

(二)注射铁剂护理

(1)注射铁剂的不良反应主要有注射局部肿痛、硬结形成,皮肤发黑和过敏反应。铁剂过敏常表现为脸色潮红、头痛、肌肉关节痛和荨麻疹,严重者可出现过敏性休克。

(2)为减少或避免局部疼痛与硬结形成,注射铁剂应采用深部肌内注射,并经常更换注射部位。

(3)首次用药须用 0.5mL 的试验剂量进行深部肌内注射,同时备用肾上腺素,做好急救的准备。若 1 小时后无过敏反应,即可按医嘱给予常规剂量治疗。

(4)为了避免药液溢出引起皮肤染色,可采取:①不在皮肤暴露部位注射;②抽取药液后,更换注射针头;③采用"Z"形注射法或留空气注射法。

(5)注射铁剂时应避免同时口服铁剂给药,以免引起中毒。

四、健康教育

(一)饮食指导

(1)提倡均衡饮食,荤素搭配,以保证足够热量、蛋白质、维生素及相关营养素(尤其铁)的摄入。

(2)为增加食物铁的吸收,可同时服用弱酸类食物,避免与抑制铁吸收的食物、饮料或药物同服。

(二)易患人群食物铁或口服铁剂的预防性补充

(1)如婴幼儿要及时添加辅食,包括蛋黄、肝泥、肉末、菜泥等。

(2)生长发育期的青少年要注意补充含铁丰富的食物,避免挑食或偏食。

(3)妊娠期与哺乳期女性应增加食物铁的补充,必要时可考虑预防性补充铁剂,特别是妊娠期女性,每天可口服元素铁 10～20mg。

(三)相关疾病的预防和治疗

慢性胃炎、消化性溃疡、肠道寄生虫感染、长期腹泻、痔疮出血或月经过多等疾病的预防和治疗,不仅是缺铁性贫血治疗的关节,也是预防缺铁性贫血的重点。

(四)提高患者及家属对疾病的认识

提高患者及其家属对疾病的认识,如缺铁性贫血的病因、临床表现、治疗、护理等相关知识,让患者及其家属能主动参与疾病的治疗与康复。

(五)自我监测自觉症状

如静息状态下呼吸与心率变化、能否平卧、有无水肿及尿量变化等。一旦出现自觉症状加重,静息状态下呼吸、心率加快,不能平卧,下肢水肿或尿量减少,多提示病情加重,应及时就医。

五、护理质量评价标准

(1)患者情绪稳定,能积极配合治疗。

(2)患者了解疾病的相关知识及合理用药的重要性。

(3)患者掌握合理饮食及其对该病的重要性,并主动坚持治疗。

(4)按时完成治疗护理,病情变化观察及时,并积极配合处理。无护理并发症。

第四节 巨幼细胞性贫血护理

巨幼细胞贫血(MA)指由于叶酸、维生素 B_{12} 缺乏或某些影响核苷酸代谢药物的作用,导致细胞核脱氧核糖核酸合成障碍所引起的贫血。其中 90% 为叶酸、维生素 B_{12} 缺乏引起的营养性巨幼细胞贫血。在我国巨幼细胞贫血,叶酸缺乏过度为多,山西、陕西、河南等地为高发区。在欧美国家则以维生素 B_{12} 缺乏及体内产生内因子抗体所致的恶性贫血多见。

一、一般护理

(一)急性患者

急性患者绝对卧床休息,慢性不严重者可适当休息。

(二)给予正确的健康指导

给予中至重度贫血患者预防跌倒的健康指导,告知改变体位要缓慢。

(三)饮食护理

(1)改变不良的饮食习惯,进食丰富的叶酸、维生素 B_{12} 食品。

(2)减少食物中叶酸的破坏,烹调时不宜温度过高或时间过长,烹煮后不宜放置过久。

(3)改善食欲,对胃肠道症状明显或吸收不良的患者,出现腹胀、食欲减退,可建议少量多餐,细嚼慢咽,进温凉清淡软食。出现口腔炎和舌炎的患者应注意保持口腔清洁,饭前饭后用多贝尔溶液漱口,减少感染机会,增进食欲。

(四)保持皮肤清洁

定期更换内衣及被服;每晚用 1∶5000 高锰酸钾溶液坐浴。卧床患者应定时更换体位,预防压疮。

(五)注意口腔卫生

三餐后及睡前刷牙或用氯己定漱口液漱口,必要时给予口腔护理。

(六)保持空气新鲜

保持病室空气新鲜,每天至少通风 2 次。

二、病情观察

(1)胃肠道反应如食欲缺乏、恶心、腹胀、腹泻和便秘,以及口腔炎、舌炎的发生。指导少食多餐,进清淡温凉软食,保持口腔的清洁。

(2)神经系统表现主要是末梢神经炎、深感觉障碍、共济失调、失眠和记忆力下降。注意保护,局部保暖,避免跌倒等损伤;共济失调者,行走要有人陪伴。

三、用药护理

(1)遵医嘱正确用药,应注意药物疗效和不良反应的观察与预防。

(2)肌内注射维生素 B_{12} 偶有过敏反应,甚至休克,要密切观察,并及时处理。

(3)遵医嘱预防性补钾时应加强观察。

(4)注意观察用药后患者的自觉症状。一般 1~2 天患者食欲开始好转,2~4 天网织红细胞增加,1 周后血红蛋白上升,4~6 周血红蛋白恢复正常,半年到 1 年后神经系统症状得到改善。

四、健康教育

（1）指导患者采取科学合理的烹饪方式，改变不良饮食习惯，预防预防性补充叶酸，维生素 B_{12}。

（2）告知患者及其家属叶酸、B_{12} 缺乏的病因，介绍临床表现、治疗等方面的知识，使患者配合治疗和护理。

（3）加强个人卫生，注意保暖，预防损伤与感染。

（4）指导患者正规用药，按医嘱用药，定期复查血象。

五、护理质量评价标准

（1）患者了解疾病形成因素，积极地配合治疗。

（2）按医嘱正确正规用药，并定期复查。

（3）患者的贫血得到纠正，神经系统症状得到改善。

第五节　再生障碍性贫血护理

再生障碍性贫血（AA），简称"再障"，是由多种原因导致造血干细胞的数量减少、功能障碍所引起的一类贫血，又称骨髓造血功能衰竭症。其主要临床表现为骨髓造血功能低下，红骨髓总容量减少，代以脂肪髓，进行性贫血、感染、出血和全血细胞减少。再障的年发病率在我国为 7.4/100 万人口，在欧美为（4.7～13.7）/100 万人口，在日本为（14.7～24）/100 万人口，可发生于各年龄段。老年人发病率较高，男、女发病率无明显差异。

一、一般护理

（一）休息

急性型和病情危重者绝对卧床休息；慢性型无严重贫血者可适当活动，但防止碰撞、跌交等。

（二）饮食

给予高蛋白、多维生素、易消化饮食，避免带刺、骨的食物，必要时遵医嘱静脉补充营养素，以满足机体的需要，提高患者的抗病能力。

（三）预防感染

1.呼吸道感染的预防

保持病室内空气清新、物品清洁，定期使用消毒液擦拭室内家具、地面，并用紫外线或臭氧照射消毒，每周 2～3 次，每次 20～30 分钟。秋冬季节要注意保暖，防止受凉。限制探视人数及次数，避免到人群聚集的地方或与上呼吸道感染的患者接触。

2.口腔感染的预防

督促患者养成进餐前后、睡前、晨起用生理盐水、氯己定、复方茶多酚含漱液或复方朵贝液交替漱口的习惯。

3.皮肤感染的预防

保持皮肤清洁、干燥,勤沐浴、更衣和更换床上用品。勤剪指甲,蚊虫叮咬时应正确处理,避免抓伤皮肤。

4.肛周感染的预防

睡前、便后用 1:5000 高锰酸钾溶液坐浴,每次 15～20 分钟。保持大便通畅,避免用力排便诱发肛裂,增加局部感染的概率。

(四)给予健康指导

给予中至重度贫血患者预防跌倒的健康指导,告知改变体位要缓慢。

(五)心理护理

给予心理疏导,解除焦虑、恐惧心理,向患者介绍再生障碍性贫血的病因及治疗方法,避免过度紧张而影响疾病治疗。

(六)给予保护性隔离

重型再障应给予保护性隔离,中性粒细胞<$0.5×10^9$/L 时,应住单间病房,避免交叉感染。

(七)保持皮肤清洁

定期更换内衣及被服;每晚用 1:5000 的高锰酸钾溶液坐浴。卧床患者应定时更换体位,预防压疮。

(八)注意口腔卫生

三餐后及睡前刷牙或用氯己定漱口液漱口,必要时给予口腔护理。

(九)保持空气新鲜

保持病室空气新鲜,每天至少通风 2 次。

(十)输液治疗

输血治疗时,对于重度贫血患者,输血速度应缓慢并严密观察输血反应,严格执行无菌技术操作。若出现发热、皮疹等情况,应立即减慢输血速度并通知医生。

(十一)心理护理

给予患者心理护理,解除患者心理负担,以配合医护人员的治疗。

二、病情观察

(1)注意患者生命体征变化,注意出血程度和部位。

(2)注意有无头痛、呕吐、视物模糊等颅内出血症状。

(3)注意患者有无感染及出血倾向。监测体温,观察患者有无咳嗽咳痰、咽部疼痛,皮肤有无出血点、瘀斑,鼻腔及口腔黏膜有无出血,注意分泌物、排泄物的颜色、性质。如有异常及时通知医生。

三、用药护理

(一)进行药物知识引导

激素应用过程中要进行药物知识指导,告知患者坚持治疗 3～6 个月才见疗效。不良反应有男性化表现,如毛发、胡须增多,痤疮、声音变粗等,停药后可消失。

（二）使用环孢素护理

配合医生监测血药浓度，骨髓象、T细胞免疫学改变及药物的不良反应，如消化道反应、牙龈增生及肝肾功能损害。

（三）雄激素

丙酸睾酮为油性制剂，不宜吸收，应深部肌内注射。注意注射部位经常轮换，检查局部有无硬结，一旦发现应立即处理，如理疗、热敷。

四、健康教育

（一）疾病预防指导

尽可能避免或减少接触与再障发病相关的药物和理化物质，使用农药或杀虫剂时，做好个人防护，加强锻炼，增强体质，预防病毒感染。

（二）讲解疾病

讲解疾病的可能病因临床表现及目前的主要诊疗方法，增强患者及其家属的信心，以积极配合治疗和护理。

（三）注意饮食

饮食要注意加强营养，增进食欲，避免对消化道黏膜有刺激性食物。

（四）休息与活动指导

充足的睡眠与休息可减少机体的耗氧量；适当的活动可调节身心状况，提高患者的活动耐力，但过度运动会增加机体耗氧量，甚至诱发心力衰竭。

（五）用药指导

为保证药物疗效正常发挥，减少药物不良反应，需向患者及其家属详细介绍药物的名称、用量、用法、疗程及其不良反应。

（六）心理护理

指导患者学会自我调整，学会倾诉；家属要善于理解和支持患者，学会倾听。

五、护理质量评价标准

（1）患者情绪稳定，有战胜疾病的信心。

（2）患者活动耐力提高。

（3）患者了解疾病的相关知识及合理用药的重要性。

（4）患者营养状况较好。

（5）无感染等并发症发生。

第六节　溶血性贫血护理

溶血性贫血（HA）是指红细胞遭到破坏，寿命缩短、超过骨髓造血代偿能力时发生的一组贫血。临床主要表现为贫血、黄疸、脾大、网织红细胞增高及骨髓红系造血细胞代偿性增生。我国溶血性贫血的发病率占贫血的10％～15％，个别类型的溶血性贫血具有较强的民族或区域性分布的特征。溶血性贫血的临床表现与溶血的缓急、程度有关，分为急性溶血性贫血和慢性溶血性贫血。急性溶血性贫血起病急骤，可突发寒战、高热、面色苍白、腰酸背痛、气促乏力烦躁,亦可出现恶心、呕吐、腹痛等胃肠道症状。慢性溶血性贫血起病较缓慢,除乏力、苍白、气促、头晕等症状、体征外,可有不同程度的黄疸、肝脾大,胆结石为较多见的并发症,可发生阻塞性黄疸。

一、一般护理

(一)休息

轻度贫血者可适当活动,不做过多的限制;重度贫血或活动后有心悸、胸闷的患者需卧床休息。

(二)饮食

避免进食一切可能加重溶血的食物或药物,鼓励患者多喝水、勤排尿。促进溶血和所产生的毒素排泄,同时也有助于减轻药物引起的不良反应。

(三)记录

记录 24 小时出入量,观察尿量及尿色有无改变。

(四)观察

密切患者贫血进展程度,有无皮肤黏膜黄疸、血红蛋白尿、肝脾大等表现,及时报告医生。

(五)倾听

倾听患者的主诉,发现患者出现头痛恶心、呕吐、腹痛、腹泻、寒战、高热等表现时,及时汇报医生。

(六)输液

输血时,严密观察黄疸、贫血、尿色,观察患者的不良反应,测量生命体征,如出现异常应立即向医生报告。

(七)治疗

在使用皮质激素治疗过程中,观察药物引起的不良反应,观察有无上消化道出血征象。

(八)皮肤清洁护理

注意皮肤清洁及护理,定期用温水擦浴。

(九)讲解疾病相关知识

讲解疾病的相关知识,不可食用蚕豆及氧化性药物如伯氨喹、磺胺类、镇痛药等,以防诱发该病。

(十)氧气吸入

严重贫血应给予氧气吸入,以改善组织缺氧。

(十一)预防感染

重症患者,尤其是伴有白细胞减少者,应注意预防感染。

(十二)心理护理

给予心理护理,使患者保持精神愉快。

二、病情观察

(1)密切观察患者的生命体征、神志、自觉症状的变化,观察患者贫血、黄疸有无加重,以及尿色有无变化。

(2)了解实验室检查的结果。

(3)一旦出现少尿甚至无尿,要及时通知医生并做好相应的急救准备与配合。

三、用药护理

(一)遵医嘱正确用药

注意药物不良反应的观察与预防用糖皮质激素时,应注意预防感染;使用环孢素应定期检查肝、肾功能;使用环磷酰胺时应注意观察出血性膀胱炎的发生。鼓励患者大量饮水,每日饮水量不得少于 2000mL。

(二)输液输血护理

遵医嘱静脉输液,以稀释血液中因溶血而产生的毒素,增加尿量,使毒素迅速排出体外。血液取回后应立即输入,不宜久置或加温,输血前严格执行"三查八对"。输血时必须严格执行无菌操作规程,严密观察病情。如出现各种不良反应应协助医生及时救治。

四、健康教育

(一)介绍疾病

介绍疾病的病因、表现、治疗及预防方法,指导患者适当运动,以不感觉疲劳为宜。保证充足的休息和睡眠。注意保暖,避免受凉,多饮水、勤排尿。进食高蛋白、高维生素食物。

(二)预防溶血

化学毒性和药物易引起的溶血应避免再次接触或服用。阵发性睡眠性血红蛋白尿患者,应忌食酸性食物和药物,比如维生素 C、阿司匹林、苯巴比妥、磺胺类药物等。

(三)病情监测指导

主要是贫血、溶血及相关症状体征;药物不良反应的自我监测,包括头晕、头痛、心悸、气促等症状、生命体征;皮肤黏膜有无苍白、黄染;尿量有无减少,有无浓茶样和酱油样尿。如有上述体征和症状,均提示有溶血的发生,应及时送检尿液标本。

五、护理质量评价标准

(1)患者对疾病的病因、临床表现、治疗有正确的认识,并能够有效地避免加重溶血的因素。

(2)能够积极地配合治疗,定期复查。

(3)能正确掌握自我病情监测及药物不良反应的观察。

第七节　特发性血小板减少性紫癜护理

特发性血小板减少性紫癜(ITP)又称自身免疫性血小板减少性紫癜,是最常见的一种血小板减少性疾病,主要由于血小板受到免疫性破坏,导致外周血中血小板数目减少,临床上以自发性的皮肤、黏膜及内脏出血,血小板计数减少、生存时间缩短和抗血小板特异性自身抗体形成,骨髓巨核细胞发育、成熟障碍等为特征。由于机体对某些物质发生变态反应,因而在血管内出现 IgA 的沉积,引起小动脉、小静脉以及毛细血管通透性增加而导致出血。过敏性紫癜:是临床常见的出血性疾病,累及皮肤和黏膜最多见,但也可发生于胃肠道、关节和肾脏。该病多为自限性疾病,也可反复发作或累及肾脏而经久不愈。大多数病例找不到明确的病因,明确的过敏原较难确定。可能与感染(病毒、细菌)、食物因素、抗生素、预防接种等因素有关。临床表现以对称性皮肤紫癜、关节痛、腹痛和黑便、血尿为特征。临床可分为急性型和慢性型。急性型多见于儿童;慢性经多见于 40 岁以下女性,男女比例约为 1:4,发病率约为万分之一。65 岁及以上老年人的发病率有增加趋势。

一、一般护理

(一)休息

若出血仅限于皮肤黏膜,无须太多限制;若血小板计数在 $50 \times 10^9/L$ 以下,应减少活动,增加卧床休息时间;严重出血或血小板计数 $< 20 \times 10^9/L$ 者,必须绝对卧床休息。

(二)饮食

鼓励患者进高蛋白、高维生素、易消化的软食或半流质。禁食过硬、粗糙的食物。

(三)保持大便通畅

排便时不可以用力,便秘者可以使用开塞露或缓泻剂,以免腹压骤增而诱发内脏出血,尤其是颅内出血。

二、病情观察

(一)出血情况的监测

注意观察患者出血的发生发展和消退情况,特别是出血部位、范围和出血量,注意患者自觉症状、情绪反应、生命体征、神志,以及血小板计数的变化,及时发现新发出血或内脏出血,一旦发现血小板计数 $< 10 \times 10^9/L$,严重而广泛出血、疑有或已经发生颅内出血者,要及时通知医生配合救治。

(二)急重症患者加强疾病的观察和护理

(1)血小板计数 $< 20 \times 10^9/L$。

(2)出血严重和广泛者。

(3)疑有或已发生颅内出血者。

(4)近期将实施手术或分娩者。

三、用药护理

(一)正确执行医嘱

注意药物不良反应的观察和预防。

(二)长期使用糖皮质激素

会引起身体外形发生变化、胃肠道反应或出血、诱发感染、骨质疏松,应做好解释。静脉注射免疫抑制剂、大剂量免疫球蛋白时要注意保护血管壁,密切观察,一旦发生静脉炎要及时处理。

(三)血小板输注

紧急补充血小板,以暂时控制或预防严重出血。成人用量为每次 10～20U,可根据病情重复使用。值得注意的是,反复多次血小板输注易产生同种抗体,引起血小板破坏加速,故该项治疗不作为常规项目,仅用于严重出血或脾切除术的患者。

四、健康教育

(一)正确服药

指导患者避免人为损伤而诱发或加重出血,不可服用可能引起血小板减少或抑制其功能的药,特别是非甾体药物,如阿司匹林。

(二)保持睡眠

保持充足的睡眠,情绪稳定,大便通畅。

(三)使用皮质激素者

指导遵医嘱按时、按剂量、按疗程用药,不可自行减量或停药,以免加重病情。

(四)减轻药物不良反应

为减轻药物不良反应,可饭后服药。必要时使用胃黏膜保护剂或制酸剂。注意预防各种感染。

(五)病情监测指导

皮肤黏膜出血的情况,如瘀点、瘀斑、牙龈出血、鼻出血等;有无内脏出血的表现,如月经量明显增多、呕血或便血、血尿、头痛、视力改变等。一旦发生皮肤黏膜出血加重或内脏出血,及时就医。

五、护理质量评价标准

(1)患者情绪稳定,积极配合治疗。

(2)患者无感染或颅内出血等并发症。

(3)患者预后良好。

第八节　过敏性紫癜护理

过敏性紫癜是一种常见的血管变态反应性出血性疾病,累及皮肤和黏膜最多见,但也可发生于胃肠道、关节和肾脏。临床表现包括对称性皮肤紫癜、关节痛、腹痛和黑便、血尿或血管神经性水肿和荨麻疹等。由于机体对某些物质发生变态反应,因而在血管内出现 IgA 的沉积,引起小动脉、小静脉,以及毛细血管通透性增加而导致出血。该病多为自限性疾病,也可反复发作或累及肾脏而经久不愈。治疗上以病因防治和药物治疗为主,如抗组胺类药物、糖皮质激素、免疫抑制剂的应用,以及其他对症治疗。大多数病例找不到明确的病因,明确的过敏原较难确定,可能与感染(病毒、细菌)、食物因素、抗生素、预防接种等因素有关。该病多见于儿童及青少年,男性略多于女性,以春秋季发病居多。

一、一般护理

(1)病室环境清洁、温湿度适宜、空气新鲜。

(2)避免接触反应原件及相关刺激因素。活动时注意安全,避免意外伤害。

(3)避免食用可疑的致敏食品。发作期可根据病情选择清淡、刺激少、易消化的饮食。有消化道出血时,遵医嘱给予冷流食或禁食。

(4)密切观察有无新鲜出血点、瘀斑、腹部症状,有无消化道出血、血尿、尿量改变等。

（5）遵医嘱按时服药,使用肾上腺皮质激素时给予指导。

（6）进低盐、低脂饮食。

（7）监测血压变化。

（8）不可擅自停药及减量,应遵医嘱逐渐减量。

（9）应用免疫抑制剂时,要预防感染和出血等并发症,监测血象变化。

（10）腹痛时协助患者取舒适体位,可屈膝平卧,减轻腹痛;关节肿痛者注意局部关节的制动和保暖。

（11）发作期的患者应卧床休息,以免症状加重或复发。

二、病情观察

（1）密切观察患者出血的进展与变化。如皮肤瘀点、瘀斑的分布有无增加或消退,有无新的出血、肾脏损害、关节活动障碍的表现。

（2）对于腹痛的患者,注意评估疼痛的部位、性质、严重程度及持续时间,有无伴随症状;对于骨痛的患者,应评估受累关节的部位、数目,局部有无肿胀、压痛和功能障碍。

（3）观察患者有无水肿,以及尿量、尿色的变化。

三、用药护理

（1）遵医嘱正确规律给药,用药前做好患者的解释工作,以取得患者的充分理解和配合。

（2）使用糖皮质激素应向患者及其家属说明可能出现的不良反应,加强护理,预防感染。用环磷酰胺时嘱患者多饮水,注意观察尿量及尿色改变。

（3）出血严重或禁食者应建立静脉通道,遵医嘱静脉补液,做好配血输血的各项护理。

四、健康教育

（1）预防过敏性紫癜的重要措施是避免接触与发病有关的药物和食物。养成良好的卫生习惯。避免食用不洁食物,以预防寄生虫感染。

（2）注意休息、运动、营养,增强体质,预防上呼吸道感染。

（3）教会患者对出血情况及伴随症状的自我监测。发现大量瘀点或紫癜、明显腹痛和血便、关节肿痛、血尿、水肿、泡沫尿,甚至少尿时提示病情复发,应及时就医。

五、护理质量评价标准

（1）患者了解疾病的诱发因素、预防、治疗等相关知识。

（2）患者了解饮食要求。

（3）患者能正确进行自我监测。

（4）无护理并发症发生。

第九节　血友病护理

血友病是遗传性凝血因子缺乏而引起的一种出血性疾病。分为血友病 A、血友病 B 及遗传性型 FXI 缺乏症,以血友病 A 最为常见。血友病 A 和血友病 B 均为典型的性染色体(X 染色体)连锁隐性遗传(女性遗传、男性发病),同属性染色体连锁隐性遗传性疾病。临床表现为由出血和局部血肿形成所致的压迫症状和体征。治疗上以局部出血的处理、补充凝血因子及药物治疗为主。

一、一般护理

(一)休息

若出血仅限于皮肤黏膜,无须太多限制;严重出血或血小板计数小于 $20×10^9/L$ 者,必须绝对卧床休息。

(二)饮食

鼓励患者进高蛋白、高维生素、易消化的软食或半流质。禁食过硬、粗糙的食物。

(三)预防出血

(1)告诉患者不要过度负重或进行剧烈的接触性运动。

(2)不要穿硬底鞋或赤脚走路。

(3)尽量避免或减少各种不必要的穿刺或注射。必须时,拔针后局部按压 5 分钟以上,直至出血停止。

(4)禁止使用静脉留置套管针,以免针刺点渗血难止。

(5)尽量避免手术治疗。必须手术时,术前应根据手术规模大小常规补充足够的凝血因子。

(6)注意口腔卫生,避免使用阿司匹林等有抑制凝血机制作用的药物。

(四)局部出血处理的配合

按医嘱实施或配合止血处理,紧急情况下配合医生救治患者。对于咽喉部出血或血肿形成者,避免血肿压迫呼吸道引起窒息,应协助患者取侧卧位或头偏向一侧,必要时紧急输注凝血因子,配合做好其他抢救工作。

二、病情观察

(1)监测患者出血情况的变化,及时发现重症患者,为有效救治挽救患者生命赢得时间。

(2)观察患者自觉症状和不同部位出血的表现。

(3)喉部出血患者,观察有无血肿形成或压迫呼吸症状。

三、用药护理

(1)快速静脉注射 DDAVP(去氨升压素)时,可出现心率加快、颜面潮红、血压升高、少尿、头痛等不良反应,要密切观察,必要是遵医嘱对症处理。

(2)正确输注各种凝血因子制品,输全血。避免异型输血,凝血因子取回后应立即输注。输注冷冻血浆或冷沉淀物者应快速输入。

四、健康教育

(一)疾病预防

重视遗传咨询、婚前检查、产前诊断,是减少血液病发病率的重要措施。

(二)疾病知识指导

充分调动患者及其家属的主观能动性,使其积极配合治疗康复。

(三)病情监测指导

包括出血症状与体征的自我监测,一旦发生出血常规处理效果不好或出现严重出血,应及时就医。

(四)出血的应急处理

包括出血部位的止血方法,有条件下教会患者或其家属注射凝血因子的方法,以应急处理严重出血。

(五)及时救助

外出时随身携带写明血友病的病历卡,以备发生意外时得到及时救助。

五、护理质量评价标准

(1)患者能够以积极的心态去配合治疗和康复。

(2)能够合理科学地进行康复训练,并理解康复训练的目的和意义。

(3)掌握疾病预防的知识以及紧急情况的处理。

第十节　弥散性血管内凝血护理

弥散性血管内凝血(DIC)是由多种致病因素激活机体凝血系统,导致机体弥散性血栓形成、凝血因子大量消耗并继发纤溶亢进,从而引起全身性出血、微循环障碍乃至单个或多个器官衰竭的一种临床综合征。该病起病急、进展快、死亡率高,是临床重症之一。DIC常见的原因为感染性疾病、恶性肿瘤、严重创伤、组织损伤、烧伤、毒蛇咬伤、某些药物中毒、病理产科及全身各系统疾病。DIC常见的临床表现有出血倾向、休克、血栓引起的器官功能障碍和血管病性溶血等。

一、一般护理

(1)病室环境清洁、舒适,温度、湿度适宜。

(2)卧床休息,避免身体受伤和外伤,根据病情采取合适体位,如患者休克采取中凹位。

(3)加强皮肤护理,预防压疮发生。

(4)协助排便,必要时保留导尿管。

(5)饮食宜营养均衡、易消化、无刺激性。消化道出血时应禁食。

(6)保持口腔清洁,每日口腔护理2次,观察口腔黏膜的改变。

(7)避免肌内、皮下注射,各种穿刺后穿刺局部升压止血并延长按压时间。

(8)注意观察各脏器有无出血征象,监测生命体征,记录出入量。

(9)遵医嘱准确给予抗凝剂、止血药、凝血因子、血小板等。

(10)严密观察用药后药物作用和不良反应。

二、病情观察

(一)出血的观察观察

出血的部位、范围及其严重程度,有助于病情及其治疗效果的判断。持续多部位的出血或渗血特别是手术伤口、穿刺点和注射部位的持续渗血是 DIC 的特征。出血加重提示病情进展或恶化。

(二)实验室指标监测

这是救治 DIC 的重要环节,因为实验室检查的结果可为临床诊断、病情分析、指导治疗、判断预后提供积极重要的依据,应正确及时采集和送检各类标本,关注检查结果及时报告医生。迅速建立静脉双通道,并维持静脉通路的畅通。

三、用药护理

(1)熟悉救治过程中各种常用药物的名称、给药方法、主要不良反应及其预防和处理。

(2)遵医嘱正确配制和应用有关药物,尤其是抗凝药物的应用。

(3)肝素的主要不良反应是出血,在救治过程中注意观察患者的出血情况,监测各项实验室指标。注意凝血时间、凝血酶原时间、部分凝血活酶时间。

(4)肝素过量引起出血,可采用精蛋白静脉注射。

四、健康教育

(1)向患者解释反复进行实验室检查的重要性和必要性,以及特殊治疗的目的、意义及不良反应。劝导家属多关怀支持患者,以利缓解患者的紧张情绪。

(2)提供可口、易消化、易吸收、富含营养的食物,少量多餐。

(3)循序渐进地增加运动,促进身体康复。

五、护理质量评价标准

(1)患者能够配合治疗。

(2)护士观察病情及时到位,能够及时进行抢救。

第十一节　　急性白血病护理

白血病是造血干细胞的恶性克隆性疾病。其特点是克隆中的白血病细胞失去进一步分化成熟的能力,而停滞在细胞发育的不同阶段。在骨髓和其他造血组织中,白血病细胞大量增生积聚,并浸润其他器官和组织,而正常造血受抑制。白血病的病因尚不清楚,可能与病毒感染、电离辐射、化学因素、遗传因素有关。急性白血病起病急,临床主要表现为感染、出血、贫血及髓外组织器官的白血病细胞浸润。主要表现为贫血、发热(继发感染和肿瘤性发热)、出血。

一、一般护理

(一)患者应卧床休息

给予心理支持,使患者保持心情、精神愉快。

(二)注意饮食

给予高蛋白、高热量、高维生素、易消化的清淡饮食。

(三)保持口腔清洁

进食后使用氯己定漱口水含漱,清除口腔内食物残渣,预防口腔黏膜溃疡。若化疗后出现口腔炎,每日口腔护理 2 次,局部外涂口腔溃疡散。

(四)保持排便通畅

便后使用 1∶5000 的高锰酸钾溶液坐浴,预防肛裂及肛周感染。

(五)监测体温

注意观察有无口腔溃疡咽部及肺部感染的体征。

(六)病室保持清洁

空气新鲜,每日通风换气 2 次,并限制探视人员。

(七)口罩

探视人员应戴口罩。

(八)观察有无出血倾向

如皮肤有无出血点、瘀斑,有无尿血、呕血、便血及颅内出血的表现。

(九)观察药物

化疗时的观察药物的毒性反应,静脉输注时,观察药物有无外渗,保护外周静脉。

(十)感染的预防

采取保护性隔离,条件允许宜住无菌层流病房或消毒隔离病房,尽量减少探视,以避免交叉感染;若患者出现感染征象,应协助医生做血液、咽部、尿液、粪便或伤口分泌物的培养,并遵医嘱应用抗生素。

(十一)化疗药物不良反应护理

1.静脉炎及组织坏死的防护

(1)静脉炎及组织坏死。

一些化疗药物对组织刺激性大,多次注射常会引起周围组织炎症,如注射的血管出现条索状红斑、触之温度较高、有硬结或压痛,炎症消退后,注射的血管因内膜增生而狭窄,严重的可有血管闭锁。

(2)化疗时应注意。

1)合理使用静脉:首选中心静脉置管,如外周穿刺中心静脉导管、植入式静脉输液港。

2)静脉注射:先用生理盐水冲洗,确定注射针头在静脉内方可注入药物,推注速度要慢,边推边抽回血,确保药物在血管内。药物输注完毕再用 10~20mL 生理盐水冲洗后拔针,以减轻药物对局部血管的刺激。

3)联合化疗时,先输注对血管刺激性小的药物,再输注刺激性发疱性药物。

(3)发疱性化疗药物外渗的紧急处理。

1)立即停止药物注入。

2)不要拔针,尽量回抽渗入皮下的药液。

3)评估并记录外渗的穿刺部位、面积、外渗药液的量,皮肤的颜色、温度、疼痛的性质。

4)局部滴入生理盐水以稀释药液或用解毒剂等。

5)利多卡因局部封闭,由疼痛或肿胀区域多点注射,封闭范围要大于渗漏区,环形封闭,48

小时内间断局部封闭注射 2～3 次。

6)涂抹：可用 50% 的硫酸镁、中药"六合丹"、多磺酸黏多糖乳膏、软膏或赛肤润液体敷料等直接涂在患处并用棉签以旋转方式向周围涂抹，范围大于肿胀部位，每 2 小时涂 1 次。

7)局部 24 小时冰袋间断冷敷。

8)抬高：药液外渗 48 小时内，应抬高受累部位，以促进局部外渗药液的吸收。

(4)静脉炎的处理。

发生静脉炎的局部血管禁止静脉注射，患处勿受压，尽量避免患侧卧位。

2.骨髓抑制的防护

骨髓抑制是多种化疗药物共有的不良反应，对于急性白血病的治疗具有双重效应。化疗期间要遵医嘱定期检查血象，初期为每周 2 次，出现骨髓抑制者根据病情需要随时进行，每次疗程结束后要复查骨髓象，了解化疗效果和骨髓抑制程度。

3.消化道反应的防护

恶心、呕吐、食欲缺乏等消化道反应出现的时间及反应程度，除与化疗药物的种类有关外，常有较大的个体差异。

(1)良好的休息与进餐环境。

为患者提供一个安静、舒适、通风良好的休息与进餐环境，避免不良刺激。

(2)选择合适的进餐时间。

减轻胃肠道反应。建议患者选择胃肠道症状最轻的时间进食，避免在治疗前后 2 小时内进食；当出现恶心、呕吐时应暂缓或停止进食，及时清除呕吐物，保持口腔清洁。

(3)饮食指导。

给予高热量、富含蛋白质与维生素、适量纤维素、清淡、易消化饮食，以半流质为主，少量多餐。避免进食高糖、高脂、产气过多和辛辣的食物，并尽可能满足患者的饮食习惯对食物的要求，以增加食欲。

(4)口腔溃疡护理。

目的是减少溃疡面感染的概率，促进溃疡愈合。对已发生口腔溃疡者，应加强口腔护理，每天 2 次，并教会患者漱口液的含漱及局部溃疡用药的方法。

(5)心脏毒性预防与护理。

1)柔红霉素、多柔比星可引起心肌及心脏传导损害，用药前后应监测患者心率、心律及血压。

2)注意观察患者的面色和心率，以患者无心悸为宜。一旦出现毒性反应，应立即报告医生并配合处理。

(6)肝功能损害预防与护理。

用药期间应观察患者有无黄疸，并定期监测肝功能。

(7)鞘内注射化疗药物护理。

协助患者采取头低抱膝侧卧位，协助医生做好穿刺点的定位和局部消毒与麻醉；推注药物速度合适，拔针后局部消毒方纱覆盖、固定，嘱患者去枕平卧 4～6 小时，注意观察有无头痛、呕吐、发热等化学性脑膜炎及其他神经系统的损害症状。

（8）脱发护理。

1）化疗前心理护理：向患者说明化疗的必要性及化疗可能导致脱发现象，告知患者在化疗结束后，头发会再生，使患者有充分的心理准备，坦然面对。

2）脱发后心理护理：①评估患者对化疗所致落发、秃发的感受和认识，并鼓励其表达内心的感受如失落、挫折、愤怒；②指导患者使用假发或戴帽子，以降低患者的身体意象障碍；③协助患者重视自身的能力和优点，并给予正向回馈；④鼓励亲友共同支持患者；⑤介绍有类似经验的患者共同分享经验；⑥鼓励患者参与正常的社交活动。

二、病情观察

（1）观察有无感染发生，监测体温，有无口腔溃疡、咽部及肺部感染的体征。

（2）观察有无出血倾向，皮肤有无出血点，有无呕血、便血及颅内出血表现等。

（3）化疗时观察药物的作用，注意保护静脉。

（4）骨髓抑制的防护化疗结束后要遵医嘱予以血象监测，避免使用其他抑制骨髓的药物。

三、用药护理

（1）化疗药应用过程中，要进行药物知识指导。

（2）坚持治疗用药，合理使用静脉，防止药物外渗。

（3）柔红霉素、多柔比星、高三尖杉脂碱等可以引起心肌及心脏传导损害，用药前后应注意观察患者心率、心律及血压。药物要缓慢静脉滴注，不超过 40 滴/分。一旦发生心脏毒性反应，立即报告医生，配合处理。

四、健康教育

（1）避免接触对造血系统有损害的理化因素如电离辐射，亚硝酸胺类物质，染发剂、油漆等含苯物质，保泰松及其衍生物、氯霉素等药物。

（2）指导患者饮食宜进富含高蛋白、高热量、高维生素、清淡、易消化少渣软食，避免辛辣刺激，防止口腔黏膜损伤。

（3）保证充足的休息与睡眠，适当加强健身活动，如散步、打太极拳等，以提高机体的抵抗力。

（4）向患者说明急性白血病缓解后仍应坚持定期巩固强化治疗，以延长疾病的缓解期和生存期。

（5）注意保暖，避免受凉；讲究个人卫生，少去人群拥挤的地方；经常检查口腔、咽部有无感染，学会自测体温。

（6）勿用牙签剔牙，刷牙用软毛刷；勿用手挖鼻孔，天气干燥可涂金霉素眼膏或用薄荷油滴鼻；避免创伤，定期门诊复查血象；发现出血、发热及骨、关节疼痛应及时就医。

（7）遵医嘱按时门诊复诊，按时化疗，监测血象变化。

（8）出现发热、出血等症状及时就诊。

五、护理质量评价标准

（1）患者情绪稳定，有战胜疾病的信心。

（2）患者了解疾病的相关知识及合理用药的重要性。

（3）掌握合理饮食及其对该病的重要性并主动坚持。

（4）疾病健康指导落实。

第十二节　慢性粒细胞白血病护理

慢性粒细胞白血病（CML），简称"慢粒"，是一种发生在早期多能造血干细胞上的恶性骨髓增殖性疾病。其特点为：病程发展缓慢，外周血粒细胞显著增多且不成熟，明显脾大。自然病程可经历慢性期、加速期和急变期，多因急性变而死亡。各年龄组均可发病，以中年多见。治疗上以化学治疗、干扰素治疗、络氨酸激酶抑制剂的治疗，以及异基因造血干细胞移植为主。急变期治疗同急性白血病治疗。

一、一般护理

（一）病情稳定期

可工作和学习，适当锻炼，但不可过劳。生活有规律，保证充足的休息和睡眠。

（二）注意饮食

提供高热量、高蛋白、高维生素、易消化吸收的饮食。

（三）环境

脾胀痛患者置于安静舒适的环境，减少活动，尽量卧床休息，可取左侧卧位减轻不适。避免弯腰和碰撞腹部，以免造成脾脏破裂。

（四）潜在并发症尿酸性肾病

1.化疗期间

定期检查白细胞计数、血尿酸和尿尿酸含量及尿沉渣检查等。记录 24 小时出入量，注意观察有无血尿或腰痛发生。一旦发生血尿，应通知医生停止用药，同时检查肾功能。

2.供给充足的水分

鼓励患者多饮水，化疗期间每天饮水量 3000mL 以上，以利于尿酸和化疗药降解产物的稀释和排泄，减少对泌尿系统的化学刺激。

3.用药护理

遵医嘱口服别嘌醇，以抑制尿酸的形成。在化疗给药前后的一段时间里遵医嘱给予利尿剂，及时稀释并排泄降解的药物，注射药液后，嘱患者每半小时排尿 1 次，持续 5 小时，就寝前排尿 1 次。

二、病情观察

（1）每天测量患者脾脏的大小、质地并做好记录。观察有无脾栓塞或脾破裂的表现：患者突感脾区疼痛、发热、多汗以及休克，脾区拒按，有明显的触痛；脾脏进行性肿大，脾区可闻及摩擦音，甚至出现血性腹水。

（2）脾胀痛患者置于安静舒适的环境，减少活动，尽量卧床休息，取左侧卧位减轻不适。避免弯腰和碰撞腹部，以免造成脾脏破裂。

（3）化疗期间注意观察有无血尿、腰痛发生。记录24小时出入量。一旦发生血尿,应通知医生停止用药,检查肾功能。

（4）化疗期间鼓励患者多饮水,每天饮水量在3000mL以上。利于尿酸和化疗药物降解产物的稀释和排泄,减少对泌尿系统的化学刺激。

三、用药护理

（1）遵医嘱口服别嘌醇,以抑制尿酸的形成。

（2）在化疗给药前后的一段时间遵医嘱给予利尿剂,以排泄降解的药物。注射药液后嘱患者每半小时排尿1次,持续5小时,就寝前排尿1次。

四、健康教育

（1）慢性期患者应告知主动配合治疗的必要性,以减少急性变的发生。

（2）对长期应用干扰素和伊马替尼治疗的患者应注意其不良反应。

（3）出现贫血加重、发热、腹部剧烈疼痛,尤其是腹部受撞击可疑脾破裂时应立即就医。

五、护理质量评价标准

（1）患者能够描述引起脾脏破裂的危险因素。采取积极的预防措施,避免脾脏破裂。

（2）能说出预防感染的重要性,积极配合治疗,没有发生感染。

（3）能列举化疗的不良反应,积极采取应对措施,主动积极配合治疗。

（4）正确对待疾病,悲观情绪减轻并消除。

（5）能说出活动耐力下降的原因,合理的安排休息和饮食。

第十三节　淋巴瘤护理

淋巴瘤起源于淋巴结和淋巴组织,其发生大多与免疫应答过程中淋巴细胞增殖分化产生的某种免疫细胞恶变有关,是免疫系统的恶性肿瘤。淋巴瘤可发生于身体的任何部位,通常以实体肿瘤形式生长于淋巴组织丰富的组织器官中,其中以淋巴结、扁桃体、脾,以及骨髓最易受累。原发部位可在淋巴结内,也可在淋巴结外的淋巴组织。临床上以无痛性进行性淋巴结肿大和局部肿块为特征,同时可有相应器官受压迫或浸润受损症状。组织病理学上将淋巴瘤分为霍奇金淋巴瘤(HL)和非霍奇金淋巴痛(NHL)两大类。两者虽均发生于淋巴组织,但它们在流行病学病理特点和临床表现方面有明显不同。淋巴瘤的发病病因和机制尚不清楚,可能与病毒感染、免疫缺陷等有关。治疗上以化疗为主,化疗与放疗相结合,联合应用有关生物制剂的综合治疗。

一、一般护理

(一)休息

患者可以活动,适当休息,严重贫血、出血、感染的患者应卧床休息。

(二)饮食

给予高蛋白、高热量、高维生素、易消化、无刺激性饮食,并补充足量水分,勿食带刺及坚硬的食物。

（三）环境

保持环境清洁、舒适,每日通风 2 次,每次 30 分钟。

（四）保持大便通畅

每日便后用 1：5000 的高锰酸钾溶液坐浴。

（五）心理护理

缓解患者对疾病及化疗的恐惧心理,帮助其以积极的心态配合治疗。

（六）局部皮肤护理

(1)照射区的皮肤在辐射作用下一般都有轻度损伤,对刺激的耐受性非常低,易发生二次皮肤损伤。故应避免局部皮肤受到强热或冷的刺激。尽量不用热水袋、冰袋,沐浴水温以 37～40℃为宜。

(2)外出时避免阳光直接照射;不要使用有刺激性的化学物品,如肥皂、乙醇、油膏等。放疗期间应穿着宽大、质软的纯棉或丝绸内衣,洗浴毛巾要柔软,擦洗放射区皮肤时动作轻柔,以减少摩擦,并保持局部皮肤的清洁干燥,防止皮肤破损。

（七）放射损伤皮肤护理

局部皮肤有发红、痒感时,应及早涂油膏以保护皮肤。如皮肤为干反应,表现为局部皮肤灼痛,可给予 0.2％的薄荷淀粉或氢化可的松软膏外涂;如为湿反应,表现为局部皮肤刺痒、渗液、水疱,可用 2％的甲紫、冰片蛋清、氢化可的松软膏外涂。

二、病情观察与症状护理

(1)观察有无出血,若发生剧烈头痛、呕血、便血等应及时报告医生,做好急救准备。

(2)对于纵隔受累或有肿瘤压迫症状的患者,给予半卧位,高流量吸氧,备好气管切开包。

(3)观察有无放射性皮损出现,及时处理。

三、用药护理

(1)化疗药应用过程中,要进行药物知识指导。

(2)HL 霍奇金淋巴瘤。ABVD 是经典方案,注意骨髓抑制、脱发、消化道反应。

(3)NHL 非霍奇金淋巴瘤。CHOP 是经典方案,主要观察药物的不良反应。

四、健康教育

(1)缓解期或全部疗程结束后,患者仍应保证充分休息、睡眠,适当进行室外锻炼,如散步、打太极拳、体操、慢跑等,以提高机体免疫力。外出时不去人多拥挤的公共场所。

(2)注意个人卫生,皮肤瘙痒者避免搔抓,以免皮肤破溃。沐浴时避免水温过高,宜选用适合的沐浴液。

(3)心理护理耐心与患者交谈,了解患者关于该病的知识和对患病、未来生活的看法,给予适当的解释,鼓励患者积极接受治疗。

(4)告知患者应坚持定期巩固强化治疗,可延长淋巴瘤的缓解期和生存期。

(5)若有身体不适,如疲乏无力、发热、盗汗、消瘦、咳嗽、气促、腹痛、口腔溃疡等,或发现包块,应及早就诊。

五、护理质量评价标准

(1)患者情绪稳定,有战胜疾病的信心。

(2)患者能维持正常的呼吸,无缺氧症状。

(3)患者体重不再下降,营养状况有所改善。

(4)患者住院期间未发生感染,生命体征平稳。

第十四节　多发性骨髓瘤护理

多发性骨髓瘤(MM)是恶性浆细胞疾病中最常见的一种类型,是单克隆浆细胞在骨髓内异常增生产生单克隆免疫球蛋白,并导致多发性溶骨性损害的一种最常见的浆细胞病。主要症状有骨痛、骨折、贫血、高血钙、肾脏损害及易感染等。该病多见于老年患者,以50~60岁较多,男女比例约为3:2。发病机制及病因至今尚未明确,可能与病毒感染、电离辐射、接触工业或农业毒物、慢性抗原刺激、基因遗传因素有关。治疗上以对症治疗和化学治疗为主。可以进行自体造血干细胞移植。

一、一般护理

(一)心理护理

关心、体贴、安慰患者,对患者提出的疑虑给予耐心解答。鼓励患者与家属、同事和病友沟通交流,使患者获得情感支持和配合治疗。护士和家属还可与患者就疼痛时的感受和需求交换意见,使患者得到理解和支持。

(二)缓解疼痛

协助患者采取舒适的体位,可适当按摩病变部位,以降低肌肉张力,增加舒适,但避免用力过度,以防病理性骨折。

(三)活动与生活护理

卧床休息,适当活动,勿用力过猛,避免发生病理性骨折。

(1)睡气垫床,保持床铺干燥、平整;协助患者定时更换体位;保持适度的床上活动,避免长久卧位而致加重骨骼脱钙。

(2)已有胸、腰椎受累者应卧硬板床、戴护腰等,协助患者活动,顺应患者的自主活动意向卧床患者应轴线翻身。

(3)鼓励患者咳嗽和深呼吸,协助患者洗漱、进食、大小便及个人卫生等,每天用温水擦洗全身皮肤,保持皮肤清洁干燥。

(四)饮食护理

规律进食,多进食营养均衡、多纤维及含铁丰富的食物,适当补充B族维生素,增强机体的抵抗力。每天应饮水2000~3000mL,多摄取粗纤维食物,保持排便通畅,预防便秘。

(五)给予健康指导

给予中至重度贫血患者预防跌倒的健康指导,告知改变体位要缓慢。

(六)保持空气清新

保持病室内空气清新,每日开窗通风 2 次。

(七)注意个人卫生

进食后漱口,便后坐浴。保持大便通畅,避免因为便秘导致肛裂诱发感染。减少探视人次,患者应戴口罩。

(八)记录

记录 24 小时出入量。

二、病情观察

(1)观察有无骨痛及病理性骨折,观察疼痛部位、强度、性质及持续时间。翻身时应顺应患者轴线,2～3 人同时进行,避免发生病理性骨折。

(2)出血、贫血、感染护理观察有无出血倾向,皮肤有无出血点,有无呕血、便血及颅内出血表现等。监测体温,观察有无口腔及肺部感染症。

(3)观察有无高钙血症表现,如食欲减退、恶心呕吐、便秘多尿,甚至出现昏迷。指导合理饮食,忌食高磷、高钙食物,如蛋黄、虾皮等。

三、用药护理

(1)化疗药应用过程中,要进行药物知识指导,鼓励多饮水,观察并记录尿量、尿液性质。

(2)大剂量口服糖皮质激素护理予以安静舒适环境,睡前温热水泡脚,睡眠时勿惊扰患者。指导适当活动,增加关节协调性。

(3)输注硼替佐米护理正确溶解并准确抽吸剂量,双人核对后在 3s 内静脉推注后用生理盐水冲洗。

四、健康教育

(1)适当活动,动作不宜过猛,防止磕碰滑倒受伤,做好自我保护。若活动后出现剧烈疼痛,可为病理性骨折,应立即就医。

(2)预防感染,避免去公共场所。

(3)保持个人卫生和饮食卫生。

(4)遵医嘱按时用药,有肾损害者避免应用损伤肾功能的药物,病情缓解后仍需定期复查与治疗。

五、护理质量评价标准

(1)患者情绪稳定,有战胜疾病的信心。

(2)患者肾功能正常,每日排尿量在 1000～2500mL。

(3)患者受伤的危险性降至最低,未发生骨折。

(4)患者未发生感染,体温正常,白细胞正常。

第十五节　癌痛患者护理

一、一般护理

(1)设置安静舒适的环境,建立良好的互相信任的护患关系。

(2)及时评价并记录疼痛缓解程度。

(3)动态评价药物不良反应程度及耐受情况。

(4)予以心理护理,使患者的注意力从疼痛及伴有的恶劣情绪中转移。

二、病情观察

(1)观察患者疼痛程度、缓解疼痛的方法、间隔时间。

(2)注意疼痛伴随症状。

三、用药护理

(一)按时服药

遵医嘱正确给药,口服时应看服到口。

(二)药物原则

指导三阶梯给药原则。

(三)阿片类药物不良反应护理

1.胃肠道反应

用药 1 周左右会逐渐缓解,以增加患者服用镇痛药的依从性。嗜睡:治疗初期及明显增加药物剂量时,会出现镇静及嗜睡,一般数日后会自行消失。对初服者或年龄较大者要密切观察。

2.呼吸抑制

是潜在的最严重的不良反应。一般出现在初次用药且剂量较大的患者,随着反复用药,这种并发症的风险会逐渐减小。当发生呼吸抑制时,用纳洛酮解救。对昏迷患者可行气管切开。

四、健康教育

(1)告知患者及其家属疼痛是可控制的。指导正确评估患者的疼痛程度。正确给药,包括给药时间及方法。

(2)告知患者及其家属疼痛治疗的基本原则,正确对待药物作用及不良反应,指导用药不良反应的防治。

五、护理质量评价标准

(1)患者保持良好的心态,对疼痛的恐惧感消除。

(2)患者及其家属能正确评估疼痛程度。

(3)患者加强了疼痛及用药知识教育,能遵医嘱按时服药。

(4)能有效控制疼痛,正确预防药物不良反应的发生。

第十六节 血液系统常用诊疗技术及护理

一、外周穿刺中心静脉导管技术

外周穿刺中心静脉导管(PICC)指经外周静脉穿刺置入中心静脉导管,导管尖端最佳位置为上腔静脉的中下 1/3,可用于输注各种药物、输液、营养支持治疗、输血等,也可用于血液样本采集。PICC 留置时间可长达 1 年,能为患者提供中长期静脉输液治疗,减少频繁静脉穿刺给患者带来的痛苦,并且避免了刺激性药物对外周血管的损伤及化疗药物外渗引起的局部组织坏死,解决了外周血管条件差的患者输液的难题。

(一)适应证

(1)需长期输液治疗或反复输注刺激性药物,如肿瘤化疗。

(2)需长期或反复输血或血制品或采血。

(3)需长期输注高渗性或高黏稠度液体,如长期胃肠外营养。

(4)应用输液泵或压力输液治疗。

(5)缺乏外周静脉通路。

(二)禁忌证

(1)插管途径或穿刺局部近期有感染。

(2)已知或怀疑有菌血症或败血症。

(3)不能确认穿刺静脉。

(4)在预定插管部位或肢体既往有放射治疗史、静脉血栓形成史、外伤史或血管外科手术史、乳癌根治术后。

(5)有严重出血倾向。

(6)血管顺应性差。

(7)已有锁骨下或颈内静脉插管。

(三)留置 PICC 的维护及护理

1.定期更换导管接头

一般每周更换 1～2 次,如输注血液或胃肠外营养液需 24 小时更换 1 次。

2.冲管方法及注意事项

(1)冲管注射器的选择。

一般选择 20mL 注射器,禁止使用<10mL 的注射器给药及冲、封管。行 CT 或 MRI 检查时,禁止使用高压注射泵推注对比剂,因其可产生较大压力,如遇导管阻塞可致导管破裂。

(2)冲管液及量。

采用生理盐水冲管,成人 20mL、儿童 6mL。

(3)冲管时机及要求

治疗期间输入化疗药物、氨基酸、脂肪乳等高渗、强刺激性药物或输血前后,应及时冲管。治疗间歇期每 7 天到医院冲管 1 次。

(4)冲管方法。

采用脉冲式方法,即冲－停－冲－停,有节律地推动注射器活塞,使盐水产生湍流以冲净管壁。

3.封管及注意事项

封管液为 $10\sim100$IU/mL 肝素盐水,封管液量两倍于导管＋辅助延长管容积,以正压式方法封管。

4.遵循原则

冲管与封管应遵循 SASH 顺序,即生理盐水(S)、药物注射(A)、生理盐水(S)、肝素盐水(H)。

5.穿刺部位敷料的更换

保持穿刺部位的清洁干燥,穿刺后第 1 个 24 小时更换无菌透明敷料,以后每 $3\sim7$ 天更换 1 次。当患者出汗多,穿刺处局部皮肤感染时,应缩短敷料更换时间。出现敷料污染、脱落、破损时,随时更换。

6.指导患者保护导管

适度抬高置管侧肢体;穿刺部位保持干燥,尤其是淋浴时,避免盆浴;避免置管侧肢体提重物、过度外展、屈伸、旋转运动,若血管侧肢体出现酸胀、疼痛等不适时,应立即告知医护人员,或到医院就诊。

(四)常见并发症观察及护理

1.穿刺部位渗血

多发生在穿刺后 24 小时内。置管后应限制上肢用力和肘关节伸屈活动,嘱患者行前臂内旋和外旋活动。

2.导管堵塞

(1)血栓性堵塞。

血栓性堵塞最常见。主要原因有:封管方法不正确;冲管不及时或不彻底;患者血液黏度高,如老年人、糖尿病患者等;穿刺侧肢体活动过度或冲管压力过大,造成局部血管内膜损伤,以致管腔内形成血凝块或血栓。因此,化疗患者在两疗程之间的停药期间,应定期、规范冲洗导管,以防导管内血栓形成。血栓性堵塞应及时使用尿激酶等溶栓剂。

(2)非血栓性堵塞。

主要原因为导管打折、扭曲,药物结晶沉积或异物颗粒堵塞等。

3.静脉炎

包括机械性损伤性静脉炎和感染性静脉炎 2 种。按静脉炎处理后 $2\sim3$ 天症状不缓解或加重,尤其疑为感染性静脉炎者,应立即拔管。

4.静脉血栓形成

在静脉炎病理基础上易形成静脉血栓,患者若出现插管侧壁、肩、颈肿胀及疼痛,应警惕,一旦彩超确诊,应在溶栓治疗后拔除导管,以防血栓脱落形成栓塞。

5.异管异位

以导管位于颈内静脉最常见,主要与患者体位不当,经头静脉穿刺、血管变异等有关。应注意当导管到达肩部时,嘱患者头转向穿刺侧手臂,下颌靠近肩部,以便导管顺利进入上腔静脉。

6.导管相关血流感染

出现全身感染症状,而无其他明显感染来源,患者外周血培养及对导管半定量培养分离出相同的病原体,应及时拔除导管,遵医嘱应用抗生素。

7.导管脱出

(1)缺乏自我护理知识。

(2)穿脱衣物时将导管拉出。

(3)输液管道太短,以致患者体位改变时牵拉脱出。

(4)导管固定不良。

(5)更换贴膜敷料时操作失误带出导管。

二、骨髓穿刺护理

骨髓穿刺术是一种常用诊疗技术,检查内容包括:细胞学、原虫和细菌学等几个方面,以协助诊断血液病、传染病和寄生虫病;可了解骨髓造血情况,作为化疗和应用免疫抑制剂的参考。骨髓移植时经骨髓穿刺采集骨髓液。

(一)适应证

各种贫血、造血系统肿瘤、血小板或粒细胞减少症、疟疾和黑热病。

(二)禁忌证

血友病等出血性疾病。

(三)术前护理

(1)解释穿刺的目的、意义及过程,取得患者配合。

(2)检查出凝血时间,用普鲁卡因做局部麻醉者,应先行皮内试验。

(3)体位准备,根据穿刺部位协助患者采取适宜体位。

(四)术后护理

(1)向患者解释穿刺后疼痛是暂时的,不会对身体产生影响。

(2)观察穿刺部位有无出血,如有渗血及时更换纱布,压迫穿刺点至无渗血。

(3)指导患者保持穿刺部位干燥 48～72 小时,多卧床休息,避免剧烈活动,防止感染。

第五章　神经系统疾病护理

第一节　颅内压增高护理

颅内压（ICP）是指颅腔内容物对颅腔壁所产生的压力。颅腔是由颅骨形成的半封闭腔，成人的颅腔容积固定不变，为 1400～1500mL。颅腔内容物（脑组织、脑脊液、血液）的体积与颅腔容积相适应，使颅内保持稳定的压力。一般以脑脊液静水压代表颅内压，可通过腰椎穿刺或直接穿刺脑室测定。成人正常颅内压为 70～200mmH$_2$O（0.7～2.0kPa），儿童正常颅内压为 50～100mmH$_2$O（0.5～1.0kPa）。颅内压增高是由颅内疾病导致颅腔内容物体积增加或颅腔容积缩小，超过颅腔可代偿的容量，导致颅内压持续高于 200mmH$_2$O（2.0kPa），出现头痛、呕吐和视盘水肿 3 个主要表现的综合征。

一、一般护理

（一）休息

保持病室安静、舒适；抬高床头 15°～30°，以利于颅内静脉回流，减轻脑水肿，注意头颈不要过伸或过屈，以免影响颈静脉回流；昏迷患者取侧卧位，便于呼吸道分泌物排出。

（二）给氧

保持呼吸道通畅，持续或间断吸氧，根据情况使用辅助过度换气，维持患者 PaO$_2$ 于 90～100mmHg（12～13.33kPa）、PaCO$_2$ 于 25～30mmHg 水平为宜。PaCO$_2$ 每下降 1mmHg，可使脑血流量递减 2%，从而使颅内压相应下降。过度换气持续时间不宜超过 24 小时，以免引起脑缺血。

（三）饮食与补液

对于不能经口进食者可鼻饲。成人每日静脉输液量在 1500～2000mL，其中等渗盐水不超过 500mL，保持每日尿量不少于 600mL，应控制输液速度，防止短时间内输入大量液体，加重脑水肿。

（四）避免意外损伤

加强生活护理，适当保护患者，昏迷躁动患者应暂时禁食，根据医嘱给予镇静和约束，防止压疮、坠床等发生。

（五）维持正常体温和防治感染

高热可使机体代谢率升高，加重脑缺氧，应及时给予有效的降温措施，遵医嘱应用抗生素预防和控制感染。

（六）评估患者

评估意识障碍的程度、持续时间和演变过程，交接病情进展，及时报告医生。

(七)心理护理

鼓励患者及其家属说出其心理感受,帮助患者接受疾病带来的改变,介绍疾病有关的知识和治疗方法,消除疑虑和误解,指导患者及其家属学习和掌握康复知识和技能。

(八)预防颅内压增高

1.卧床休息

保持病室安静,清醒患者不要用力坐起或提重物。

2.稳定情绪

避免患者情绪剧烈波动,以免血压骤升而加重颅内压增高。

3.保持呼吸道通畅

当呼吸道梗阻时,患者用力呼吸,致胸腔内压力增高,由于颅内静脉无静脉瓣,胸腔内压力能直接逆行传导到颅内静脉,加重颅内压增高。应预防呕吐物吸入气道,及时清除呼吸道分泌物。

4.避免剧烈咳嗽和用力排便

应及时和治疗呼吸道感染,避免咳嗽;能进食者鼓励其多吃蔬菜和水果等粗纤维素类食物,预防因限制水分摄入及脱水治疗而出现大便干结、便秘。已发生便秘者,嘱其勿用力屏气排便,可用开塞露、缓泻剂或低压小量灌肠通便,避免高压大量灌肠,必要时用手指掏出粪块。

(九)亚低温冬眠疗法护理

亚低温冬眠疗法是应用药物和物理方法降低体温,使患者处于亚低温状态,目的是降低脑耗氧量和脑代谢率,增加脑对缺血缺氧的耐受力,减少脑血流量,减轻脑水肿。

1.环境和物品准备

室内光线宜暗,室温 18～20℃,备冰袋或冰毯、冬眠药物、水温计、吸氧装置、吸痰装置、急救药物及器械和护理记录单等。

2.实施降温

先进行药物降温。按医嘱静脉滴注冬眠药物(如冬眠Ⅰ号合剂:氯丙嗪、异丙嗪、哌替啶;或冬眠Ⅰ号合剂:哌替啶、异丙嗪、双氢麦角碱),待自主神经被充分阻滞,患者御寒反应消失、进入昏睡状态后,方可加用物理降温措施。若未进入冬眠状态即开始降温,患者会出现寒战,使机体代谢率增高、耗氧量增加,反而增高颅内压。物理降温可使用冰帽或在体表大动脉处(如颈动脉、股动脉、腋动脉等)放置冰袋。降温速度以每小时下降 1℃ 为宜,体温降至肛温 32～34℃,腋温 31～33℃ 较为理想,体温过低易诱发心律失常。降温过程中应使患者体温稳定在治疗要求的范围内,避免大起大落。亚低温冬眠疗法时间一般为 2～3 天,停止治疗时,先停物理降温,再逐渐停止用冬眠药物,同时为患者加盖被毯,使其自然复温。

3.病情观察

实施亚低温冬眠疗法前,应观察并记录患者的生命体征、意识及瞳孔,作为治疗后观察对比的基础。在冬眠降温期间要预防肺炎、冻伤及压疮等并发症,并严密观察生命体征变化。若脉搏超过 100 次/分、收缩压低于 100mmHg、呼吸慢而不规则,应及时通知医生停药。

4.饮食护理

冬眠期间,机体代谢率降低,对能量及水分的需求减少,胃肠蠕动减弱,因此,每日液体入量不宜超过 1500mL；鼻饲液或肠内营养液温度应与当时的体温相同；观察胃排空情况，防止反流和误吸。

5.并发症护理

因冬眠药物作用，患者肌肉松弛，吞咽、咳嗽反射减弱，护理中应注意加强呼吸道管理，防止发生肺部并发症；物理降温时，加强局部皮肤的观察与护理，防止压疮和冻伤发生。

(十)脑室引流护理

1.引流管安置

无菌操作下接引流袋，妥善固定，使引流管开口高于侧脑室平面 10～15cm，以维持正常颅内压。搬动患者时，应夹闭引流管，防止脑脊液反流引起颅内感染。

2.控制引流速度和量

术后早期应抬高引流袋(瓶)的位置，缓慢引流，每日引流量以不超过 500mL 为宜，使颅内压平稳降低，避免放液过快导致脑室内出血、硬膜外血肿或硬膜下血肿、诱发小脑幕上疝等。但在抢救脑疝等危急情况下，可先快速引流脑脊液，再抬高引流袋缓慢引流。颅内感染患者脑脊液分泌增多，引流量可适当增加，但同时应注意补液，以免水电解质紊乱。

3.观察记录引流液情况

正常脑脊液无色透明、无沉淀。术后 1～2 天为血性后逐渐转清。若脑脊液中有大量血液或颜色逐渐加深，提示脑室持续出血，应及时报告医生进行处理，若脑脊液混浊，呈毛玻璃状或有絮状物，提示有颅内感染，应及时引流脑脊液并送检。

4.严格无菌，防止感染

保持穿刺部位敷料干燥，穿刺点敷料和引流袋每日更换，如有污染则随时更换；更换引流袋时应夹闭引流管，防止逆行感染。

5.保持引流通畅

防止引流管受压、扭曲、折叠或阻塞，尤其在搬运患者或翻身时，防止引流管牵拉、滑脱。若引流管内不断有脑脊液流出、管内的液面随患者呼吸、脉搏等上下波动，表明引流管通畅；若引流管无脑脊液流出，可能的原因有：①颅内压低于 120mmH_2O，可降低引流袋高度，观察是否有脑脊液流出；②引流管在脑室内盘曲成角，可请医生对照 X 线片，将过长的引流管缓慢向外抽出至有脑脊液流出，再重新固定；③管口吸附于脑室壁，可将引流管轻轻旋转，使管口离开脑室壁；④引流管被小凝血块或破碎的脑组织阻塞，可在严格消毒管口后，用无菌注射器轻轻向外抽吸，切不可注入生理盐水冲洗，以免将管内阻塞物冲至脑室系统，引起脑脊液循环受阻。经上述处理后若仍无脑脊液流出，按需更换引流管。

6.及时拔管

持续引流时间通常不超过 1 周，时间过长易发生颅内感染。拔管前行头颅 CT 检查，并先试行夹闭引流管 24 小时，观察患者有无头痛、呕吐等颅内压升高的症状。如出现上述症状，立即开放引流，如未出现上述症状，患者脑脊液循环通畅，即可拔管。拔管时先夹闭引流管，防止逆流感染。拔管后加压包扎，嘱患者卧床休息和减少头部活动，观察穿刺点有无渗血、渗液，严密观察患者意识、瞳孔、肢体活动变化，发现异常及时通知医生给予处理。

二、病情观察

(一)密切观察患者意识

观察患者的瞳孔及生命体征变化。急性颅内压增高早期患者的生活体征常有"二慢一高"现象,即呼吸、脉搏减慢、血压升高。

(二)观察瞳孔

瞳孔的观察对判断病变部位具有重要的意义,注意观察双侧瞳孔的直径是否等大、等圆及对光反射是否正常。颅内压增高患者出现病侧瞳孔先小后大,对光反射迟钝或消失,应警惕小脑幕切迹疝的发生。

(三)颅内压监护

将导管或微型压力传感器探头置于颅内,导管或传感器另一端与颅内压监护仪连接,动态监测并记录颅内压变化,监护过程中,患者平卧或头抬高 10°～15°,保持呼吸道通畅;躁动患者应适当使用镇静药,避免外来因素感染监护;注意防止管道阻塞、扭曲、打折及传感器脱出,严格无菌操作,预防感染,监护时间不宜超过 1 周。

三、用药护理

(一)脱水剂

最常用高渗性脱水剂是 20% 的甘露醇,成人每次 250mL,15～30 分钟内快速静脉滴注完,每日 2～4 次,用药后 10～20 分钟颅内压开始下降,维持 4～6 小时,若同时使用利尿药,降颅压效果更好。脱水治疗期间,应准确记录出入水量,并注意纠正利尿药引起的电解质紊乱。停止使用脱水剂时,应逐渐减量或延长给药间隔时间,以防止颅内压反跳现象。

(二)糖皮质激素

常用地塞米松 5～10mg 静脉注射,每日 1～2 次,在治疗中应注意防止并发高血糖、感染和应激性溃疡。

(三)巴比妥类

常用苯巴比妥,但该类药物应用剂量过大时可引起严重的呼吸抑制和呼吸道引流不畅,使用中应严密监测患者的意识、脑电图、血药浓度及呼吸情况。

四、健康教育

(一)生活指导

指导颅内压增高的患者要避免剧烈咳嗽、用力排便、提重物等,防止颅内压骤然升高而诱发脑疝。

(二)康复训练

对有神经系统后遗症者,要调动他们心理和躯体的潜在代偿能力,鼓励其积极参与各项治疗和功能训练,如肌力训练、步态平衡训练、膀胱功能训练等,最大限度地恢复其生活自理能力。

(三)复诊指导

头痛进行性加重,经一般治疗无效,并伴呕吐,应及时到医院做检查,以明确诊断。

五、护理质量评价标准

(1)头痛减轻,舒适感增强。

(2)颅内压增高症状得以缓解,意识状态改善。

(3)体液平衡,生命体征平稳。

(4)脑疝得以预防,或得到及时发现和处理。

第二节　脑疝、颅底骨折护理

一、脑疝护理

当颅内压增高到一定程度时,尤其是局部占位性病变使颅内各分腔之间的压力不平衡,脑组织从高压区向低压区移位,导致脑组织、血管及脑神经等重要结构受压和移位,被挤入小脑幕裂孔、枕骨大孔、大脑镰下间隙等生理性或病理性间隙或孔道中,从而出现一系列严重的临床症状,称为脑疝。脑疝是颅内压增高的严重后果,移位的脑组织压迫脑的重要结构或生命中枢,如不及时救治,常危及患者生命。

(一)护理措施

(1)脑疝是由于颅内压急剧增高造成的,一旦出现典型症状,应按颅内压增高处理原则,快速静脉输注高渗性降颅内压药物,以缓解病情、争取时间。

(2)一旦确诊,立即紧急降低颅内压。遵医嘱立即使用20%的甘露醇200~500mL,并快速静脉滴注地塞米松10mg,静脉推注呋塞米40mg,以暂时降低颅内压,同时做好手术准备。

(3)保持呼吸道通畅,给予氧气吸入,枕骨大孔疝发生呼吸骤停者,立即进行气管插管和辅助呼吸。

(4)密切观察意识、生命体征、瞳孔变化和肢体活动。

二、颅底骨折护理

颅底骨折大多由颅盖骨折延伸而来,少数可因头部挤压伤或着力部位于颅底水平的外伤所造成。颅底骨折绝大多数为线形骨折。颅底部的硬脑膜与颅骨贴附紧密,故颅底骨折时易撕裂硬脑膜,产生脑脊液外漏而成为开放性骨折。

(一)护理措施

1.病情观察

存在脑脊液漏者,应注意有无颅内感染迹象。

2.脑脊液漏护理

重点是预防逆行性颅内感染。

(1)鉴别脑脊液。

患者鼻腔、耳道流出淡红色液体,可怀疑为脑脊液漏。但需要鉴别血性脑脊液与血性渗液。可将红色液体滴在白色滤纸上,在血迹外有较宽的月晕样淡红色浸渍圈,则为脑脊液。或根据脑脊液中含糖而鼻腔分泌物中不含糖的原理,用尿糖试纸或葡萄糖定量检测以鉴别血性脑脊液与鼻腔分泌物。有时颅底骨折伤及颞骨岩部,且骨膜及脑膜均已破裂但鼓膜尚完整时,脑脊液可经耳咽管流至咽部进而被患者咽下,故应观察并询问患者是否经常有腥味液体流至咽部,以便发现脑脊液漏。

（2）体位。

脑脊液漏的患者应绝对卧床休息,取头高位,床头抬高30°,枕上垫无菌巾,保持清洁干燥,耳漏患者头偏向患侧,目的是借助重力作用使脑组织移向颅底,使脑膜逐渐形成粘连而封闭脑膜破口,待脑脊液漏停止3～5天可改平卧位。如果脑脊液外漏多,取平卧位,头稍抬高,以防颅内压过低。

（3）局部清洁消毒、计量。

清洁、消毒鼻前庭或外耳道,每日2次,避免棉球过湿导致液体逆流至颅内;在外耳道口或鼻前庭疏松放置干棉球,棉球渗湿及时更换,并记录24小时浸湿的棉球数,以此估计漏出液量。

（4）预防脑脊液逆流。

禁忌堵塞、冲洗、滴药入鼻腔和耳道,脑脊液鼻漏者,严禁经鼻腔置管（胃管、吸痰管、鼻导管）,禁忌行腰椎穿刺。避免用力咳嗽、打喷嚏和擤鼻涕;避免挖耳、抠鼻;避免屏气排便,以免鼻窦或乳突气房内的空气被压入颅内,引起气颅或颅内感染。

（5）用药护理。

遵医嘱应用抗生素及TAT或破伤风类毒素。

3.颅内低压综合征护理

若脑脊液外漏多,使颅内压过低而导致颅内血管扩张,患者出现剧烈头痛、眩晕、呕吐、厌食、反应迟钝、脉搏细弱、血压偏低,一旦发生,应嘱其卧床休息,头低足高位,遵医嘱多饮水或静脉滴注生理盐水以大量补充水分。

4.心理护理

向患者介绍病情、治疗方法及注意事项,取得配合,满足其心理、身体上的安全需要,消除紧张情绪。

（二）健康教育

（1）指导门诊患者及其家属,若出现剧烈头痛、频繁呕吐、发热、意识模糊等,应及时就诊。

（2）对于脑脊液漏者,应向其讲解预防脑脊液逆流颅内的注意事项。

第三节　颅骨缺损修补手术护理

颅骨缺损是由开放性颅脑损伤或火器性穿通伤所致,部分是由手术减压、颅骨病变所致的穿凿性破坏或切除颅骨病损所致。手术适应证:颅骨缺损直径＞3cm;颅骨缺损直径＜3cm但位于影响美观的部位;按压缺损处可诱发癫痫者,因颅骨缺损产生颅骨缺损综合征,造成精神负担,影响工作和生活、有修补要求者。

一、术前护理

（1）心理护理向患者讲解颅骨修补的原因,消除不良心理,配合治疗。

（2）给予高蛋白、高热量、多维生素、易消化饮食。

(3)注意安全,避免缺损处碰撞及强烈阳光照射。

(4)遵医嘱服用抗癫痫药物,并观察药物作用及不良反应。

(5)手术当日备头皮,保持头皮清洁,检查头皮有无炎症性病变。

二、术后护理

(一)麻醉

麻醉未清醒前取平卧位,头偏向健侧,清醒后取头高位 15°~30°。

(二)饮食

麻醉清醒后给予高蛋白、高热量、多维生素、易消化饮食,吃东西用健侧咀嚼。

(三)病情观察

1.观察

严密观察意识、瞳孔及生命体征变化。

2.注意切口渗血情况

观察局部有无肿胀、积液、感染、脑脊液漏,注意有无排异反应发生。

3.有无癫痫发作症状

严密观察有无癫痫发作症状。

4.用药指导

按时服用抗癫痫药,不能随意加量、减量、停药。

5.并发症观察与护理

癫痫发作多发生在术后 2~4 天脑水肿高峰期,由术后脑组织缺氧及皮层运动区受激惹所致,术后常规给予抗癫痫药物预防,癫痫发作时应及时给予抗癫痫药物控制、卧床休息、吸氧、避免情绪激动,注意保护患者,防止意外发生。

三、健康教育

(1)加强营养,增强体质,促进头皮伤口生长。

(2)保持头皮清洁,如皮下有积液、感染应及时就诊。

(3)按时服用抗癫痫药,症状控制 1~2 年后,逐步减量后才能停药,癫痫患者不能单独外出、登高、游泳等,以防意外发生。

(4)定期复查肝肾功能。

四、护理质量评价标准

(1)患者心态良好,配合手术。

(2)按时服药,及时发现癫痫前兆。

(3)术后切口恢复良好。

(4)各种护理措施落实,无护理并发症及不良事件发生。

第四节　脑挫裂伤护理

脑挫裂伤是常见的原发性脑损伤,既可发生于着力部位,也可在对冲部位。脑挫裂伤包括脑挫伤和脑裂伤,前者指脑组织遭受破坏较轻、软脑膜完整;后者指软脑膜、血管和脑组织同时破裂,伴有外伤性蛛网膜下腔出血。两者常同时存在,合称脑挫裂伤。

一、一般护理

(一)体位

意识清醒者采取床头抬高 15°~30°,以利于颅内静脉回流。昏迷患者或吞咽功能障碍者取侧卧位或侧俯卧位,以免误吸呕吐物、分泌物。

(二)营养支持

创伤后的应激反应使分解代谢增强,血糖升高、乳酸堆积,后者可加重脑水肿。因此,必须及时、有效地补充能量和蛋白质,以减轻机体损耗。

(1)早期可采用肠外营养,经静脉输入 5% 或 10% 的葡萄糖液、10% 或 20% 的脂肪乳、复方氨基酸液、维生素等。

(2)一般经 3~4 天,肠蠕动恢复后,即可经鼻胃管补充营养。

(3)少数患者由于呕吐、腹泻或消化道出血,长时间处于营养不良状态,可经深静脉输入高浓度高营养液体。

(4)昏迷患者禁食,每日静脉输液量 1500~2000mL,其中含钠电解质 500mL,输液速度不可过快。

(5)成人每日供给总热能为 8400kJ,应控制盐和水的摄入量。

(6)患者意识好转、出现吞咽反射时,可耐心地经口试喂食,开始时以喂蒸鸡蛋、藕粉等流食物为宜。

(7)当患者肌张力增强或癫痫发作时,应预防肠内营养液反流导致误吸。

(三)降低体温

呼吸道、泌尿系统及颅内感染均可导致体温升高,脑干或下丘脑损伤常引起中枢性高热。高热使机体代谢升高,加重脑组织缺氧,应及时处理。可采取降低室温、头部戴冰帽、使用冰毯等物理降温,物理降温无效或有寒战时,遵医嘱给予药物降温或亚低温冬眠疗法。

(四)躁动护理

引起躁动的原因很多,如头痛、呼吸道通畅、尿潴留、便秘、大小便浸湿、肢体受压等,须查明原因及时排除,慎用镇静剂,以免影响病情观察。应特别警惕躁动可能为脑疝发生前的表现。对躁动患者不可强加约束,避免因过分挣扎使颅内压进一步增高,加床栏保护,并让其戴手套,以防坠床和抓伤,必要时由专人护理。

(五)心理护理

向患者或其家属说明病情及治疗方法、护理措施,以稳定其情绪,配合治疗和护理。医护人员要帮助患者树立康复的信心,鼓励坚持功能锻炼;指导家属关怀、理解和支持患者,增强患者的自信心。

(六)手术前后护理

1.术前准备

除做好上述护理外,应做好紧急手术前常规准备。

2.术前消毒

手术前 2 小时内剃净头发、洗净头皮,待术中再次消毒。

3.手术后护理

(1)体位。

小脑幕上开颅术后,取健侧或仰卧位,避免切口受压;小脑幕下开颅术后,应取侧卧或侧俯卧位。

(2)病情观察。

严密观察意识、生命体征、瞳孔、肢体活动等情况,及时发现术后颅内出血、感染、癫痫,以及应激性溃疡等并发症。

(3)引流管护理。

手术中常放置引流管,如脑室引流、创腔引流、硬脑膜下引流等,护理时严格注意无菌操作,预防颅内逆行感染,妥善固定,保持引流通畅,观察并记录引流液的颜色、性质和量。

(4)搬运患者。

搬运患者时动作轻稳,防止头部转动或受震荡,搬动患者前后应观察呼吸、脉搏和血压的变化。

(七)并发症护理

1.压力性损伤

加强皮肤护理,保持皮肤清洁干燥,定时翻身预防压疮,尤其注意骶尾部、足跟、耳郭等骨隆突部位;消瘦者伤后初期及高热者常需每小时翻身 1 次,长期昏迷、一般情况较好者可 3～4 小时翻身 1 次。

2.呼吸道感染

保持室内适宜的温度和湿度,注意消毒隔离,保持口腔清洁,定时翻身、叩背和吸痰,保持呼吸道通畅,呕吐时防治误吸,预防呼吸道感染。

3.废用综合征

四肢关节保持功能位,每日做四肢被动活动和肌肉按摩 3 次,以防关节僵硬和肌肉挛缩。

4.泌尿系统感染

昏迷患者常有排尿功能紊乱需要留置导尿,注意预防发生泌尿系统感染。导尿过程中严格遵守无菌操作,每日定时消毒尿道口;需长期导尿者,宜行耻骨上膀胱造瘘术。

5.便秘

若患者发生便秘,可用缓泻剂,必要时戴手套抠出干硬粪便,勿用大量高压灌肠,以免加重颅内压增高而诱发脑疝。

6.暴露性角膜炎

眼睑闭合不全者,角膜涂眼药膏保护;无须随时观察瞳孔时,可用纱布遮盖上眼睑,甚至行眼睑缝合术。

7.外伤性癫痫

任何部位脑损伤都可能引起癫痫,早期癫痫发作的原因是颅内血肿、脑挫伤、蛛网膜下腔出血等;晚期癫痫发作主要是由脑的瘢痕、脑萎缩、感染、异物等引起。预防癫痫发作可用苯妥英钠 100mg,每日 3 次。癫痫发作者给予地西泮 10～20mg,静脉缓慢注射,直至抽搐停止,并坚持服用抗癫痫药物控制发作。

8.蛛网膜下腔出血

因脑裂伤所致,患者可有头痛、发热、颈项强直等"脑膜刺激"的表现。可遵医嘱给予解痉镇痛药物对症处理。病情稳定,排除颅内血肿及颅内压增高、脑疝后,为解除头痛可行腰椎穿刺,放出血性脑脊液。

9.消化道出血

多由下丘脑或脑干损伤引起的应激性溃疡所致,大量使用糖皮质激素也可诱发。除遵医嘱补充血容量、停药激素外,还应使用止血药和抑制胃酸分泌的药物,如奥美拉唑、雷尼替丁等。

(八)康复护理

脑外伤后早期进行康复训练有助于改善脑功能,促进运动反射的重新建立及意识恢复,其中包括被动运动和音乐疗法等。被动运动主要是保持肢体处于功能位,在各关节活动的范围内进行屈曲、伸展、外展等关节活动。

二、病情观察

根据病情,观察生命体征、意识状态、瞳孔、神经系统体征等情况,观察有无剧烈头痛、频繁呕吐等颅内压增高的症状。

(一)生命体征

为避免躁动对测量结果的影响,在测量时应先测呼吸,再测脉搏,最后测血压。

1.脉搏、呼吸、血压

颅内压增高时常出现"两慢一高",以及进行性意识障碍,属于代偿性生命体征改变,注意加强观察,警惕颅内血肿或脑疝发生;枕骨大孔疝患者可突然发生呼吸、心搏停止;闭合性脑损伤呈现休克征象时,应检查有无内脏出血,如迟发性脾破裂、应激性溃疡出血等。

2.体温

伤后早期,由于组织创伤反应,可出现中等程度发热;若损伤累及间脑或脑干,可导致体温调节紊乱,出现体温不升或中枢性高热;伤后即发生高热,多系视丘下部或脑干损伤;伤后数日体温升高,常提示有感染性并发症。

(二)意识状态

反映大脑皮质和脑干的功能状态,评估时,采用相同的语言和痛刺激,对患者的反应进行动态分析以判断有无意识障碍及其程度。一般伤后立即昏迷是原发性脑损伤;伤后清醒后转为昏迷或意识障碍不断加深,是颅内压增高形成脑疝的表现;躁动患者突然昏睡应怀疑病情恶化。使用格拉斯哥昏迷评分法对患者进行评分,用量化方法来反映意识障碍的程度。

(三)瞳孔变化

对比两侧瞳孔的大小、形状和对光反射,同时注意观察两侧睑裂大小、有无上睑下垂、眼球的位置和运动情况。伤后立即出现一侧瞳孔散大,是由原发性动眼神经损伤所致,伤后瞳孔正常,以后一侧瞳孔先缩小继之进行性散大,并且对光反射减弱或消失,是小脑幕切迹疝的眼征;双侧瞳孔散大、对光反射消失、眼球固定伴深昏迷或去皮质强直,多为原发性脑干损伤或临终表现;双侧瞳孔大小形状多变、对光反射消失,伴眼球分离或异位,常是中脑损伤的表现;眼球不能外展且有复视者,多为展神经受损;眼球震颤常见于小脑或脑干损伤。此外,要注意伤后使用某些药物会影响瞳孔的观察,如使用阿托品、麻黄碱可使瞳孔散大,吗啡、氯丙嗪可使瞳孔缩小。

(四)神经系统体征

原发性脑损伤引起的偏瘫等局灶症状,在受伤当时已出现,并且不再继续加重;伤后一段时间才出现或进行性加重的肢体运动障碍,同时伴有意识障碍和瞳孔变化,多为小脑幕切迹疝压迫中脑的大脑脚,损害其中的锥体束纤维所致。

(五)颅内压增高

颅内压增高时,表现为剧烈头痛、频繁呕吐。脑疝形成时,常在躁动时无脉搏增快。注意CT 和 MRI 检查结果,以及颅内压的监测情况。

三、用药护理

(一)降低颅内压药物

如使用脱水剂、利尿药、肾上腺素皮质激素等减轻脑水肿、降低颅内压力。观察用药后的病情变化。

(二)保护脑组织、促进脑苏醒药物

巴比妥类有清除自由基、降低脑代谢率的作用,可改善脑缺血缺氧,有益于重型脑损伤的治疗。该类药物大剂量应用时,可引起严重的呼吸抑制和呼吸道引流不畅,使用中应严密监测患者的意识、脑电图、血药浓度及呼吸情况。

(三)镇静镇痛药物

疼痛时给予镇静镇痛药,但禁用吗啡等麻醉镇痛剂,以免抑制呼吸中枢。

四、健康教育

(一)康复训练

对存在失语、肢体功能障碍或生活不能自理者,当病情稳定后即开始康复锻炼。对患者和家属耐心指导,制订合适的目标,帮助患者努力完成。一旦康复有进步,患者会产生成功感,树立起坚持锻炼和重新生活的信心。

(二)控制癫痫

有外伤性癫痫者,应按时服药控制症状发作,在医生指导下逐渐减量直至停药,不可突然中断服药。

(三)生活指导

重度残障者的各种后遗症应采取适当的治疗,鼓励患者树立正确的人生观,指导其部分生活自理,并指导家属生活护理方法及注意事项。

(四)出院指导

出院后继续鼻饲者,要教会家属鼻饲饮食的方法和注意事项。

五、护理质量评价标准

(1)呼吸道通畅,呼吸平稳,无误吸发生。

(2)意识障碍程度减轻或意识清醒。

(3)营养状况良好。

(4)能配合功能锻炼,未发生肢体挛缩畸形。

(5)并发症得以预防,或得到及时发现和处理。

第五节 颅内血肿护理

颅内血肿是颅脑损伤中最常见、最严重、可逆性的继发病变,由于血肿直接压迫脑组织,引起局部脑功能障碍及颅内压增高。临床分类:硬脑膜外血肿、硬脑膜下血肿、脑内血肿。临床表现:意识障碍、颅内高压、脑内血肿,可出现偏瘫、失语、加重癫痫等症状。分手术和非手术治疗。

一、非手术治疗/术前护理

(一)伤后观察

凡伤后无明显意识障碍,病情稳定,CT所示幕上血肿量<40mL,幕下血肿量<10mL,中线结构移动<1.0cm者,可在密切观察病情的前提下,采用脱水降颅内压等非手术治疗。治疗期间一旦出现颅内压进行性升高、局灶性脑损害、脑疝早期症状,应紧急手术。

(二)病情观察

应严密观察患者的意识状态、生命体征、瞳孔变化、神经系统体征等,一旦发现颅内压增高迹象,立即采取降颅内压措施,同时做好术前准备。

(三)心理护理

向患者讲解手术的目的和意义,使其消除紧张、恐惧心理,增强信心,主动配合治疗。

(四)饮食

给予高蛋白、高热量、多维生素、易消化饮食,不能进食者静脉补充营养。

(五)完成术前各项检查

手术当日备皮、备血,术前6～8小时禁食、禁水。

二、术后护理

(一)休息

麻醉未清醒前平卧,头偏向健侧。麻醉清醒取头高位15°～30°,以利于静脉回流,躁动不安者行保护性约束。保持肢体功能位。

(二)饮食

术后1～2天给予高蛋白、高热量、多维生素、易消化流质饮食,对于昏迷及吞咽困难者,术后第2天给予高蛋白、高热量、多维生素、易消化鼻饲饮食。

(三)病情观察

严密观察意识、瞳孔、生命体征的变化及注意肢体活动情况,及时发现颅内压增高迹象,观察血肿清除效果。

(四)引流管护理

(1)患者取平卧位或头低足高患侧卧位,以利引流。

（2）保持引流通畅,引流袋应低于创腔 30cm。

（3）保持无菌,预防逆行感染。

（4）观察引流液的颜色、性状和量。

（5）尽早拔管,术后 3 天左右行 CT 检查,血肿消失后可拔管。

（五）用药护理

控制补液速度,按时、按量应用脱水剂及利尿剂,并注意水、电解质平衡。按时服用抗癫痫药,不能随意加量、减量、停药,防止癫痫发生。尼莫地平注射时要严密观察患者血压,防止血压下降。

（六）并发症护理

1.呼吸道感染

加强呼吸道护理和口腔护理,使用呼吸机患者每天口腔护理至少 6 次,定期翻身叩背,保持呼吸道通畅,防止呕吐物误吸引起窒息和呼吸道感染。

2.失用综合征

脑损伤患者因意识或肢体功能障碍,可发生关节挛缩和肌萎缩。保持患者肢体于功能位,防止足下垂。每日四肢关节被动活动及肌按摩 2～3 次,防止肢体挛缩。

3.泌尿系统感染

必须导尿时,严格执行无菌操作;留置导尿过程中,加强会阴部护理,夹闭导尿管并定时放尿以训练膀胱贮尿功能,尿管留置时间 3～5 天。

4.暴露性角膜炎

眼睑闭合不全者,角膜涂眼药膏保护,或帮助患者闭上眼睑后使用纱布遮盖。

三、健康教育

（一）心理指导

对有头痛、耳鸣、记忆力减退的患者,给予解释和宽慰,使其树立信心,帮助患者尽早自理生活。

（二）加强营养

加强营养,保持大便通畅。

（三）预防外伤性癫痫

按时服用抗癫痫药,症状控制 1～2 年后,逐步减量后才能停药;癫痫患者不能单独外出、登高、游泳等,以防意外。

（四）康复训练

协助患者制订语言、运动、记忆力等方面的训练。

（五）颅骨缺损者

颅骨缺损者外出时戴安全帽,术后 6 个月进行颅骨修补术。

（六）定期复查

如有头痛不适及时就诊,定期复查。

四、护理质量评价标准

（1）患者心理积极乐观。

（2）患者饮食知识掌握。

（3）引流通畅，标识明确。

（4）及时准确用药。

（5）各种护理措施落实，无护理并发症及不良事件发生。

第六节 脑卒中外科护理

脑卒中是各种原因引起的脑血管疾病急性发作，造成脑的供应动脉狭窄或闭塞，以及非外伤性的脑实质性出血，并出现相应的临床症状及体征，包括缺血性脑卒中及出血性脑卒中，前者的发病率高于后者，部分脑卒中患者需要外科治疗。

缺血性脑卒中：脑动脉闭塞后，该动脉供血区的脑组织可发生缺血性坏死，同时出现相应的神经功能障碍及意识改变。脑梗死的范围和程度与血管闭塞的部位、快慢及侧支循环能提供代偿的程度有关。出血性脑卒中：出血多位于基底核壳部，可向内扩展至内囊部。大出血可形成血肿，压迫脑组织，造成颅内压增高甚至脑疝；血肿也可沿其周围神经纤维束扩散，导致神经功能障碍，早期清除血肿后可恢复。脑干内出血或血肿可破入相邻脑室，预后较差。

一、术前护理

（1）评估患者的年龄、性别和职业。了解发病的特点和经过。

（2）评估患者有无高血压、颅内动静畸形、颅内动脉瘤、动脉粥样硬化、创伤等病史。

（3）评估患者的生命体征、意识状态、瞳孔、肌力及肌张力、感觉功能、深浅反射及病理反射等。

（4）完善相关检查、了解脑血管造影、CT、MRI等检查的结果。

（5）心理护理了解患者及其家属有无焦虑、恐惧不安等情绪，评估患者及其家属对手术治疗有无思想准备，对手术治疗方法、目的和预后有无充分了解.。

（6）遵医嘱采取控制血压、减轻脑水肿、降低颅内压、促进脑功能恢复的措施。注意保持血压平稳，勿忽高忽低。

（7）在溶栓、抗凝治疗期间，注意观察患者皮肤、黏膜、牙龈有无出血点及瘀斑，穿刺部位有无出血，观察尿、便颜色，并经常留取标本送检，定期查 PT＋A。

二、术后护理

（一）加强生活护理

1.饮食

鼓励患者进食，有吞咽障碍者应鼻饲流质；防止进食时误吸，导致窒息或肺部感染。面瘫患者进食时食物残留于麻痹侧口颊部，需要注意清洁。

2.防止意外损伤

肢体无力或偏瘫者，防止坠床、跌倒或碰伤。

3.促进沟通

对语言、视力、听力障碍者,采取不同的沟通方法,及时了解患者的需求,给予满足。

4.促进肢体功能恢复

患者卧床休息期间,定时翻身,保持肢体处于功能位,并在病情稳定后及早进行肢体被动或主动功能锻炼。

(二)缓解疼痛

1.止痛

切口疼痛多发生在术后 24 小时,给予一般镇痛药物可缓解,但不可使用吗啡或哌替啶,以免抑制呼吸,影响气体交换,还有使瞳孔缩小等不良反应,影响病情观察。

2.降低颅内压

颅内压增高所引起的头痛,多发生在术后 2~4 天脑水肿高峰期,常为搏动性疼痛,严重时有烦躁不安、呕吐,伴意识、生命体征改变、进行性瘫痪等。

3.腰椎穿刺

术后血性脑脊液刺激脑膜引起的头痛,应早期行腰椎穿刺引流出血性脑脊液,既可以减轻脑膜刺激症状,还可降低颅内压。

(三)并发症观察和护理

1.脑脊液漏

注意观察切口敷料及引流情况。一旦发现有脑脊液漏,及时通知医生妥善处理。患者取半卧位,抬高头部以减少漏液;为防止颅内感染,使用无菌绷带包扎头部,枕上垫无菌治疗巾并经常更换,定时观察有无浸湿,并在敷料上标记浸湿范围,以估计脑脊液漏出量。

2.颅内压增高、脑疝

术后均有脑水肿反应,应适当控制输液量和输液速度;遵医嘱按时使用脱水剂和激素;维持水、电解质的平衡;观察生命体征、意识状态、瞳孔、肢体活动状况;监测颅内压变化,及时处理咳嗽、便秘、躁动等使颅内压升高的因素,避免诱发脑疝。

3.颅内出血

这是术后最危险的并发症,多发生在术后 24~48 小时。术后应严密观察,避免患者呼吸不畅、躁动等引起颅内压增高的因素,一旦发现患者有颅内出血征象,应及时报告医生,并做好再次手术止血的准备。

4.感染

按医嘱给予抗生素,严格无菌操作、加强营养和基础护理。

5.中枢性高热

下丘脑、脑干及上颈髓病变和损害可使体温调节中枢功能紊乱,以高热多见,偶有体温过低。中枢性高热多出现于术后 12~48 小时,体温达 40℃ 以上,常伴有意识障碍、瞳孔缩小、脉搏快速、呼吸急促等自主神经功能紊乱症状。一般物理降温效果差,需及时采用冬眠低温治疗。

6.癫痫发作

多发生在术后 2~4 天脑水肿高峰期,系由术后脑组织缺氧及皮层运动区受激惹所致。病痫发作时,应及时给予抗癫痫药物控制;患者卧床休息、给氧,保证睡眠,避免情绪激动;注意保护患者,避免意外受伤,观察癫痫发作时的表现并详细记录。

三、健康教育

(一)加强功能锻炼康复

锻炼应在病情稳定后早期开始,包括肢体的被动及主动运动、语言能力及记忆力。

(二)教会患者自我护理方法

如翻身、起坐、穿衣、行走及上下轮椅等,尽早、最大限度恢复其生活自理及工作能力,使其早日回归社会。

(三)避免再出血

出血性脑卒中患者避免导致再出血的诱发因素。高血压患者应特别注意气候变化,规律服药,保持情绪稳定,将血压控制在适当水平,切忌血压忽高忽低。一旦发现异常,应及时就诊。

四、护理质量评价标准

(1)肢体活动能力逐渐恢复。

(2)自述疼痛减轻,舒适感增强。

(3)并发症得到有效预防,病情变化能被及时发现及处理。

第七节　颅内动脉瘤护理

颅内动脉瘤是颅内动脉的囊性膨出,多因动脉壁局部薄弱和血流冲击而形成,极易破裂出血,是蛛网膜下腔出血最常见的原因。以 40～60 岁人群多见,在脑血管意外的发病率中,仅次于脑血栓和高血压脑出血。

一、术前护理

(一)卧床休息

抬高床头 15°～30°以利于静脉回流,减少不必要的活动。保持病房安静,尽量减少外界不良因素的刺激,稳定患者的情绪,保证充足睡眠,预防再次出血。

(二)控制颅内压颅内压

波动可诱发再出血。

1.预防颅内压骤降

颅内压骤降会加大颅内血管壁内外压差,诱发动脉瘤破裂,应维持颅内压在 100 cm H_2O 左右;应用脱水剂,控制输注速度,不能加压输入;行脑脊液引流者,引流速度要慢,脑室引流者,引流瓶(袋)位置不能过低。

2.避免颅内压增高

避免颅内压增高的诱因,如便秘、咳嗽、癫痫发作等。

(三)控制血压

动脉瘤破裂可因血压波动引起,应避免引发血压骤升、骤降的因素。由于动脉瘤出血后多伴有动脉痉挛,如血压下降过多可能引起脑供血不足,通常使血压下降 10% 即可。密切观察病情,注意血压变化,避免血压偏低造成脑缺血。

(四)术前准备

除按常规准备外,介入栓塞治疗者还应双侧腹股沟区备皮。动脉瘤位于 Willis 环前部的患者,应在术前进行颈动脉压迫试验及练习,以建立侧支循环。

二、术后护理

(一)体位

待患者意识清醒后抬高床头 $15°\sim30°$,以利于颅内静脉回流。避免压迫手术伤口。介入栓塞治疗术后穿刺点加压包扎,患者卧床休息 24 小时,术侧髋关节制动 $8\sim12$ 小时。搬动患者或为其翻身时,应扶助头部,使头颈部成一直线,防止头颈部过度扭曲或震动。

(二)病情观察

密切监测生命体征,其中血压的监测尤为重要。注意观察患者的意识、神经功能状态、肢体活动、伤口及引流液等变化,观察有无颅内压增高或再出血迹象。

(三)一般护理

(1)保持呼吸道通畅,给氧。

(2)术后当日禁食,次日给予流质或半流质饮食,昏迷患者经鼻饲提供营养。

(3)遵医嘱使用抗癫痫药物,根据术中情况适当脱水,可给予激素、扩血管药物等。

(4)保持大便通畅,必要时给予缓泻剂。

(5)加强皮肤护理,定时翻身,避免发生压疮。

(四)并发症观察和护理

1.脑血管痉挛

其表现为一过性神经功能障碍,如头痛、短暂的意识障碍、肢体瘫痪麻木、失语症等。早期发现及时处理,可避免脑缺血缺氧造成不可逆的神经功能障碍;使用尼莫地平可以改善微循环;给药期间观察有无胸闷、面色潮红、血压下降、心率减慢等不良反应。

2.脑梗死

其表现为患者出现一侧肢体无力、偏瘫、失语甚至意识障碍。嘱患者绝对卧床休息,保持平卧姿势,遵医嘱给予扩血管、扩容、溶栓治疗。若术后患者处于高凝状态,常应用肝素预防脑梗死。

3.穿刺点局部血肿

常发生在介入手术后 6 小时内。介入栓塞治疗术后穿刺点加压包扎,患者绝对卧床休息 24 小时,术侧髋关节制动 $8\sim12$ 小时。

三、健康教育

(1)指导患者注意休息,避免情绪激动和剧烈运动。

(2)合理饮食,多食蔬菜、水果,保持大便通畅。

(3)遵医嘱按时、按量服用降压药物、抗癫痫药物,不可随意减药或停药。

（4）注意安全，不要单独外出或锁门洗澡，以免发生意外时影响抢救。

（5）动脉瘤栓塞术后，定期复查脑血管造影。

（6）出现动脉瘤破裂出血表现，如头痛、呕吐、意识障碍和偏瘫时，及时诊治。

四、护理质量评价标准

（1）未发生颅内高压。

（2）患者能遵医嘱按时服药。

（3）并发症得到有效预防，能及时发现病情变化并给予处理。

第八节　颅内肿瘤护理

颅内肿瘤又称脑瘤，原发性颅内肿瘤发生于脑组织、脑膜、脑神经、脑垂体、血管及残余胚胎组织等；继发性肿瘤是身体其他部位恶性肿瘤转移到颅内的肿瘤。可发生在任何年龄，以20～50岁多见。

一、术前护理

（1）卧床休息，抬高床头15°～30°，以利于颅内静脉回流，降低颅内压。

（2）改善全身营养状况，给予营养丰富、易消化食物，对于不能进食或有呛咳者，应鼻饲流质，必要时输液补充营养。

（3）避免剧烈咳嗽、用力排便，防止颅内压增高。

（4）严密观察有无生命体征改变、意识状态改变、有无颅内压增高及神经功能障碍等症状。注意有无脑疝的前驱症状和癫痫发作。

（5）安全护理肢体无力或偏瘫者防止跌倒或坠床；对于存在意识障碍、躁动、癫痫发作等症状者，应采取相应措施，预防意外损伤；对于语言、视觉、听觉障碍、面瘫者，采取不同的沟通方法，及时了解和满足患者需求。

（6）经口鼻蝶窦入路手术的患者，术前需剃胡须、剪鼻毛。

二、术后护理

（一）保持口腔清洁

经口鼻蝶窦入路手术者，术后应加强口腔护理。

（二）体位

幕上开颅术后患者应卧向健侧，幕下开颅术后早期宜取去枕侧卧或侧俯卧位，避免切口受压。经口鼻蝶窦入路术后取半卧位，以利于伤口引流。搬动患者时应扶持头颈部成一直线，防止过度扭曲或震动。

（三）饮食

术后第2天起可酌情给予流食，以后逐渐过渡到半流食、普食。颅后窝手术或听神经瘤手术后，因舌咽、迷走神经功能障碍而发生吞咽困难，饮水呛咳者，严禁经口进食，采用鼻饲供给营养,待吞咽功能恢复后逐渐练习进食。

(四)并发症护理

1.颅内出血

颅内出血是颅脑手术后最危险的并发症,多发生于术后 24～48 小时,患者表现为意识清醒后又逐渐嗜睡、反应迟钝甚至昏迷。术后应密切观察,一旦发现有颅内出血征象,应及时报告医生,并做好再次手术止血的准备。

2.颅内压增高

其主要原因是周围脑组织损伤、肿瘤切除后局部血流改变、术中牵拉所致的脑水肿。术后密切观察患者的生命体征、意识、瞳孔、肢体功能和颅内的变化,遵医嘱给予甘露醇和地塞米松等,以降低颅内压。

3.颅内积液或假性囊肿

颅内肿瘤术后,在残留的创腔内放置引流物,以引流手术残腔内的血性液体和气体,使残腔逐步闭合,减少局部积液或形成假性囊肿。护理时注意:①妥善放置引流瓶。术后早期,创腔引流瓶(袋)置于头旁枕上或枕边,高度与头部创腔保持一致,以保证创腔内一定的液体压力,避免脑组织移位。术后 48 小时内不可随意放低引流袋。②拔管。引流管放置 3～4 天,一旦血性脑脊液转清,即可拔出引流管,以免形成脑脊液漏。

4.脑脊液漏

注意伤口、鼻、耳等处有无脑脊液漏。经鼻蝶窦入路术后多见脑脊液鼻漏,应保持鼻腔清洁,严禁堵塞鼻腔,禁止冲洗,避免剧烈咳嗽,禁止从鼻腔吸痰或插胃管。

5.尿崩症

主要发生于鞍上手术后,如垂体腺瘤、颅咽管瘤等手术涉及下丘脑影响血管升压素分泌所致。患者出现多尿、多饮、口渴,每日尿量>4000mL,尿比重<1.005。遵医嘱给予神经垂体后叶素治疗时,准确记录出入水量,根据尿量的增减和血清电解质的水平调节用药剂量。

6.康复训练

术后早期开展康复训练,可减轻患者功能障碍的程度,提高生活质量。在生命体征稳定 48 小时后,在专科医生、护士或康复师的指导下患者可逐步进行防止关节挛缩的训练,足下垂的预防、吞咽功能训练、膀胱功能训练等。

三、健康教育

(一)休息与活动

适当休息,坚持锻炼(如散步、太极拳等),劳逸结合。

(二)心理指导

鼓励患者保持积极、乐观的心态,积极自理个人生活。

(三)合理饮食

多食高热量、高蛋白、富含纤维素、低脂肪、低胆固醇饮食,少食动物脂肪、腌制品,限制烟酒、浓茶、咖啡、辛辣刺激性食物。

(四)疾病康复

加强肢体功能锻炼与看护,避免意外伤害。

1.肢体瘫痪

保持功能位,防止足下垂,瘫痪肢体各关节被动屈伸运动,练习行走,防止肌萎缩。

2.感觉障碍

禁用热水袋以防烫伤。

3.癫痫

不宜单独外出、登高、游泳、驾驶车辆及高空作业,随身携带纸笔。

4.视力障碍

注意防止烫伤、摔伤等。

5.步态不稳

继续进行平衡功能训练,外出需有人陪同,以防摔伤。

6.面瘫

注意口腔卫生,不要用吸管进食和饮水,以免引起呛咳、窒息。

7.眼睑闭合不全

遵医嘱滴眼药水,外出戴墨镜,夜间睡觉可用干净的湿手帕覆盖或涂眼膏。

(五)用药指导

遵医嘱按时、按量服药,不可突然停药、改药及增减药量,尤其是抗癫痫、抗感染、脱水剂、激素治疗,以免加重病情。

(六)及时就诊

原有症状如头痛、头晕、恶心、呕吐、抽搐、不明原因持续高热、肢体乏力、麻木、视力下降等加重时应及时就医。

(七)按时复诊

术后3～6个月门诊复查 CT 或 MRI。

四、护理质量评价标准

(1)未发生颅内高压。

(2)患者能遵医嘱按时服药。

(3)并发症得到有效预防,能及时发现病情变化并给予处理。

第十节　烟雾病护理

烟雾病是一原发性颈内动脉末端狭窄、闭塞及脑底出现异常的小血管扩张网,所致的脑出血性或缺血性疾病。因脑底的异常血管网在脑血管造影影像上似"烟雾状"故称烟雾病。

一、术前护理

(一)心理护理

护士向患者及其家属讲解手术的目的、意义、操作过程、以往成功病例,使之消除顾虑,使其平静的接受治疗。

(二)术前准备

术日晨备头皮、备血。

(三)病情观察

观察和记录每次眩晕发作的持续时间、间隔时间和伴随症状;有无头晕、头痛或其他脑功能障碍的表现,警惕完全性缺血性脑卒中的发生。

(四)执行术前医嘱

遵医嘱应用药物。

(五)饮食指导

进清淡、易消化饮食,术前 6 小时禁食、禁水。

(六)做好常规护理

行 DSA 检查的患者按 DSA 护理常规进行护理。

(七)安全护理

指导患者发作时卧床休息,拉起床栏,沐浴和外出应有家人陪伴,以防发生跌倒和外伤。

(八)训练患者

术前 2 天训练患者在床上大小便。

二、术后护理

(一)病情观察

密切监测意识瞳孔、生命体征变化等,警惕有无颅内压增高征象。

(二)卧位

麻醉未清醒前平卧,头偏向一侧;麻醉清醒后,抬高床头 15°~30°,有利于颅内静脉回流,减轻脑水肿。

(三)用药护理

遵医嘱静脉泵入尼莫地平,根据血压情况调节泵入速度。

(四)管路护理

(1)术后妥善固定头部负压吸引管,严格无菌操作,头下垫无菌巾。

(2)保持引流通畅,避免受压扭曲脱落。

(3)适当制动头部,翻身及护理操作时避免牵拉引流管。

(4)观察引流液的量、颜色、性质。

(五)饮食指导

全麻 6 小时后可进食清淡、易消化食物。

三、健康教育

(一)休息活动

劳逸结合,充分休息,适量运动,不能过度劳累。

(二)情绪

保持情绪稳定,避免情绪波动过大。

(三)饮食

给予清淡、易消化、高纤维素、高热量、高蛋白饮食。

（四）保持大便通畅

注意保暖,避免感冒。

（五）出院复查

出院后 3～4 个月来医院复查头颅 CT,观察重建后的新血管网。

四、护理质量评价标准

（1）术前准备充分。

（2）术后体位舒适。

（3）观察病情及时。

（4）健康指导有效。

（5）护理措施落实到位,无护理并发症及不良事件发生。

第十节　脑室引流护理

脑室引流是抢救由脑脊液循环通路受阻所致的颅内高压危急状态,目的是引流血性脑脊液,减轻脑膜刺激症状,术后早期控制颅内压作用。适应证:急性脑积水、脑出血患者。

一、术前护理

（1）给予心理护理,使之消除不良心理,配合治疗。

（2）手术当日备头皮,保持头皮清洁。

（3）完善相关检查,做好术前准备。

二、术后护理

（一）卧位

取平卧位,脑室引流的出口应高于头部 10～15cm,以维持正常的颅内压。适当限制患者头部的活动范围,活动及翻身时避免牵拉引流管。

（二）饮食

术后 1～2 天给予高蛋白、高热量、多维生素、易消化流质饮食;昏迷及吞咽困难者,术后第 2 天经胃管给予高蛋白、高热量、高维生素、易消化食物。

（三）病情观察

（1）严密观察意识、瞳孔、生命体征的变化及注意肢体活动情况。

（2）密切观察并记录引流液的量、颜色及性质,每日引流量以不超过 500mL 为宜,颅内感染患者的引流量可适当增加,但注意补液,防止水电解质失衡。保持引流管通畅,防止引流管受压、扭曲、脱落。

（四）引流管护理

（1）严格遵守无菌操作原则,及时更换敷料及引流袋(瓶)。

（2）引流时间一般为 3～4 天,不宜超过 7 天,拔管前应试夹管 24 小时。观察是否无有头痛、呕吐等颅高压升高的表现;若有,立即开放引流管。

(3)拔管时应先夹闭引流管,以免管内液体逆流入脑室,引起颅内感染。拔管后切口处若有脑脊液漏出,应及时告诉医生处理,保持局部敷料清洁干燥。

(五)用药护理

癫痫发作可加重脑缺氧及脑水肿。遵医嘱按时、按量应用脱水剂,血压过低时禁止使用。按时服用抗癫痫药,防止癫痫发生。

(六)躁动处理

颅内压增高、呼吸道不通畅、尿潴留、便秘、冷、热、饥饿等不舒适均可引起患者躁动。积极寻找并解除引起躁动的原因,避免盲目使用镇静剂或强制性约束,以免患者挣扎而使颅内压进一步增高,适当加以保护,以防意外伤害。使用防抓脱手套过程中要严密观察约束部位皮肤情况,每 2 小时松解 1 次,每次 15～30 分钟,严格交接班。

三、健康教育

(1)加强心理支持,注意休息,保持大便通畅,避免剧烈运动。

(2)给予高蛋白、高热量、多维生素、易消化饮食。

(3)遵医嘱合理服用降压药,控制血压,防止再出血。

四、护理质量评价标准

(1)患者家属了解手术的目的,积极配合治疗。

(2)引流管固定妥当,引流通畅,无感染。

(3)观察及时细致,引流量记录准确。

(4)各种护理措施落实,无护理并发症及不良事件发生。

第十一节　颅内压监护护理

颅内压监护是将导管或微型压力传感器探头安置于颅腔内,导管与传感器的另一端与 ICP 监护仪连接,将 ICP 压力动态变化转为电信号,显示于示波屏或数字仪上,并用记录器连续描记出压力曲线,以便随时了解 ICP 的一种技术。

一、术前护理

(一)心理护理

护士向患者及其家属解释颅内压监测的目的、意义、要点、操作过程,消除患者及其家属的紧张心理。

(二)病情观察

密切观察患者的意识、瞳孔及生命体征变化,发现异常,及时告知医生。

(三)术前准备

术日晨预备头皮、备血。

(四)执行术前医嘱

遵医嘱应用药物。

（五）饮食

指导进食清淡、易消化饮食,术前 6 小时禁食、禁水。

二、术后护理

（一）卧位

麻醉未清醒前平卧,头偏向健侧;麻醉清醒后,抬高床头 15°~30°,有利于颅内静脉回流,减轻脑水肿,保持颅内压监测的准确性。

（二）病情观察

严密观察神志、瞳孔及生命体征变化,并结合 ICP 数据,进行综合、准确的判断,及时准确地记录 ICP 数值,警惕脑疝的发生。

（三）避免 ICP 影响因素

避免 ICP 影响因素,确保 ICP 监测的准确性。

（1）翻身、吸痰、躁动、尿潴留等均可影响 ICP 值,操作时动作必须轻柔,尽量减少刺激。

（2）躁动患者应及时查找原因,对症处理,必要时使用镇静剂,让患者平静后测量,确保 ICP 监测的准确性。

（四）保护检测装置

妥善保护监测装置的接头导线,防止扭曲、折叠或脱出。

（五）呼吸道管理

保持呼吸道通畅,加强呼吸道的湿化并注意翻身叩背,注意听诊双肺呼吸音,防止肺部感染。

（六）用药护理

遵医嘱按时使用脱水剂,根据患者 ICP 适时调整脱水剂的用量及时间。

（七）饮食护理

尽早安置胃管,保证营养的供应,有利于患者肠道功能的恢复。

（八）皮肤护理

加强皮肤的护理,防止压疮的发生。

（九）心理护理

保持安静的环境,避免外界的不良刺激,保持患者情绪的稳定。

三、健康教育

（1）注意休息,避免剧烈运动。

（2）加强营养,保持大便通畅。

（3）按时服药,观察药物不良反应。

（4）如有头痛不适及时就诊,定期复查。

四、护理质量评价标准

（1）患者家属了解仪器使用的目的,积极配合治疗。

（2）监测管道固定妥当、无折叠。

（3）观察及时细致,ICP 记录正确。

（4）健康指导有效。

（5）各种护理措施落实，无护理并发症及不良事件发生。

第十二节　腰大池引流管护理

一、术前护理

（一）心理护理

护士向患者及其家属讲解手术的目的、意义、操作过程、以往成功病例，使之消除顾虑，使其平静的接受治疗。

（二）执行术前医嘱

遵医嘱应用药物，术前30分钟快速静脉滴注20%的甘露醇125mL降低颅内压，以避免因脑脊液压差过大诱发脑疝形成。

（三）术前准备

患者躁动者应给予约束带保护，遵医嘱使用镇静剂，同时常规准备安定及脱水物以便术中急用。

二、术中护理

（1）认真观察和详细记录体温、脉搏、呼吸、血压、神志及瞳孔变化。如患者出现双侧瞳孔不等大或同时缩小、对光反射迟钝或消失、意识不清、呼吸不规则等症状时，提示脑疝形成，应立即报告医生，停止操作，配合医生采取相应抢救措施。

（2）严格无菌操作嘱患者勿乱动，对于意识障碍的患者，应固定其体位。引流时动作轻柔，放脑脊液速度要慢，防止脑内压骤降。

三、术后护理

（一）卧位

术后去枕平卧6小时，6小时后应平卧或侧卧位，抬高床头15°~30°，便于脑脊液引流。

（二）饮食

给予高蛋白、高热量、多维生素、易消化流质饮食；昏迷及吞咽困难者，给予高蛋白、高热量、多维生素、易消化鼻饲饮食。

（三）病情观察

密切观察患者神志、瞳孔及生命体征的变化，注意观察引流液的量、颜色、性质，严格控制引流速度6~8mL/h，避免引流过快，诱发脑疝。

（四）引流管护理

引流管口必须高于腰椎管水平3~4cm，引流袋则低于椎管水平。观察引流管有无弯曲、受压、折叠等现象。在搬动患者或转运的途中应先关闭引流管，以免引起脑脊液逆流。对烦躁不安的患者，应给予适当的镇静或约束，以免引流管被牵拉及拔除。

四、健康教育

(1)保持床单位清洁干燥,定时翻身叩背,按摩受压部位皮肤。

(2)保持呼吸道通畅,鼓励患者咳嗽、排痰。

(3)鼓励患者多饮水,以防尿路感染。

(4)指导患者合理饮食,应少量多餐,进富含维生素、纤维素、低脂、易消化软食,保持大便通畅。

(5)按时服药,定期复查。

五、护理质量评价标准

(1)患者家属了解手术的目的,积极配合治疗。

(2)引流管固定妥当,引流通畅,无感染。

(3)观察及时细致,引流液记录正确。

(4)健康指导到位。

(5)护理措施落实到位,无护理并发症发生。

第十三节　神经系统疾病患者常见症状和体征护理

一、头痛患者的护理

(一)评估

患者头痛的部位、性质、程度、规律、起始与持续时间,头痛发生的方式与经过,加重、减轻或激发头痛的因素,以及伴随的症状与体征。

(二)避免诱因

告知患者可能诱发或加重头痛的因素,如情绪紧张、用力行动等,保持外界安静、舒适、光线柔和。

三选择减缓头痛的方法

如指导患者缓慢深呼吸,听轻音乐、生物反馈治疗,引导式想象,冷、热敷,以及理疗、按摩、指压止痛法等。

(四)心理支持理解

同情患者的痛苦,耐心解释,适当诱导,解除其思想顾虑,训练身心放松,鼓励患者树立信心,积极配合治疗。

(五)用药护理指导

患者按医嘱服药,告知药物作用、不良反应,让患者了解药物依赖性或成瘾性的特点。如大量使用止痛剂、滥用咖啡因可致药物依赖性。

二、意识障碍患者的护理

(一)评估有无意识障碍

相关疾病病史或诱发因素,密切观察患者瞳孔大小、对光反射与生命体征变化。

(二)体位

患者取侧卧或头侧仰卧位,颅内高压无禁忌患者,给予抬高床头 $15°\sim30°$。

（三）加强呼吸道管理应

保持呼吸道通畅，及时给予氧气吸入，及时取下义齿，必要时行机械通气，加强呼吸机相关护理。

（四）做好生活护理口腔护理

2～3次/天，每2小时翻身叩背，眼睑不能闭合者，遵医嘱应用眼药水，并用眼垫遮盖患眼。卧气垫床，保持床单位清洁，定时翻身叩背，预防压疮。慎用热水袋，防止烫伤。

（五）营养供给

遵医嘱静脉补充营养的同时，给予鼻饲流质，鼻饲时应严格遵守鼻饲的操作规程。

（六）监测

监测水、电解质，维持酸碱平衡。意识障碍尤其是昏迷患者遵医嘱输液，并及时抽血查电解质，防止因电解质平衡紊乱加重病情。

（七）保持大小便通畅

便秘时以开塞露或肥皂水低压灌肠；腹泻时，用烧伤湿润膏或氧化锌软膏保护肛周。

（八）安全护理

伴抽搐、躁动、谵妄、精神错乱患者，应加强保护措施，使用床栏、防止坠床；指导患者家属关心体贴患者，预防患者伤人或自伤、外出，及时修剪患者指甲，防止抓伤。

三、言语障碍患者护理

（一）评估

患者言语障碍的类型、程度，患者的意识水平、心理状态、精神状态及行为表现，以及以往和目前的语言能力。

（二）心理支持

体贴、关心、尊重患者，避免挫伤患者自尊心的言行，鼓励患者克服害羞心理，当患者进行尝试和获得成功后给予表扬；鼓励家属、朋友多与患者交流，营造一种和谐的亲情氛围或语言学习环境。

（三）康复训练

由患者、家属及参与语言康复训练的医护人员共同制订语言康复计划，让患者、家属理解康复目标，根据病情选择适当的训练方法。

1.失语症训练

口形训练、听理解训练、口语表达训练、书写训练等。

2.构音障碍训练

松弛训练、发音训练、口面与发音器官训练、语言节奏训练等。

3.非语言交流方式训练

手势语、画图、交流板或交流手册、电脑交流装置等。

四、吞咽障碍患者护理

（一）评估

患者吞咽障碍的分级，包括患者主观上的详细描述及蛙田饮水试验的结果。

（二）心理支持

在进行饮食训练的同时，针对不同患者的性格特点进行有的放矢的心理疏导，使患者理解吞咽障碍机制,掌握训练方法,恢复自信意识,积极主动配合训练。

（三）康复训练

易在餐前 30 分钟进行,并进行康复训练教育。

1.基础训练

(1)触觉刺激:用手指、棉签、压舌板等刺激面颊部内外、口唇周围、舌部等。

(2)咽部刺激与空吞咽:用棉签蘸冰水刺激软腭、舌根及咽部;让患者做吞咽空气的动作;也可以让患者吞咽冰块。

(3)味觉刺激:用棉签蘸不同味道的液体刺激舌头的味觉。

(4)口、颜面功能训练:屏气－发声运动训练等。

2.摄食训练

养成良好的进食习惯,一般选择坐位或半坐位,定时、定量,食物密度均匀,有适当的黏性,不易松散且爽滑,咽下后经过食管时容易变形、不易残留在黏膜上。

五、感觉障碍患者护理

（一）评估

患者的意识状态与精神状况,了解感觉障碍出现的时间、发展过程、传播的方式、加重或缓解的因素。

（二）日常生活护理

保持床单位整洁、干燥,防止感觉障碍的身体部位受压或机械性刺激。避免高温或过冷刺激,慎用热水袋或冰袋,防止烫伤、冻伤,肢体保暖需用热水袋时,应外包毛巾,水温不宜超过 50℃,且每 30 分钟查看、更换 1 次部位,对感觉过敏的患者尽量避免不必要的刺激。

（三）心理护理

关心、体贴患者,主动协助日常生活活动,多与患者沟通,取得患者的信任,使其正确面对,积极配合治疗和训练。

（四）感觉训练

进行肢体的拍打、按摩、理疗、针灸、被动运动,以及各种冷、热、电刺激。如每天用温水擦洗感觉障碍的身体部位,以促进血液循环;让患者闭目寻找停滞在不同位置的患肢的不同部位,多次重复直至找准,这样可以促进患者本体感觉的恢复;还可以通过患侧上肢的负重训练,改善上肢的感觉和运动功能。

六、运动障碍早期功能康复护理

（一）早期康复护理内容

1.保持良好的功能位置

瘫痪肢体的手指关节应伸展,不可让手握持物品,防止手部反射性握持僵硬;肘关节微曲,上肢关节稍外展。为了防止足下垂,可在足底放一硬枕;为防止下肢外旋,在外侧面可放一支撑物。

2.按摩按摩

包括按、摩、揉、捏 4 法。顺序应由远心端到近心端。掌握原则为先轻后重、由浅及深、由慢而快,2 次/天,每次 20 分钟。对患者的上肢从手指至前臂、肩关节周围,用红花酒精进行轻缓的按摩。

3.被动运动

在生命体征平稳后,无进行性脑卒中发生,应早期进行肢体被动运动,包括肩、肘、指、髋、膝、踝关节的屈曲、伸展及抬举运动。

4.主动运动

当患者神志清楚、生命体征平稳后,可开展床上的主动训练,以利于肢体功能恢复,常见的主动训练方法为 Bobarth 握手、桥式运动、床上移行等。训练由简单到复杂,着重训练瘫痪肢体和软弱肌群。

5.床下训练指导

出血性疾病不能直接由床上卧位到床下站立,而应由一个从床上平卧到半坐位-坐位-双腿放床边坐位-站立的过程。

6.日常生活动作训练

可指导患者进行刷牙、进食、穿脱衣服、拔算珠、捡豆子等自理活动。

(二)早期康复护理措施

1.心理护理

鼓励患者树立战胜疾病的信心,坚持锻炼,与医护人员和家庭成员配合,尽早进行瘫痪肢体功能锻炼,防止关节畸形和肌肉萎缩。

2.床上锻炼期

休息时注意良好的肢体摆放,对于尚无主动运动的肢体进行屈曲、伸展及抬举等被动活动;对于已经有部分活动的肢体在被动活动的同时鼓励主动运动,练习抬举和屈伸。锻炼1～2周可逐渐下床活动。

3.坐位平衡到站立期

在床上坐位练习后,再扶患者于椅上,练习不用手扶能坐稳,逐渐增加坐的时间,能坐稳后,练习扶床架站立、坐下、再站立,反复练习,因膝关节无力站稳时,可在膝前缚一带软垫的木板。患者在此期间上肢出现疼挛和连带运动,进行抗痉挛手法拉开各个关节抑制连带运动,同时加强上肢的主动运动。锻炼1～3周坐稳后,可逐渐进行站立训练。

4.站位训练期

3～4周后,协助患者双足放平置于地面,两腿分开,与肩同宽,重心渐移向双下肢,协助人员手拉患者肩关节协助患者站立;锻炼1～2周坐稳后可逐渐进行行走训练。

5.行走训练期

5～6周进行步行训练,锻炼时注意姿势。步幅均匀,频率适中,伸髋屈膝,先抬一足跟部,重心转移,另一脚跟亦先着地,重心又转移至后足,开始下一个步态。

第十四节　神经系统疾病一般护理

一、一般护理

(1)一般患者卧床休息,病情危重者绝对卧床休息。慢性退行性疾病患者应鼓励下床做轻便活动。昏迷、呼吸道分泌物增多不宜咳出者取平卧位或半卧位,头偏向一侧。

(2)给予营养丰富的饮食,多吃新鲜蔬菜及水果,以利大便通畅。轻度吞咽困难者给流质或半流质,进食宜慢,防止呛入气管。昏迷、吞咽困难者视病情给予鼻饲。高热及泌尿系统感染者鼓励多饮水。昏迷、偏瘫、癫痫发作者应拉起床栏,防止坠床。

(3)尿潴留者给予导尿,做好护理,防止泌尿系统感染。

(4)保存口腔、皮肤、会阴部的清洁。

(5)瘫痪肢体保存功能位置,各个关节防止过伸及过展,可用夹板等扶托。定时进行按摩、被动运动,鼓励主动运动,预防肌肉萎缩、肢体痉挛畸形。

(6)病情危重者做好护理记录及记录出入量。

(7)备好有关的急救器械和药品,并保存其良好的功能。

二、病情观察

密切观察患者的神志、瞳孔、生命体征、肢体活动,以及有无抽搐等,如有变化及时通知医生。昏迷、高热及瘫痪的患者,按相应的护理常规处理。

三、健康教育

(1)介绍相关疾病的有关知识及注意事项。

(2)坚持功能锻炼。

(3)基础疾病的治疗。

(4)定期复查。

四、护理质量评价标准

(1)环境安静整洁。

(2)患者情绪良好、心态健康。

(3)呼吸道通畅。

(4)及时发现病情变化,及时通知医生,做好记录。

(5)安全宣教及时。

(6)无护理并发症。

第十五节　脑梗死(缺血性脑卒中)护理

脑梗死(CI)又称缺血性脑卒中,是指由各种原因引起脑部血液循环障碍、缺血、缺氧所导致的局限性脑组织的缺血性坏死或软化。临床最常见类型为脑血栓形成和脑栓塞。脑动脉粥样硬化为脑血栓形成最常见的病因。临床表现以猝然昏倒、不省人事、半身不遂、言语障碍、智力障碍为主要特征。治疗原则为尽早改善脑缺血区的血液循环、促进神经功能恢复。

一、一般护理

(一)急性期

卧床2~3周,头部禁用冰袋,平卧位,意识障碍者应加床栏以防坠床。

(二)观察

严密观察意识、瞳孔、生命体征变化。

(三)吸氧

吸氧,保持呼吸道通畅,及时清除呼吸道分泌物。

(四)导尿者

导尿者保持会阴部清洁、干燥。

(五)保持大便通畅

(六)饮食护理

1.体位的选择

选择既安全又有利于进食的体位。能坐起的患者取坐位进食,头稍前屈;不能坐起的患者取仰卧位将床头摇起30°,头下垫枕使头部前屈。

2.食物的选择

选择患者喜爱的营养丰富、易消化的食物,注意食物的色、香、味及温度。为防止误吸,应选择柔软、便于吞咽的食物。

3.吞咽方法的选择

空吞咽和吞咽食物交替进行;吞咽时头侧向健侧肩部,防止食物残留在患侧梨状隐窝内。

4.对于不能吞咽的患者

应予鼻饲饮食,并教会照顾者鼻饲的方法及注意事项,加强留置胃管的护理。并做好口腔护理。

(七)防止窒息

因疲劳有增加误吸的危险,所以进食前应注意休息;应保持进餐环境的安静、舒适;告知患者进餐时不要讲话,以避免呛咳和误吸。

(八)加强与患者交流

尤其是失语患者,保持情绪稳定,树立恢复生活的能力和信心。

二、用药护理

(一)溶栓治疗

溶栓治疗时应观察有无出血,特别是颅内出血;抗凝药物应用时应观察有无皮肤、牙龈等出血。

(二)抗血小板

抗血小板聚集的药物,应监测血常规、肝功能和出凝血时间等。

(三)扩冠药物

扩管药物使用时,应注意滴速不易过快,以防静脉炎、低血压等。

(四)使用低分子肝素钙(钠)

使用低分子肝素钙(钠)时,注意观察下肢有无疼痛、有无呼吸困难及咯血等症状。

(五)甘露醇

(1)选择较粗大的静脉给药,以保证药物能快速静脉滴注(250mL 在 15～30 分钟内滴完),注意观察用药后患者的尿量和尿液颜色,准确记录 24 小时出入量。

(2)定时复查尿常规、血生化和肾功能,观察有无药物结晶阻塞肾小管所致少尿、血尿、蛋白尿及血尿素氮升高等急性肾衰竭表现;观察有无脱水速度过快所致头痛、呕吐、意识障碍等低颅压综合征的表现,并注意与高颅压进行鉴别。

三、健康教育

(1)对有发病危险因素或病史者,指导进食高蛋白、高维生素、低盐、低脂、低热量清淡饮食,多食新鲜蔬菜、水果、谷类、鱼类和豆类,保持能量供需平衡。戒烟、限酒。

(2)遵医嘱规则用药,控制血压、血糖、血脂和抗血小板聚集,定期复查。

(3)告知患者改变不良生活方式,坚持每天进行30分钟以上的慢跑、散步等运动。合理休息和娱乐。

(4)对有短暂性脑缺血发作的患者,指导在改变体位时应缓慢,避免突然转动颈部;洗澡时间不宜过长,水温不宜过高;外出时有人陪伴;气候变化注意保暖,防止感冒。

(5)告知患者及其家属疾病发生的基本病因和主要危险因素、早期症状和及时就诊的指征。

(6)告知患者及其家属康复治疗的知识和功能锻炼的方法,帮助分析和消除不利于疾病康复因素,落实康复计划,并与康复治疗师保持联系,以便根据康复情况及时调整康复训练方案。

(7)鼓励患者从事力所能及的家务劳动,日常生活不过度依赖他人;告知患者及其家属功能恢复需经历的过程,使其克服急于求成的心理,做到坚持锻炼,循序渐进。

(8)嘱家属在物质和精神上对患者提供帮助和支持,使患者体会到来自多方面的温暖,树立战胜疾病的信心。同时,也要避免患者产生依赖心理,增强自我照顾能力。

四、护理质量评价标准

(1)患者掌握肢体功能锻炼的方法,并在医护人员和家属协助下主动活动,肌力增强,生活自理能力提高,无压疮和坠积性肺炎等并发症。

(2)能通过非语言沟通表达自己的需求,主动进行语言康复训练,语言表达能力增强。

(3)掌握正确的进食或鼻饲方法,吞咽功能逐渐恢复,未发生营养不良、误吸、窒息等并发症。

第十六节　脑出血护理

脑出血(ICH)是指原发性非外伤性脑实质内出血,也称自发性脑出血,占急性脑血管病的20%~30%,年发病率为(60~80)/10万人,急性期病死率为30%~40%,是病死率最高的脑卒中类型。最常见病因为高血压合并小动脉硬化、微动脉瘤或者微血管瘤,其他包括脑血管畸形、脑膜动静脉畸形、淀粉样脑血管病、囊性血管瘤、颅内静脉血栓形成、特异性动脉炎、真菌性动脉炎、烟雾病和动脉解剖变异、血管炎、瘤卒中等。脑出血多见于50岁以上有高血压病史者,男性较女性多见,冬季发病率高;体力活动或情绪激动时发病,多无前驱症状;有肢体偏瘫、失语等局灶定位症状和剧烈头痛、喷射性呕吐、意识障碍等全脑症状;发病时血压明显升高。治疗上以脱水降颅压、调节血压、防止继续出血、减轻血肿所致的继发性损害、促进神经功能恢复、加强护理防治并发症为主。

一、一般护理

(1)保持患者情绪稳定,限制探视。尽量减少病员搬动,绝对卧床休息2～4周。急性期卧床3～4周,蛛网膜下腔出血者卧床4～6周,头部抬高15°～30°,躁动不安者加置床档以防坠床。

(2)急性期脑出血发病24小时内禁食,24小时病情平稳可鼻饲流质。可进食者,给予低盐、低脂,多食富含维生素的蔬菜、水果,适量饮水,禁忌辛辣刺激性食物,保持大便通畅。

(3)急性出血期每天床上擦浴1～2次,每次2～3小时应协助患者变换体位1次,变换体位时尽量减少头部的摆动幅度,以免加重出血。

(4)注意保持床单位整洁、干燥,有条件的应使用气垫床或自动减压床,以预防压疮。

二、病情观察及症状护理

(1)严密观察意识、瞳孔、生命体征变化、脑疝的前驱症状。如意识障碍加重,头痛剧烈,瞳孔大小不等,血压升高,呼吸、脉搏减少等及时通知医生,配合抢救,并做好记录。

(2)保持呼吸道通畅,及时清除口鼻腔分泌物,定时翻身、叩背、吸痰,必要时行气管切开,按气管切开护理。

(3)加强对胃部应激性溃疡、出血的监护,严密观察呕吐物和大便的颜色、性质。

(4)高热者、昏迷者按高热昏迷护理常规。

三、潜在并发症

(一)脑疝

1.密切观察

瞳孔、意识、体温、脉搏、呼吸、血压等生命体征,如患者出现剧烈头痛、喷射性呕吐、烦躁不安、血压升高、脉搏减慢、意识障碍进行性加重、双侧瞳孔不等大、呼吸不规则等脑疝的先兆表现,应立即报告医生。

2.配合抢救

立即为患者吸氧并迅速建立静脉通道,遵医嘱快速静脉滴注甘露醇或静脉注射呋塞米。甘露醇应在15～30分钟内滴完,避免药物外渗。注意甘露醇的致肾衰竭作用,观察尿量和尿液的颜色,定期复查电解质。

(二)上消化道出血

1.病情监测

(1)观察患者有无恶心、上腹部疼痛、饱胀、呕血、黑便、尿量减少等症状和体征。

(2)观察患者大便的量、颜色和性状,进行大便隐血试验,及时发现小量出血。

(3)观察患者有无面色苍白、口唇发绀、皮肤湿冷、烦躁不安、尿量减少、血压下降等失血性休克的表现并配合抢救,遵医嘱补充血容量、纠正酸中毒、应用血管活性药物和H_2受体拮抗剂或质子泵抑制剂。

2.心理护理

告知患者及其家属上消化道出血的原因,安慰患者,消除其紧张情绪,创造安静舒适的环境,保证患者充分休息。

3.饮食护理

遵医嘱禁食,出血停止后给予清淡、易消化、无刺激性、营养丰富的温凉流质饮食,少量多餐,防止胃黏膜损伤及加重出血。

4.用药护理

遵医嘱应用 H_2 受体拮抗剂如雷尼替丁、质子泵抑制剂减少胃酸分泌,冰盐水＋去甲肾上腺素胃管注入止血,枸橼酸铋钾口服保护胃黏膜等。注意观察药物的疗效和不良反应,如奥美拉唑使转氨酶升高、枸橼酸铋钾使大便发黑。

四、健康教育

(1)疾病恢复期加强肢体功能锻炼,避免关节强直,加强语言功能训练。

(2)建立健康的生活方式,保证充足的睡眠,适当运动,避免体力或脑力过度劳累和突然用力。

(3)进低盐、低脂、高蛋白、高维生素饮食;戒烟、酒;养成定时排便的习惯,保持大便通畅。

(4)告知患者及其家属疾病的基本病因、主要危险因素和防治原则,如遵医嘱正确服用降压药物,维持血压稳定。

(5)教会患者及其家属测量血压的方法和对疾病早期表现的识别,发现血压异常波动或无诱因的剧烈头痛、头晕、晕厥、肢体麻木、乏力或语音交流困难等症状,应及时就医。

(6)教会患者及其家属自我护理的方法和康复训练技巧,如向健侧和患侧的翻身训练、桥式运动等肢体功能训练及语言和感觉功能训练的方法。

五、护理质量评价标准

(1)患者没有发生因意识障碍而并发的误吸、窒息、压疮和感染。

(2)发生脑疝、上消化道出血时得到及时发现与抢救。

(3)能适应长期卧床的状态,生活需要得到满足。

第十七节　蛛网膜下腔出血护理

蛛网膜下腔出血(SAH)是由多种病因致脑底部或脑表面血管破裂,血液流入蛛网膜下腔引起的一种临床综合征,又称原发性蛛网膜下腔出血。脑实质和脑室出血、硬膜外或硬膜下血管破裂流入蛛网膜下腔者,称为继发性蛛网膜下腔出血。最常见病因为颅内动脉瘤和脑(脊髓)血管畸形。以青壮年多见,女性多于男性,头痛、呕吐、脑膜刺激征阳性为主要临床表现。治疗上脱水降颅压、控制脑水肿、调整血压,预防感染。

一、一般护理

(1)严格绝对卧床 4～6 周,尽量减少搬动,2 周内头部抬高 15°～30°,应尽量减少探望,保持平和、稳定的情绪。

(2)急性期剧烈呕吐者暂禁食,可以进食后宜缓慢,防止呕吐误吸引起窒息或肺部感染。恢复期患者应给予易消化、低盐、低脂、高蛋白食物,保持大便通畅。

（3）告知患者绝对卧床的重要性，保持情绪稳定，配合治疗，树立战胜疾病的信心。

（4）意识障碍或出现精神症状的患者，应加床档或约束带制动，以防止患者自行拔除输液管或胃管及坠床等意外发生。

（5）心理护理告知患者及其家属疾病的过程与预后，使患者及其家属了解检查的目的等相关知识。耐心向患者解释头痛发生的原因及可能持续的时间，使患者了解随着出血停止和血肿吸收，头痛会逐渐缓解。

二、病情观察

（1）观察患者头痛情况，如患者出现头部胀痛、针刺样痛、剧烈疼痛等，及时遵医嘱给予降颅压治疗。

（2）观察有无头痛、呕吐、意识障碍等脑水肿、颅内压增高的症状，及时发现脑疝前驱症状，发现后立即通知医生，并协助医生抢救。

（3）对于高热患者应给予物理降温和氧气吸入，以减轻脑部耗氧量。中枢性高热者予物理降温，可应用亚低温治疗仪冰毯降温。

（4）血管痉挛者遵医嘱使用尼莫地平/尼莫同。

三、用药指导

（1）使用防止血管痉挛的药物时（如尼莫同），要注意控制速度并监测血压的变化。

（2）甘露醇应快速静脉滴注，注意观察尿液的颜色和量，记录24小时出入量，定期复查电解质。

四、潜在并发症——再出血

（一）活动与休息

（1）强调绝对卧床4～6周并抬高床头15°～20°，告知患者及其家属绝对卧床休息的重要性，避免搬动和过早下床活动。

（2）保持病室安静、舒适，避免不良的声、光刺激，严格限制探视，治疗和护理活动集中进行。

（二）避免诱因

告知患者及其家属应避免导致血压和颅内压升高，进而诱发再出血的各种危险因素，如精神紧张、情绪激动、剧烈咳嗽、用力排便，必要时遵医嘱应用镇静剂、缓泻剂等药物。

（三）病情监测

蛛网膜下腔再出血发生率较高。颅内动脉瘤发病后24小时内再出血的风险最大，应密切观察患者在症状、体征好转后，有无再次剧烈头痛、恶心、呕吐、意识障碍加重、原有局灶症状和体征重新出血等表现，如发现异常及时报告医生处理。

五、健康教育

（1）预防再出血。告知患者情绪稳定对疾病恢复和减少复发的意义，使患者了解遵医嘱绝对卧床并积极配合治疗和护理。指导患者劳逸结合，避免剧烈活动和重体力劳动。

（2）保持情绪稳定，给予高蛋白、高含维生素的饮食，多食蔬菜、水果，养成良好的排便习惯。

（3）女性患者1～2年内避免妊娠和分娩。

(4)向患者及其家属介绍疾病的病因、诱因、临床表现、应进行的相关检查、病程和预后、防治原则和自我护理的方法。

六、护理质量评价标准

(1)安静舒适的修养环境。

(2)床单位的整洁整齐。

(3)病情观察细致,及时通知医生急救。

(4)未发生脑疝或脑疝得到控制。

(5)患者情绪稳定、积极配合休息和治疗。

(6)无护理并发症发生。

第十八节　癫痫患者护理

癫痫是由不同病因导致脑部神经元高度同步化异常放电引起的、以短暂性中枢神经系统功能失常为特征的慢性脑部疾病,是发作性意识丧失的常见原因。因异常放电神经元的位置和异常放电波及的范围不同,患者可表现为感觉、运动、意识、精神、行为、自主神经功能障碍。流行病学资料显示,癫痫的患病率为 5%,年发病率为(50~70)/10 万,死亡率为(1.3~3.6)/10 万。癫痫可见于各年龄组,青少年和老年是发病的两个高峰阶段。发病原因尚不明确;临床表现的共同特征为发作性、短暂性、刻板性和重复性。治疗以药物治疗为主,控制发作或最大限度地减少发作次数。

一、一般护理

(一)生活要有规律

保持充足睡眠,成人每日 7~9 小时,儿童 8~10 小时,避免过度劳累。发作间歇期活动注意安全,有发烧先兆者卧床休息。

(二)合理饮食

给予高热量、清淡、易消化饮食,避免过饱,多食鱼、虾、蛋、绿色蔬菜等;忌暴饮、暴食和几饿。

(三)保持心情愉快

情绪平稳。该疾病通过正规治疗是可以控制的。

(四)心理护理

抗癫痫药物均有不同程度的不良反应,长期用药,加之疾病的反复发作,为患者带来了沉重的精神负担,使患者易产生紧张、焦虑、抑郁、淡漠、易怒等不良心理问题。护士应仔细观察患者的心理反应,关心、理解、尊重患者,鼓励患者表达自己的心理感受,指导患者面对现实,采取积极的应对方式,配合长期药物治疗。

(五)保持呼吸道通畅

置患者于头低侧卧位或平卧位,头偏向一侧,松开领带和衣扣,解开腰带;取下活动性义齿,及时清除口腔和鼻腔分泌物。

(六)癫痫发作期安全护理

(1)告知患者有前驱症状时立即平卧;活动状态时发作,陪伴者应立即将患者缓慢置于平卧位,防止外伤。切忌外伤,切忌用力按压患者抽搐肢体,以防骨折和脱臼。

(2)癫痫持续状态、极度躁动或发作停止后意识恢复过程中有短时躁动的患者,应由专人守护加保护性床档。必要时用约束带适当约束。

(3)遵医嘱立即缓慢静脉注射地西泮,快速静脉滴注甘露醇,注意观察用药效果和有无出现呼吸抑制、肾脏损害等不良反应。

(七)发作间歇期安全护理

(1)给患者创造安全、安静的修养环境,保持室内光线柔和、无刺激。

(2)床旁桌上不放置热水瓶、玻璃杯等危险物品。

(3)对于有癫痫发作史并有外伤史的患者,在病室内的显著位置放置"谨防跌倒,小心舌咬伤"的警示牌,随时提醒患者、家属及医护人员做好防止发生意外的准备。

二、病情观察

(1)密切观察生命体征及意识、瞳孔变化。

(2)注意发作过程中有无心率增快、血压升高、呼吸减慢或暂停、瞳孔散大、牙关紧闭、大小便失禁等。

(3)观察并记录发作的类型、发作频率与发作持续时间。

(4)观察发作停止后患者意识完全恢复的时间,有无头痛、疲乏及行为异常。

三、用药护理

(1)遵医嘱用药,不可随意增减药物剂量及停药或换药,坚持长期服药,餐后服用。

(2)用药前进行血、尿常规和肝、肾功能检查,用药期间监测血药浓度,并定期复查相关项目,以及时发现肝损伤、神经系统损害、智能和行为改变等严重不良反应。

(3)向患者及其家属介绍用药的原则、所用药物的常见不良反应和应注意的问题,在医护人员指导下增减剂量和停药。

四、健康教育

(1)向患者及其家属介绍疾病及其治疗的相关知识和自我护理的方法。

(2)患者应充分休息,环境安静适宜,养成良好的生活习惯,注意劳逸结合。

(3)告知患者避免劳累、睡眠不足、饥饿、饮酒、便秘、情绪激动、妊娠与分娩、强烈的声光刺激。

(4)告知患者遵医嘱坚持长期、规律用药,切忌突然停药、减药、漏服药及自行换药,尤其应防止在服药控制发作后不久自行停药。

(5)告知患者坚持复查,首次服药后5～7天查抗癫痫药物的血药浓度,每3～6个月复查1次。

(6)每月检查血常规和每季检查肝、肾功能,以动态观察抗癫痫药物的血药浓度和药物不良反应。

(7)告知患者外出时随时携带写有姓名、年龄、所患疾病、住址、家人联系方式的信息卡。

在病情未得到良好控制时,室外活动或外出就诊时应有家属陪伴,佩戴安全帽。

(8)特发性癫痫且有家族史的女性患者,婚后不宜生育;双方均有癫痫,或一方有癫痫,另一方有家族史者不宜结婚。

五、护理质量评价标准

(1)患者安全,使用保护措施,家属了解不宜的工作和生活方式。

(2)长期服药者按时服药及复查,不得自行停药或减量。

(3)观察病情细致,若病情变化,积极配合处理。

第十九节　急性炎症性脱髓鞘性多发性神经病护理

急性炎症性脱髓鞘性多发性神经病(AIDP)又称吉兰-巴雷综合征(GBS),为急性或亚急性起病的、大多可恢复的、多发性脊神经根(可伴脑神经)受累的一组疾病。首发症状为四肢对称性无力、由远端向近端发展弛缓性瘫痪、袜套手套样感觉异常等。各年龄组均可发病,起病多为急性或亚急性,男性多于女性,夏秋之交发病率最高,乡村多于城镇。多数患者发病前有1～4周上呼吸道或消化道感染症状。治疗主要有血浆置换疗法、免疫球蛋白应用和糖皮质激素冲击疗法。

一、一般护理

(一)急性期

绝对卧床休息,呼吸肌瘫痪者取平卧位时头偏向一侧。避免剧烈活动,保证充足的睡眠。

(二)预防

给予高热量、高蛋白、易消化的流质或半流质;如出现吞咽障碍,及早给予鼻饲流质,防止反流性窒息和坠积性肺炎。

(三)保持情绪稳定

应用激素治疗时可有出汗增多,需要勤更衣擦洗,注意预防感冒。出汗多者需多饮水,补充足够的水分。

(四)给氧

持续低流量给氧,并保持输氧管道的通畅。

(五)保持呼吸道通畅

指导半坐卧位,鼓励患者深呼吸和有效咳嗽,协助翻身、叩背或体位引流,及时清除口、鼻腔和呼吸道分泌物,必要时吸痰。

(六)心理护理

该病起病急、进展快,患者常因呼吸费力而紧张、恐惧,害怕呼吸停止,害怕气管切开及恐其死亡,常表现为躁动不安及依赖心理。护士应及时了解患者的心理状况,主动关心患者,尽可能陪伴在患者身边,耐心倾听患者的感受,告知医护人员认真仔细观察其病情的细微变化,使其情绪稳定、安心和放心休息。

(七)预防并发症

重症 GBS 因为瘫痪、气管切开和机械通气,往往卧床时间较长,机体抵抗力低下,除容易发生肺部感染、压疮、营养失调外,还可导致下肢静脉血栓形成、肢体挛缩和肌肉失用性萎缩、便秘、尿潴留等并发症。

二、病情观察

(1)注意呼吸频率、节律与深浅度,如咳嗽无力、呼吸异常则提示呼吸肌麻痹,立即吸氧吸痰,通知医生,备好简易呼吸气囊或呼吸机行人工辅助呼吸。保持呼吸道通畅。

(2)加强护理,多翻身,以防压疮;早期进行肢体功能锻炼。

(3)疼痛观察疼痛情况,肢体疼痛严重遵医嘱予镇静止痛剂。

(4)防止因迷走神经受累而引起心搏骤停,注意心率、心律、血压变化,如有心肌损害,控制输液速度,并记录出入液量。

(5)由面神经损伤引起眼睑闭合不全,涂抗生素眼膏,加眼罩或纱布覆盖,以防眼角膜溃疡或结膜炎。

三、用药护理

(1)根据患者的需要和理解能力,对患者进行有针对性的合理用药指导。

(2)遵医嘱给予镇痛药,禁用哌替啶等麻醉性止痛剂。

(3)激素早期短时应用、大剂量丙种球蛋白静脉应用,血浆交换治疗,一般在发病 2 周内采用,可减轻症状,降低并发症发生。遵医嘱应用神经营养药物,如辅酶 A、弥可保等。

(4)使用糖皮质激素治疗时可能出现应激性溃疡所致的消化道出血,应观察有无胃部疼痛不适和柏油样大便等,留置鼻胃管的患者应定时回抽胃液,注意胃液的颜色、性质。

四、健康教育

(1)消除患者紧张因素,减少自卑感和焦虑感,配合治疗。

(2)指导患者及其家属做瘫痪肢体的按摩和被动运动,坚持肢体功能锻炼,提高生活自理能力。

(3)劝其戒烟,加强营养,进易消化食物,多食蔬菜、水果。

(4)尽量不去公共场所,预防感冒;避免劳累、受凉;生活要有规律。

(5)告知患者及其家属消化道出血、营养失调、压疮、下肢静脉血栓形成的表现,以及预防窒息的方法。当患者出现胃部不适、腹痛、柏油样大便,肢体肿胀疼痛,以及咳嗽、咳痰、发热、外伤等情况时立即就诊。

五、护理质量评价标准

(1)患者的基本生活需要得到满足。

(2)患者呼吸道通畅,呼吸道分泌物能及时排出。

(3)患者体重无明显减轻,皮肤弹性良好,各项营养检查达到正常水平。

第二十节　重症肌无力护理

重症肌无力(MG)是一种由神经－肌肉接头突触后模上乙酰胆碱受体受损,传递功能障碍所引起的自身免疫性疾病,临床表现为部分或全身骨骼肌无力和易疲劳,活动后症状加重,休息后症状减轻。患病率为(77～150)/100 万,年发病率为(4～11)/100 万。女性患病率大于男性,约为 3:2。各年龄段均有发病,儿童以 1～5 岁居多。发病原因主要为两大类:一类是先天性遗传性;另一类为自身免疫性(最常见)。主要以药物治疗为主。

一、一般护理

(一)指导患者充分休息

活动宜选择清晨、休息后或肌无力症状较轻时进行,并自我调节活动量,以不感到疲劳为原则。重症患者,呼吸困难可取半卧位,加床档保护;危象者应绝对卧床休息,抬高床头。

(二)加强患者的饮食护理

患者往往有咀嚼、吞咽困难,应遵医嘱按时服用抗胆碱酯酶类药物。安排患者在用药后15～30分钟药效出现和肌无力改善时,应立即协助患者进食。为保证安全,进食时患者身边应有护理人员或家属,以免发生呛咳、窒息或呼吸骤停等。给予高蛋白、高热量、高维生素、清淡饮食,以半流食或软食为宜,进食要慢,对不能进食者,给予鼻饲混合奶,要保证患者营养,增强机体的免疫力。重症患者可予鼻饲流质饮食。

(三)鼓励患者

采取有效的方式向医护人员和家属表达自己的需求,树立战胜疾病的信心。

(四)保持呼吸到通畅

鼓励患者咳嗽和深呼吸,抬高床头,及时吸痰,清除口腔和鼻腔分泌物,遵医嘱给予氧气吸入。床边备吸引器、气管切开物品,危象者观察呼吸形态,遵医嘱给予吸氧、呼吸兴奋剂等,配合医生气管切开,呼吸机支持呼吸。

(五)重症肌无力危象护理

1.重症肌无力危象类型

(1)肌无力危象:为疾病严重发展的表现,注射新斯的明后显著好转为其特点。

(2)胆碱能危象:系抗胆碱酯酶药物过量引起的呼吸困难,常伴瞳孔缩小、多汗、唾液分泌增多等,注射新斯的明无效,症状反而加重。

(3)反拗危象:系在服用抗胆碱酯酶药物期间,因感染、手术、分娩等致患者对药物治疗无效,而出现呼吸困难,注射新斯的明无效,也不加重症状。

2.危象处理

(1)一旦发生呼吸肌麻痹,立即行气管切开,应用人工呼吸器辅助呼吸,并依危象的不同类型采取相应处理方法。

(2)肌无力危象:患者突然出现呼吸困难、躁动不安、心率加快、发绀,应立即吸氧,清理呼吸道分泌物。嘱患者保持安静,降低耗氧量,必要时气管插管,使用人工呼吸机。使用人工呼吸机时,要有专人护理,并密切观察患者意识、血压及心率变化,定期做血气分析。加大新斯的明用量。

(3)胆碱能危象和反拗危象者暂停抗胆碱酯酶药物的应用并对症治疗。

3.危象

危象是 MG 最危急状态,病死率在 15.4%~50%。在上述处理同时,应保持呼吸道通畅、积极控制感染、应用糖皮质激素。做好气管切开的护理(同吉兰—巴雷综合征气管切开护理),每日换药时注意观察伤口,及时清理呼吸道分泌物,保持呼吸道通畅,保证良好的肺内气体交换。

4.危象解除后护理

危象解除后,应遵医嘱继续服用抗乙酰胆碱酯酶类药物,以巩固和增强疗效,防止肌无力危象的再次发生。

(六)加强对患者的巡视

对不能发音或构音障碍及常易在夜晚入睡后发生危象的患者,要加强巡视,认真听取患者的主诉,如有异常,立即报告医生,及时处理。

二、病情观察

(1)密切观察病情,注意呼吸频率、节律与深度的改变,观察有无呼吸困难加重、发绀、咳嗽无力、腹痛、瞳孔变化、出汗、唾液或喉头分泌物增多等现象。

(2)监测生命体征、血氧饱和度,观察有无肌无力危象或胆碱能危象,备好新斯的明等药物,尽快解除危象。

(3)密切观察患者肌无力症状的变化,同时密切关注有无呼吸肌受累征象。

三、用药护理

(一)糖皮质激素及免疫抑制剂

从大剂量开始。患者在用药早期(2周内)可能会出现病情加重,甚至发生危象,应严密观察呼吸变化,并做好气管切开和使用人工呼吸机的准备。长期用药者,应密切观察大便颜色,监测肝肾功能、血钾、血象、血糖及生命体征、有无消化道出血、股骨头坏死等并发症。

(二)抗胆碱酯酶药物

从小剂量开始,以保证最佳效果和维持进食能力为度。应严格掌握用药剂量和时间,以防用药不足或用药量过量导致的肌无力危象或胆碱能危险。长期服药者,应注意观察抗胆碱酯酶药物的副作用,如瞳孔缩小、流口水、出汗、腹泻腹痛及肌肉跳动等作用,前者可用阿托品对抗。严格执行用药时间及剂量,以防危象的发生。

(三)免疫抑制剂

定期检查血象,并注意肝、肾功能的变化,若出现血白细胞减少、血小板减少、胃肠道反应、出血性膀胱炎等,患者应停药。加强对患者的保护性隔离,减少医源性感染。

(四)用药禁忌

避免使用加重神经肌肉接头传递障碍或抑制呼吸肌的药物,如吗啡、利多卡因、链霉素、卡那霉素、庆大霉素、磺胺类、多菌霉素、奎宁、氨基苷类、四环素等,以及各种肌肉松弛剂等。

（五）遵医嘱用药

观察用药反应,避免用药不当导致发生危害。

四、健康教育

（一）疾病知识指导

该类危象常在疲劳、服药不当、精神创伤、呼吸道感染等情况下发生。帮助患者认识疾病,指导患者建立健康的生活方式,规律生活,劳逸结合,避免劳累熬夜、精神创伤、外伤等。嘱患者适当活动,避免诱发因素,保证充分休息和睡眠,保持情绪稳定,勿受凉感冒。

（二）心理护理

告知患者良好的心理状态和情绪对疾病治疗的重要性,保持乐观的生活态度。

（三）用药指导

向患者及其家属说明该病的临床过程和治疗要求,教会患者和家属观察病情和护理的方法。介绍所有药物的名称、剂量、常见不良反应等,指导患者遵医嘱正确服用抗胆碱药物,避免漏服、自行停服和更改药量,防止因用药不足或过量导致危象发生或加重病情。

（四）饮食指导

应给予高蛋白,高热量,高维生素,富含钾、钙的饮食。告知患者和家属避免摄入干硬、粗糙的食物;进餐时尽量取坐位。

（五）自我观察

教会患者和家属自我观察营养状况的方法,出现食物摄入明显减少、体重减轻或消瘦、精神不振、皮肤弹性减退等不良表现时,及时就诊。

五、护理质量评价标准

（1）患者卧位适宜,有安全保护措施。

（2）床旁备吸引器。

（3）发现病情变化及时通知医生。

（4）用药剂量准确,无剂量不足或过量导致危象的发生。

（5）危象患者无症状并发症。

第二十一节　帕金森病护理

帕金森病(PD)又称震颤麻痹,是中老年患者常见的神经系统变性疾病,以镇静性震颤、运动减少、肌强直和体位不稳为临床特征。常在60岁以后发病,男性稍多,起病缓慢,进行性发展。病因尚未明确,主要与遗传、环境、年龄老化、氧化应激等因素有关。药物治疗是帕金森病最主要的治疗手段,主要为左旋多巴制剂。

一、一般护理

（一）注意饮食

给予高蛋白、高热量、低胆固醇、高维生素、营养丰富、易咀嚼消化饮食。不吃过冷或过热、刺激性食物。禁软食,注意少量多餐。

(二)测试体温

需扶助患者进行腋下测温,禁止口表测温。

(三)鼓励患者

鼓励患者表达恐惧自卑的心理,给予关注和倾听,做好疏导工作,鼓励患者自我护理。

(四)生活护理

加强巡视,主动了解患者的需要,指导和鼓励患者自我护理,做自己力所能及的事情;协助患者洗漱、进食、沐浴、大小便料理和做好安全防护;增进患者的舒适度,预防并发症。

(五)采取有效沟通方式

对由言语不清、构音障碍的患者,应耐心倾听患者的主诉,了解患者的生活需要和情感需要,可指导患者采用手势、纸笔等沟通方式与他人交流;在与患者的沟通过程中态度要和蔼、诚恳,注意尊重患者,不可随意打断患者说话。

(六)保持大小便通畅

对于顽固性便秘者,应指导其进食含纤维素多的食物,多吃新鲜蔬菜、水果,多喝水,每天双手顺时针按摩患者的腹部,促进肠蠕动。必要时遵医嘱给予泻剂。

(七)运动锻炼

运动锻炼的目的在于:防止和推迟关节强直与肢体挛缩;有助于维持身体的灵活性,增加肺活量,防止便秘,保持并增强自我照顾能力。应与患者和家属共同制订切实可行的具体锻炼计划。

(八)运动障碍护理

对于上肢震颤未能控制、日常生活动作笨拙的患者,应强调避免拿热水、热汤,谨防烧伤、烫伤等;对有幻觉、错觉、欣快、抑郁、精神错乱、意识模糊或智能障碍的患者应特别强调专人陪护。护士应认真查对患者是否按时服药,有无错服或误服,代为保管药物,每次送服到口。

二、用药护理

(1)告知患者该病需要长期或终身服药治疗,让患者了解用药原则,常用药物的种类与名称、剂型、用法、服药注意事项、疗效及不良反应的观察与处理。

(2)服药过程中要仔细观察震颤、肌强直和其他运动功能、语言功能的改善程度,观察患者起坐的速度、步行的姿态、讲话的音调与流利程度。

(3)服左旋多巴期间,忌服维生素 B_6、单胺氧化酶抑制剂。

(4)督促患者遵医嘱正确服药,防止错服、漏服。

三、健康教育

(一)PD

为慢性进行性加重的疾病,后期常死于压疮、感染、外伤等并发症,应帮患者及其家属掌握疾病相关知识和自我护理方法,帮助分析和消除不利于个人及家庭应对的各种因素,制订切实可行的护理计划并督促落实。

(二)皮肤护理

患者因震颤和不自主运动,出汗多,易造成皮肤刺激和不舒适感,皮肤抵抗力降低,还可导致皮肤破损和继发皮肤感染,应勤洗勤换,保持皮肤卫生。

(三)活动与休息

鼓励患者维持和培养兴趣爱好,坚持适当的运动和体育锻炼,做力所能及的家务劳动等,可以延缓身体功能障碍的发生和发展,从而延长寿命,提高生活质量。

(四)安全指导指导

患者避免登高和操作高速运转的机器,不要单独使用煤气、热水器及锐利器械,防止受伤等意外;直立性低血压患者睡眠时应抬高床头,可穿弹力袜,避免快速坐起或下床活动,防止跌倒。

(五)照顾者指导

(1)该病为一种无法根治的疾病,病程长达数年或数十年,家庭成员身心疲惫,经济负担加重,容易产生无助感,医护人员应关心照顾患者及家属,倾听他们的感受,理解他们的处境,尽量帮助他们解决困难。

(2)照顾者应关心体贴患者,协助进食、服药和照顾日常生活。

四、护理质量评价标准

(1)床单位清洁舒适,生活需要得到满足。

(2)护理措施落实到位。

(3)安全宣教及时,无外伤、无误吸等护理并发症发生。

(4)患者情绪良好、心态健康。

(5)疾病健康宣传落实到位。

第二十二节 急性脊髓炎护理

急性脊髓炎为脊髓白质脱髓鞘或坏死所致的急性脊髓横贯性损害。主要表现为病变水平以下肢体运动障碍、感觉缺失,以及自主神经功能障碍。当病变迅速上升波及高颈段脊髓或延髓时,称为上升性脊髓炎;若脊髓内有两个以上散在病灶,称为播散性脊髓炎。该病确切的病因未明,多数为病毒感染或疫苗接种后引起的机体自身免疫性反应。任何年龄均可发病,以青壮年多见,无男女性别差异,一年四季散在发病。病前1～2周多有上呼吸道感染、腹泻等症状,或有疫苗接种史。受凉、过劳、外伤等常为发病诱因。该病的治疗原则为:减轻症状,防治并发症,加强功能训练,促进康复。

一、一般护理

(一)卧床休息

保持床铺清洁、平整、干燥。环境安静,避免不良刺激。

(二)注意饮食

给予高蛋白、高热量、高维生素、清淡、易消化饮食,避免辛辣刺激、油性、胀气食物,禁烟、酒。吞咽困难者给予鼻饲。

（三）关心照顾患者

帮助树立战胜疾病的信心。

（四）做好护理

做好便秘、尿失禁、尿潴留的护理，防止尿路感染。

（五）促进膀胱功能恢复

对于排尿困难或尿潴留的患者可给予膀胱区按摩、热敷或进行针灸、穴位封闭等治疗，促进膀胱肌收缩、排尿；当膀胱残余尿量少于 100mL 时一般不再导尿，以防膀胱挛缩。

（六）留置尿管护理

（1）严格无菌操作，定期更换尿管和无菌尿袋，每天进行尿道口清洗、消毒，防止逆行感染。

（2）观察尿的颜色、性质与量，注意有无血尿、脓尿或结晶尿。

（3）每 4 小时开放 1 次尿管，以训练膀胱充盈与收缩功能。

（4）鼓励患者多饮水，2500～3000mL/d，以稀释尿液、促进代谢产物的排泄。

二、病情观察

（1）评估患者运动和感觉障碍的平面是否上升；观察患者是否存在呼吸费力、吞咽困难和构音障碍。

（2）观察体温、呼吸、肢体运动、感觉障碍程度。

（3）观察有无药物不良反应，如消化道出血，及时通知医生。

三、用药护理

（1）如使用免疫球蛋白，应单独使用，开始慢滴，15 分钟后可加快速度。在输注中，若出现发热、身体不适等类似过敏反应，停止输注，通知医生。

（2）糖皮质激素应用时，可引起霉菌感染、血糖及血压的升高、心律失常、肝肾功能损坏等。定期监测血常规、肝肾功能、脑脊液淋巴细胞数量、蛋白量。

四、健康教育

（一）疾病知识指导

该病恢复时间长，指导患者及其家属掌握疾病康复知识和自我护理方法，帮助分析和去除对疾病治疗与康复不利的因素。

（二）康复指导

卧床期间应定时翻身，帮助患者掌握大小便的管理方法，养成良好的卫生习惯，保持清洁舒适，预防压疮；肌力开始恢复后应加强肢体的被动与主动运动，鼓励进行日常生活做训练。

（三）预防尿路感染

带管出院者应向患者及其照顾者讲授留置导尿的相关知识和操作注意事项，防止逆行感染。保持外阴部清洁，定时开放尿管，鼓励多饮水，以达到促进代谢产物排泄、自动冲洗膀胱的目的。

五、护理质量评价标准

（1）床单位清洁舒适，生活需要得到满足。

（2）护理措施落实到位，无坠积性肺炎、失用性肌萎缩、关节强直、压疮等护理并发症发生。

（3）疾病健康指导落实。

第二十三节　多发性硬化护理

多发性硬化(MS)是一种病因未明的以中枢神经系统脱髓鞘为主要特征的自身免疫性疾病。该病多在成年早期发病,女性多于男性,大多数患者表现为多次缓解与复发的神经功能障碍。该病多于 20～40 岁起病,男女患病比约 1:2。约半数患者存在发病诱因,以上呼吸道感染最常见;其次为过度劳累和应急,外伤、手术、感染、妊娠、分娩、精神紧张、寒冷等均可诱发。治疗上抑制炎症脱髓鞘病变进展,防止急性期病变恶化及缓解期复发,减轻神经功能障碍所至的痛苦。

一、一般护理

(一)提供安全方便的住院环境

将呼叫器置于患者床头伸手可及处,日常用品如餐具、水、便器、纸巾等定位放置于床旁,方便患者随时取用。

(二)急性期卧床休息

协助保持舒适体位,变换体位有困难者给予协助翻身,防止局部长时间受压;为患者制订作息时间表,使之合理休息与活动,防止过度疲劳。

(三)疾病知识指导

与患者及家属共同讨论病情。用简单、直接的方式告知该病的病因,病程特点,病变常累及的部位,患者常出现的症状体征,治疗的目的、方法及预后。

(四)鼓励患者

帮助患者树立信心,掌握自我护理的方法,坚持配合治疗,坚持功能锻炼和日常生活活动训练,最大限度地维持生活自理能力。增强体质和机体免疫力,减少复发。

(五)饮食指导

给予高蛋白、低脂、低糖、富含多种维生素、易消化、易吸收的清淡饮食,并维持足够的液体摄入。

(六)自我护理

MS 患者免疫调节异常加上反复应用免疫抑制剂治疗,机体抵抗力降低。应注意营养均衡,增强体质;鼓励患者坚持适当的体育锻炼,制订作息时间,根据体力自我调整活动量和活动范围。

二、用药护理

(1)糖皮质激素是多发性硬化急性发作和复发的主要治疗药物,有免疫调节和抗感染作用,可减轻水肿,改善轴索传导,缩短急性期和复发期病程,常采用大剂量短程疗法。因易出现钠潴留、低钾、低钙等电解质紊乱,应加强对血钾、血钠、血钙的监测。

(2)长期口服激素患者抵抗力低下,告知患者保持个人清洁卫生,避免引起感染的诱发因素。

(3)β 干扰素常见不良反应为流感样症状,可持续 24～48 小时,2～3 个月后通常不再发生;部分患者可出现注射部位红肿、疼痛;严重时可致肝损害、过敏反应等,应及时发现和报告医生处理。

三、健康教育

(1)告诉患者及家属 MS 容易在疲劳、感染、感冒、体温升高及手术创伤后复发,应注意避免。

(2)急性复发期最常见的症状为疲劳,应保证足够卧床休息,避免各种增加疲劳的因素;缓解期注意生活有规律,坚持适当的运动锻炼,劳逸结合,防止过劳。

(3)避免体温升高的因素,如勿使用热敷,沐浴时水温不宜太高。

(4)一般认为女性分娩后 3 个月左右容易复发,故女性患者在首次发作后 2 年内应避孕。

(5)指导遵医嘱正确服药和定期门诊检查。详细告知所用药物的名称、剂量、用法,教会观察药物疗效和不良反应,如口服激素治疗时应遵医嘱用药,不可随意减量或突然停药。

(6)MS 为多次缓解-复发病程,且有进行性加重趋势,患者容易丧失治疗信心,产生悲观厌世情绪和焦虑心理,应指导家属和照顾者关心、体贴患者,给予精神支持和生活照顾,细心观察和及时识别病情变化。

四、护理质量评价标准

(1)患者卧床期间感到清洁舒适,生活需要得到满足。

(2)患者未发生感染。

(3)患者了解疾病相关知识并配合治疗。

第二十四节　病毒性脑炎护理

病毒性脑膜炎是一组由各种病毒感染引起的脑膜急性炎症性疾病,临床以发热、头痛和脑膜刺激征为主要表现。该病大多呈良性过程。85％～95％的病毒性脑膜炎由肠道病毒引起,该病以夏、秋季为高发季节,在热带和亚热带地区可终年发病。儿童多见,成人也患病。多为急性起病,出现病毒感染的全身中毒症状如发热、头痛、畏光、肌痛、恶心、呕吐、食欲减退、腹泻和全身乏力等,并可有脑膜刺激征。儿童病程常超过 1 周,成人病程可持续 2 周或更长时间。该病是一种自限性疾病,主要是对症治疗、支持治疗和防治并发症。

一、一般护理

(1)放置床栏,躁动者加用约束带防止坠床。提供保护性护理。

(2)给予高热量、高维生素、高蛋白饮食,必要时给予营养支持。

(3)关心患者,耐心解释用药目的,使患者能够积极配合治疗。

二、病情观察及症状护理

(1)观察患者神志、瞳孔及生命体征变化。

(2)高热的患者头部置冰帽,物理降温。体温超过 39℃时给予酒精擦浴。

(3)对由脑炎致思维过程改变所致的定向障碍,在周围环境摆放患者熟悉的东西,鼓励患者经常看日历和钟表。

三、用药护理

遵医嘱应用抗病毒、抗生素药物,观察血象变化。

四、健康教育

(1)指导患者坚持正规用药,适当进行体育锻炼,增强体质。避免受凉感冒、疲劳等诱因,生活要有规律。

(2)加强营养,多食高蛋白、高纤维素食物,保持大便通畅。

五、护理质量评价标准

(1)患者安全,头痛逐渐减轻,体温正常。

(2)患者情绪稳定、积极配合休息和治疗。

第二十五节　神经内科特殊检查治疗护理

一、腰椎穿刺术

腰椎穿刺术是通过穿刺第 3～4 腰椎或 4～5 腰椎间隙进入蛛网膜下腔放出脑脊液的技术,主要用于中枢神经系统疾病的诊断和鉴别诊断。脑脊液是由侧脑室脉络丛产生的存在于脑室和蛛网膜下腔的无色透明液体,经室间孔进入第三脑室、中脑导水管和第四脑室,最后经第四脑室中间孔和两个侧孔流到脑和脊髓表面的蛛网膜下腔和脑池,通过脑脊液中,这种功能称为血脑脊液屏障。腰椎穿刺术为神经系统常用的检查方法之一,用于诊断和治疗两方面。诊断性腰椎穿刺可测定脑脊液压力,进行动力学检查,还可以进行脑脊液常规生化、细胞学、免疫学和细菌学方面的检查。在蛛网膜下腔注入对比剂,如碘油、碘水,观察椎管有无阻塞和占位性病变。

(一)术前准备

(1)解释腰穿的目的、方法和配合要点。

(2)沐浴和清洁皮肤,排空膀胱。

(3)神志不清、躁动患者给予镇静剂。

(4)硬板床、腰穿包、局麻用药、碘附、棉签。

(二)术中护理

(1)嘱患者避免咳嗽,为患者保暖。

(2)关好门窗,配合医生让患者侧卧、头低、屈膝到胸前双手抱膝、放松,使穿刺部位充分暴露,腰椎间隙增大,可使穿刺顺利,提高穿刺成功率。

(3)协助医生进行手术野皮肤消毒,铺无菌巾,进行局部麻醉。如有脚麻、触电感,及时向医生说明。

(4)观察患者的呼吸、面色、心率、意识情况,保持正确体位。

(5)颅内压高的患者不宜过多放脑脊液,防止脑疝。

(三)术后护理

(1)去枕平卧 6 小时,24 小时内仍以卧床休息为主。

(2)注意倾听患者的主诉,如头痛、头晕,及时报告医生。

(3)颅压低时嘱患者多饮水或静脉输入生理盐水。

(4)颅压高者腰穿后注意血压、脉搏及呼吸变化,警惕脑疝发生,必要时遵医嘱静脉输注甘露醇后,再进行腰椎穿刺。

(5)若脑脊液自硬膜穿刺孔外漏引起低颅压综合征,可表现为坐起或站立时头痛加重;平卧位时头痛减轻,重者有头晕、恶心、呕吐,应遵医嘱静脉输入低渗盐水改善症状。

二、脑室穿刺和持续引流术

脑室穿刺术是对某些颅内压增高患者进行急救和诊断的措施之一。通过穿刺放出脑脊液以抢救脑危象和脑疝;同时有效地减轻肿瘤液、炎性液、血性液对脑室的刺激,缓解症状,为继续抢救和治疗赢得时间。

(一)术前护理

1.患者准备

评估患者的文化水平、合作程度,以及是否进行过脑室穿刺,指导患者及其家属了解脑室穿刺引流的目的、方法,以及术中、术后可能出现的意外与并发症,消除思想顾虑,征得家属签字同意与患者的积极配合,躁动患者遵医嘱使用镇静剂。

2.用物准备

消毒剂、麻醉剂、颅骨钻、脑室穿刺引流包、无菌引流袋、硅胶导管及抢救药品等,按需要备颅内压监测装置。

(二)术中及术后护理

(1)术中协助患者保持安静,减少头部活动,维持正确体位;对于烦躁不安、有精神症状及小儿患者应特别注意,防止自行拔除引流管而发生意外,必要时使用约束带加以约束。

(2)严密观察患者的神志、瞳孔及生命体征变化,尤其注意呼吸改变。

(3)术后接引流袋于床头,引流管应悬挂固定在高于侧脑室 10～15cm 的位置,以维持正常颅内压。

(4)注意引流速度。一般应缓慢引流脑脊液,使脑内压平缓降低,必要时适当挂高引流袋,以减慢引流速度,避免放液过快所致的脑室内出血、硬膜外或硬膜下血肿、瘤卒中(肿瘤内出血)或诱发小脑幕上疝;但在抢救脑疝、脑危象的紧急情况下,可先快速放些脑脊液,再接引流管,缓慢引流脑脊液。

(5)注意观察引流脑脊液的性质与量。正常脑脊液无色透明,无沉淀,术后 1～2 天可稍带血性,以后转为橙色。如术后出现血性脑脊液或原有的血性脑脊液颜色加深,提示有脑室内继续出血,应及时报告医生行止血处理;如果脑脊液混浊,呈毛玻璃状有絮状物,提示发生感染,应放低引流袋以引流感染脑脊液,并送标本化验。

(6)保持穿刺部位敷料干燥。引流处伤口敷料和引流袋应每天更换,污染时随时更换,保持引流系统的密闭性,防止逆行感染。

(7)保持引流管通畅,防止引流管受压、扭曲、折叠或阻塞,尤其是在搬运患者或帮患者翻身时,注意防止引流管牵拉、滑脱。

(8)及时拔除引流管。脑室引流一般不超过1周,拔管前需夹闭引流管24小时,密切观察患者有无头痛、呕吐等症状,以便了解是否有再次颅内压升高表现。

(9)拔管后应加压包扎伤口处。指导患者卧床休息和减少头部活动,注意穿刺伤口有无渗血和脑脊液漏出,严密观察有无意识、瞳孔变化,失语或肢体抽搐、意识障碍加重等,发现异常及时报告医生做相应处理。

三、数字减影脑血管造影(DSA)

数字减影脑血管造影是经肱动脉或股动脉插管,在颈总动脉或椎动脉注入含碘对比剂,分别在动脉期、毛细血管期和静脉期摄片,观察对比剂所显示的颅内血管的形态、分布和位置。其原理是将X线投照人体所得到的光学图像,经影像增强视频扫描及数模转换、数字化处理后,减影除去骨骼、脑组织等影像,保留充盈对比剂的血管图像,从而产生实时动态的血管造影。

(一)造影前准备

1.评估

患者的文化水平和对造影检查的知晓程度,指导患者及其家属了解脑血管造影的目的、注意事项、造影过程中可能发生的危险与并发症,消除紧张、恐惧心理,征得家属的签字同意和患者的合作。

2.完善各项检查

如患者的肝肾功能,出、凝血时间,血小板计数;遵医嘱行碘过敏试验。碘过敏试验:用静脉对比剂1~2滴点眼,15分钟后观察,无结膜充血为阴性,再将1mL静脉对比剂注入静脉,15分钟后无呕吐、恶心、血压下降等反应为阴性结果。

3.皮肤准备

按外科术前要求在穿刺侧腹股沟部位备皮。

4.用物准备

备好比对剂、麻醉剂、生理盐水、肝素、股动脉穿刺包、无菌手套、沙袋、抢救药物等。

5.术前4~6小时

禁食、禁水,术前30分钟排空大小便,必要时留置导尿管道等。

6.术前30分钟

遵医嘱执行术前用药。

(二)造影中及造影后护理

(1)密切观察意识、瞳孔及生命体征变化,注意患者有无头痛、呕吐、抽搐、失语、打哈欠,以及肢体活动障碍,发现异常及时报告医生处理。

(2)术后平卧,穿刺部位按压30分钟,沙袋(1kg)压迫6~8小时,穿刺侧肢体继续制动(取伸展位,不可屈曲)2~4小时。一般于穿刺后8小时左右可行侧卧位,24小时内卧床休息、限制活动,24小时后可无异常情况可下床活动。

(3)密切观察(术后2小时内每15分钟、2小时后每2小时监测1次,连续6次)双侧足背动脉搏动和肢体远端皮肤颜色、温度等,防止动脉栓塞;注意局部有无渗血、血肿,指导患者咳嗽或呕吐时按压穿刺部位,避免应腹压增加而导致伤口出血。

(4)卧床期协助生活护理。

(5)指导患者多饮水,以促进对比剂排泄。

四、脑血管内介入治疗

脑血管内介入治疗指在 X 线下,经血管途径借助导引器械递送特殊材料进入中枢神经系统的血管病变部位,常用于治疗各种颅内动脉瘤、颅内动－静脉畸形、颈动脉狭窄、颈动脉海绵窦瘘及其他脑血管病。

(一)术前护理

(1)评估患者的文化水平、心理状态,以及对该项治疗技术的认识程度,指导患者及其家属了解治疗的目的、过程、可能出现的意外或并发症,征得家属的理解和签字同意,为患者创造安静的休养环境解除心理压力。

(2)遵医嘱做好各项化验检查,如血型、血常规、出凝血时间等。

(3)用物准备,如注射泵、监护仪、栓塞物品或药品(甘露醇、天普乐新)等。

(4)建立可靠的静脉通路(套管针),尽量减少穿刺,防止出血及瘀斑。

(5)遵医嘱备皮、沐浴及更衣。

(6)遵医嘱禁食、禁水和禁药:局麻者 4～6 小时,全麻者 9～12 小时。

(7)特殊情况遵医嘱术前用药、留置导尿管或心电监护。

(二)术中护理

(1)遵医嘱给药,并调节和记录给药时间、剂量、速度与浓度,根据患者血管情况及时更换所需器械、导管或导丝。

(2)密切观察患者的意识状态和瞳孔变化,若术中出现烦躁不安、意识障碍或意识障碍程度加重、一侧瞳孔散大等,常提示患者脑部重要功能区血管栓塞或病变血管破裂,必须立即配合抢救。

(3)注意观察患者全身情况,如有无语言沟通障碍、肢体运动及感觉障碍,有无寒战、高热等不良反应,有无皮肤受压等,发现异常及时报告医生处理。

(4)遵医嘱输氧和心电监测。

(5)保持各种管道通畅。

(三)术后护理

1.严密观察意识

瞳孔及生命体征变化,每 2 小时监测 1 次,连续 6 次正常后停测;及早发现颅内高压、脑血栓形成、颅内血管破裂出血、急性血管闭塞等并发症,密切观察患者四肢活动、语言状况及足背动脉搏动情况,并与术前比较,发现异常立即报告医生。

2.术后平卧

穿刺部位按压 30 分钟,沙袋(1kg)压迫 6～8 小时,穿刺侧肢体继续制动(取伸展位,不可屈曲)2～4 小时。一般于穿刺后 8 小时左右可侧卧位,24 小时内卧床休息、限制活动。

3.密切观察

密切观察(术后 2 小时内每 15 分钟 1 次)双侧足背动脉搏动和肢体远端皮肤颜色、温度等,防止动脉栓塞;注意局部有无渗血、血肿,指导患者咳嗽或呕吐时按压,穿刺部位,避免应腹压增加而导致伤口出血。

4.注意不良反应

使用肝素和华法林时主要检测凝血功能,注意有无皮肤、黏膜、消化道出血,有无发热、皮疹、哮喘、恶心、腹泻等药物不良反应。

5.术后休息2～3天

避免情绪激动、精神紧张和剧烈运动,防止球囊或钢圈脱落移位。鼓励患者多饮水,促进对比剂排泄。

五、高压氧舱治疗

高压氧舱治疗是让患者在密闭的加压装置中吸入高压力(2～3个大气压)、高浓度的氧,使其大量溶解于血液和组织,从而提高血氧张力、增加血氧含量、收缩血管和加速侧支循环形成,以降低颅内压,减轻脑水肿,纠正脑广泛缺血后所致的乳酸中毒或脑代谢积聚,改善脑缺氧,促进觉醒反应和神经功能恢复。

(一)入舱前护理

(1)详细了解病情及治疗方案,协助医生做好入舱的各项检查和准备工作。

(2)评估患者的文化水平、心理状态及对高压氧治疗的了解程度,详细介绍高压氧治疗的目的、过程和治疗环境,以及升压过程中的正常反应,消除患者的恐惧心理与紧张情绪。

(3)进舱前指导患者了解预防气压伤的基本知识,掌握调节中耳气压的具体方法及要领,如捏鼻鼓气法、咀嚼法、吞咽法等。

(4)告诉患者进舱前勿饱食、饥饿和酗酒,不宜进食产气的食物和饮料,一般在餐后1～2小时进舱治疗。

(5)高压氧治疗是在密闭的舱室内进行,且舱内氧浓度较高,故应高度重视防火、防爆,确保安全。确定患者及陪舱人员未携带易燃易爆物品(如打火机、含酒精和挥发油制品、电动玩具等)进入舱内;不将手表、钢笔、保温杯等带入舱内,以防损坏;进舱人员必须按要求更换治疗室准备的纯棉服装入舱。

(6)首次进舱治疗的患者及陪舱人员进舱前用1%的麻黄碱滴鼻,发热、血压过高、严重疲劳及女性月经期应暂停治疗。

(7)进舱前指导患者及陪舱人员排空大小便,特殊情况下将大小便器放入舱内备用。生活不能自理的患者,进舱前应做好皮肤及外阴部的清洁,以避免或减少不良气味带入舱内。

(8)向患者介绍舱内供氧装置及通信系统使用方法,教会患者正确使用吸氧面罩,掌握间歇吸氧方法。

(9)治疗前检查有无阀门、仪表、通讯、照明、供气、供氧等设备,确认系统运转正常。

(10)严格执行治疗方案,备好抢救物品及药物于舱内。

(二)加压过程护理

(1)加压开始应通知舱内人员做好相应准备,在高压氧治疗过程中,舱内、外必须随时联系,互通情况,密切配合。

(2)控制加压速度,加压初期以稍慢为宜。边加压边询问患者有无耳痛或其他不适,如患者耳痛明显,应减慢加压速度或暂停加压,督促患者做好调压动作,并向鼻内滴1%的麻黄碱,经处理疼痛消除后方可继续加压,若经过各种努力,调压仍不能成功,应减压出舱。

(3)加压时将各种引流管关闭,对密封式水封瓶等装置须密切观察、调整,防止液体倒流入体腔。

(4)调节好舱内温度。根据患者的实感温度,开放空调系统,调节舱内温度,夏季为 24～28℃,冬季为 18～22℃,舱内相对湿度不超过 75%。

(5)加压过程中应观察血压、脉搏、呼吸变化,危重患者应有医护人员陪护。如出血血压增高、心率呼吸减慢,系正常加压反应,不必做特殊处理,告诉患者不要因此而惊慌;若发现患者烦躁不安、颜面或口周肌肉抽搐、出冷汗或突然干咳、气急,或患者自诉四肢麻木、头晕、眼花、恶心、无力等症状时,可能为氧中毒,应立即报告医生,并摘除面罩,停止吸氧,改吸舱内空气;出现抽搐时,应防止外伤和咬伤。

(三)稳压过程护理

(1)当舱内升到所需要的治疗压力并保持不变,称为稳压,也称高压下停留。在整个稳压期间,应使舱压保持恒定不变,舱内压力波动范围不应超过 0.005MPa。

(2)稳压时指导患者戴好面罩吸氧,并观察患者佩戴面罩及吸氧的方法是否正确,指导患者在安静和休息状态下吸氧,吸氧时不做深呼吸。

(3)吸氧时应随时观察患者有无氧中毒症状,如出现应立即摘除面罩停止吸氧,改为吸舱内空气。必要时,医护人员应入舱处理或终止治疗减压出舱。

(4)空气加压舱供氧压力一般为稳压压力＋0.4MPa,供氧量一般为 10～15L/min。注意通风换气,使舱内氧浓度控制在 25% 以下,二氧化碳浓度低于 1.5%。

(四)减压过程护理

1.减压过程

减压过程中必须严格执行减压方案,不得随意缩短减压时间。

2.减压前

告知舱内人员做好准备后才能开始减压。

3.减压

应指导患者自主呼吸,绝对不能屏气。因为屏气时肺内膨胀的气体无法经呼吸道排出,当肺内压力超过外界压力 10.67～13.33kPa 时,肺组织即可被撕裂造成严重的肺气压伤。

4.输液应采用开放式

因为减压时莫菲滴管内的气体发生膨胀,导致瓶内压力升高,气体可进入静脉,有造成空气栓塞的危险。

5.引流管开放

减压时各种引流管都要开放,如胃管、导尿管、胸腔引流管、腹腔引流管、脑室引流管等,气管插管的气囊在减压前应打开,以免在减压时因气囊膨胀压迫气管黏膜而造成损伤。

6.减压过程

减压过程中因气体膨胀吸热,舱内温度急剧下降,舱内会出现雾气,这是正常物理现象。适当通风,并控制减压速度,可以减少或避免这种现象发生,应提醒患者注意保暖。

7.减压初期

减压初期,由于中耳室及鼻旁窦中的气体发生膨胀,耳部可有胀感,当压力超过一定程度后,气体即可排出,胀感很快缓解或消失。

8.出现便意、腹胀

减压时有些患者出现便意、腹胀等现象,这是由减压时胃肠道内气体膨胀、胃肠蠕动加快所致。

9.减压出舱

应询问患者有无皮肤瘙痒、关节疼痛等不适,以便及早发现减压病症状和及时处理。

六、静脉内溶栓

(一)治疗前护理

1.患者的准备

多为起病急、病情重的患者,对疾病持恐惧心理,对治疗抱怀疑态度,我们应向患者解释用药的目的和重要性,使患者能密切配合治疗。

2.定位

常规 18 导联心电图并定位。

3.建立两个静脉通道

建立两个静脉通道,心电监护,吸氧。

4.迅速做好血标本

迅速做好血标本采集和送检工作,包括急诊血常规、血糖、电解质、肝肾功能、凝血、心肌酶二项。

(二)治疗过程中病情观察

(1)心电监护,最初 2 小时每 15 分钟 1 次,随后 6 小时每 30 分钟 1 次,之后每 1 小时 1 次直至 24 小时。

(2)阿替普酶静脉滴注,其中 10% 在最初 1 分钟内静脉推注,其余 90% 药物溶于 100mL 生理盐水中,持续静脉滴注 1 小时,用药期间及用药后 24 小时严密监测患者。

(3)溶栓过程中及溶栓后观察瞳孔,最初 2 小时每 15 分钟 1 次,随后 6 小时每 1 小时 1 次,之后每 4 小时 1 次直至 24 小时。

(4)溶栓过程中及溶栓后观察患者有无皮肤发痒、皮疹、水肿等过敏症状和体征。

(5)溶栓后最初 24 小时尽量避免中心静脉穿刺和动脉穿刺。

(6)溶栓时或结束 30 分钟内尽量避免留置导尿管。

(三)治疗后护理

(1)观察患者有无出血情况。

(2)应选用清淡、低脂、低胆固醇和易消化食物。

(3)保持大便通畅。

(4)注意防止并发症的发生。

(四)健康教育

(1)保持情绪稳定,适量活动,劳逸结合。

(2)低脂、低胆固醇、清淡易消化饮食,多食水果、蔬菜,保持大便通畅。

(3)若出现牙龈出血,皮肤出血点应及时就医。

(五)护理质量评价标准

(1)治疗前、中、后护理措施落实到位,患者知晓治疗前、中、后配合要点。

(2)基础护理措施落实到位,无护理并发症。

(3)病情观察细致,配合医生做好各项护理。

(4)患者情绪稳定,了解溶栓的相关知识。

第六章　内分泌系统疾病护理

第一节　内分泌与代谢性疾病患者的一般护理

内分泌系统由内分泌腺和分布于全身各组织的激素分泌细胞,以及它们所分泌的激素组成。内分泌系统辅助神经系统将体液性信息物质传递到全身各细胞组织,包括远处和相近的靶细胞,发挥其对细胞的生物作用。

内分泌疾病以病理生理分类,可表现为功能亢进、功能减退或功能正常;根据其病变发生部位是在下丘脑、垂体还是周围靶腺,可分为原发性和继发性;内分泌腺或靶组织对激素的敏感性或答应反应降低也可导致疾病。非内分泌组织恶性肿瘤异常地生产过多的激素,或治疗过程中应用激素和某些药物,也可导致内分泌疾病。

一、身心评估

(一)一般状况

患者的精神、意识状态、生命体征、身高、体重、体型、营养状态等有无异常。

1.甲状腺功能亢进症

甲状腺功能亢进症患者常有烦躁、易激动、脉搏增快,而甲状腺功能减退的患者常有精神淡漠、脉搏减慢;糖尿病酮症酸中毒、高渗性昏迷时常有意识改变。

2.高血压

血压增高见于 Cushing 综合征、糖尿病,血压低见于肾上腺功能减退症。

3.巨人症

巨人症体格可异常高大,侏儒症体格可异常矮小,Cushing 综合征可出现向心性肥胖,呆小症患儿身高不能随着年龄而正常长高,上半身与下半身的比例失调等。

4.肥胖症

肥胖症患者可出现体内大量脂肪堆积,体重增加;神经性厌食和甲亢患者皮下脂肪减少,表现为消瘦、体重减轻等。

(二)皮肤黏膜检查

有无皮肤色素沉着、干燥、粗糙、潮热、多汗、水肿、感染、溃疡;有无毛发稀疏、脱落、痤疮等。

(三)头颈部检查

有无头颈及面部改变、突眼、眼球运动障碍、视力或视野异常、甲状腺肿大等改变。

(四)胸部检查

有无乳房溢乳、腹部皮肤紫纹。如垂体瘤患者常有闭经溢乳,Cushing 综合征患者可有腹部皮肤紫纹。

(五)四肢、脊椎、骨关节检查

有无疼痛、畸形、肌力、腱反射异常。骨质疏松症可导致脊椎、骨关节疼痛、变形甚至驼背；痛风可引起急性关节疼痛；急性关节疼痛；肌无力可见 Cushing 综合征。

(六)心理评估

评估患者患病后的精神、心理变化，告知患病对日常生活、学习或工作、家庭的影响，询问是否适应角色转变；了解患者对疾病的性质、发展过程、预后及防治知识的认知程度，多与患者接触及交流，鼓励患者表达其感受，交谈时语言要温和，耐心倾听。消除患者紧张情绪，帮助其树立自信心。必要时安排心理医生给予心理疏导。

二、一般护理

(一)遵守膳食原则

根据不同疾病给予各种治疗饮食并嘱患者遵守膳食原则。

(二)和患者取得合作

向患者做必要的解释，取得合作，以保证试验过程和标本采集准确无误。

(三)做出专业指导

根据患者所患疾病提供相应的专业指导，让患者对疾病有正确的认识。

(四)功能危象

患者应绝对卧床休息，必要时安排专人护理，保持环境安静，避免声、光等不良刺激。

(五)体位

休息与卧位应根据不同疾病进行具体护理，轻者休息或卧床休息，病危或做特殊检查者应绝对卧床休息。如低血糖昏迷患者应绝对卧床休息；突眼的患者采取高枕卧位；危象患者休克时立即采取中凹卧位，以利于增加回血量等。

(六)心理护理

根据患者所患疾病给予相应的心理护理，消除紧张情绪，树立信心。讲解疾病的有关知识，给患者提供疾病康复资料和患有相同疾病并已治疗成功患者的资料。

三、病情观察

(1)观察患者的精神、意识状态、生命体征、身高、体重、体型、营养状态等有无异常。

(2)有无皮肤黏膜色素沉着、干燥、粗糙、潮热、多汗、水肿、感染、溃疡；有无毛发稀疏、脱落、多毛、痤疮等；有无突眼；甲状腺是否肿大、大小是否对称、质地及表面有无结节；有无压痛和震颤；听诊有无血管杂音。

四、健康教育

(一)疾病知识指导

指导患者了解疾病的相关知识，教会自我护理。

(二)饮食指导

指导患者进食与疾病相关的饮食，如腺垂体功能减退症患者进高热量、高蛋白、高维生素易消化饮食，少量多餐，以增强机体抵抗力。

(三)用药指导

教会患者认识所服药物的名称、剂量及不良反应，如肾上腺糖皮质激素过量易致欣快感失眠;副甲状腺激素应注意心率、体温、脉搏、心率、体重变化等。指导患者认识到随意停药的危险性,必须严格遵医嘱按时服用药物,不得随意增减药物剂量。

(四)定期门诊

指导患者定期门诊随访如糖尿病患者一般每 2～3 月复查 1 次糖化血红蛋白,每 1～3 月测 1 次体重,每 3～6 月门诊定期复查,每年全身体检 1 次,以便尽早防治慢性并发症。

(五)自我监测

给患者讲解相关疾病的原因及表现,使患者学会自我观察。

(六)康复及预后

告知患者相关疾病预后情况、如何进行治疗及疾病病程等相关情况。

五、护理质量评价标准

(1)患者了解饮食要求。

(2)护士能够按分级护理要求巡视患者,严密观察病情变化,及时发现异常,及时处理并准确记录。

(3)患者能配合正确采集各种化验标本,熟悉各项检查的临床意义。

第二节　糖尿病护理

糖尿病(DM)是由遗传及环境在内的多种因素共同作用而引起的一组以慢性高血糖为特征的代谢性疾病。因胰岛素分泌绝对或相对不足,导致血糖升高,出现糖尿症状而引起糖、脂肪、蛋白质、水及电解质等代谢异常。可能与遗传、自身免疫、病毒、基因突变、组织对胰岛素产生抵抗及其他因素,如生活方式改变、高热量饮食、体育锻炼减少等因素有关。

一、一般护理

(一)休息与环境

注意休息,酮症酸中毒、高血糖高渗状态绝对卧床休息,注意保暖。

(二)饮食护理

1.制定总热量

首先根据患者理想体重、工作性质、性别、生活习惯计算每天总热量,成年人休息状态下每天每千克理想体重给予热量 25～30kcal,轻体力劳动 30～35kcal,中度体力劳动 35～40kcal,重体力劳动 40kcal 以上。

2.食物组成与成分

总的原则高碳水化合物、低脂肪、适量蛋白质和高纤维素的膳食。糖类占饮食总热量的 50％～60％,提倡粗制米、面和一定量的杂粮。蛋白质含量一般不超过总热量的 15％,脂肪约占总热量的 30％,每天胆固醇摄入量宜在 300mg 以下。可溶性维生素每天以食 40～60g 为宜。

3.合理分配

按每克糖类、蛋白质产热 4kcal,每克脂肪产热 9kcal,将热量换算为食品后制订食谱,可按每天三餐分配为 1/5、2/5、2/5 或 1/3、1/3、1/3。或按病情和配合药物治疗需要进行安排。对于注射胰岛素或口服降糖药且病情有波动的患者,每天可进食 5~6 餐,从三餐正餐中匀出 25~50g 主食作为加餐用。

4.饮食注意事项

(1)当患者因饮食控制而出现的易饥感,可增加蔬菜、豆制品,在总热量不变的原则下,增加一种食物时应同时减去另一种食物。

(2)超重者忌食油炸、油煎食物,少食动物内脏等含胆固醇高的食物。限制饮酒,每天食盐<6g。

(3)多食含纤维素高的食物,加速食物通过肠道,从而延迟和减少糖类食物在肠道类吸收,使餐后血糖下降,同时增加肠蠕动,促进大便通畅。

(4)忌食葡萄糖、蔗糖、蜜糖及其制品。进食水果可在两餐间。

(5)检测体重变化,每周定期测量体重一次,如超过 2kg,应进一步减少热量。

(三)运动锻炼

1.运动方式

应进行有规律的有氧运动,如散步、慢跑、骑自行车、做广播操、打太极等。

2.运动量的选择

合适的运动强度为活动时患者的心率应达到个体的 60% 食物最大耗氧量,活动时间为 20~30 分钟,可根据患者的情况逐渐延长。肥胖者可增加活动次数,其心率简易计算方法为:心率=170-年龄。

3.运动注意事项

(1)运动前评估糖尿病的控制情况,根据患者的运动情况决定运动方式、时间和运动量。

(2)运动不宜在空腹时进行,防止发生低血糖反应,随身携带糖果,当出现饥饿、头晕、心慌、出冷汗及四肢颤抖等低血糖症状时,及时食用并停止运动。

(3)运动中若出现胸闷、胸痛、视物模糊等,应立即停止运动并及时处理。

(4)当血糖>14mmol/L 时,应增加休息,减少运动。

(5)运动时随身携带糖尿病卡,以备急需。

(6)运动后做好记录,以便观察疗效和不良反应。

(四)泌尿道护理

勤用温水清洗外阴部,并擦干,防止和减少瘙痒和湿疹发生。因自主神经功能紊乱造成的尿潴留,可采用膀胱区热敷、按摩和人工诱导排尿等方法排尿。

(五)皮肤护理

保持皮肤清洁,勤洗澡、勤换衣,洗澡时水温不可过热,香皂选用中性为宜,内衣以棉质、宽松、透气为好。

二、病情观察

(1)注意监测血糖情况,并做好记录。

（2）注意观察有无视力下降,乏力、四肢麻木、疼痛、皮肤瘙痒等情况,观察有无口腔、皮肤、足部等感染,如有异常及时处理。

（3）观察有无食欲减退、恶心、呕吐、呼吸深大、嗜睡等酮症酸中毒表现。

（4）注意有无低血糖症状,如心慌、出冷汗、饥饿感等,立即遵医嘱按低血糖流程处置。

（5）注意监测患者体温、脉搏等变化,预防有感染的危险。

三、用药护理

(一)口服用药护理

1.磺酰脲类降糖药治疗

其应从小剂量开始,早餐前半小时口服,主要不良反应是低血糖,少见肠道反应、皮肤瘙痒、肝功能损害等。

2.双胍类药物

其不良反应有腹部不适、恶心、畏食、腹泻等,严重时发生乳酸血症,餐中或餐后服药或从小剂量开始可减轻不适症状。

3.α—葡萄糖苷酶抑制剂

其应与第一口饭同时服用,常有腹部胀气、腹部排气多等症状。

4.瑞格列奈

此药应餐前服用,不进餐不服药。

5.噻唑烷二酮

其主要不良反应为水肿,心力衰竭和肝病患者应注意观察。

(二)使用胰岛素护理

1.胰岛素注射途径

（1）静脉输注。

静脉小剂量输注胰岛素,主要用于治疗糖尿病酮症酸中毒。

（2）皮下注射。

注射器具有胰岛素注射器、胰岛素笔、胰岛素泵 3 种。

2.使用胰岛素的注意事项

（1）准确用药。掌握各类胰岛素的名称、剂型、作用特点,以及根据各类胰岛素的注射时间要求,准确执行医嘱。

（2）严格无菌操作,防止感染。

（3）注射部位选择与更换。常选择上臂三角肌、臀大肌、腹部、大腿外侧;注射部位经常更换,避免引起脂肪萎缩或增生、局部硬结。

（4）胰岛素的保存。未开封胰岛素应放入冰箱,于 4～8℃冷藏保存,不可冷冻保存,使用中的胰岛素常温(<28℃)下可使用 28 天,无须放冰箱,但应避免过冷、过热;放置于阴凉处,避免日光直晒。

（5）注射胰岛素后及时进食,避免低血糖发生。注意监测血糖,发现异常及时通知医生。

（三）胰岛素不良反应的观察及处理

1.低血糖反应

一旦发生低血糖反应,应根据患者的具体情况给予相应的处理。

2.注射部位脂肪萎缩或增生

经常更换注射部位,可防止其发生。

3.过敏反应

主要为注射部位瘙痒,继而出现荨麻疹样皮疹,可伴有恶心、呕吐、腹泻等,随着胰岛素制剂的改进,过敏反应已较少。

四、健康教育

（一）疾病预防指导

开展糖尿病社区预防知识指导,关键是筛查出 IGT 人群,并进行干预性健康教育。

（二）疾病知识宣传

增加对疾病知识的宣教,使患者认识到糖尿病是终身性疾病,治疗需持之以恒。让患者和家属了解糖尿病的病因、临床表现、诊断与治疗方法及控制要求,提高患者依从性,使其积极乐观地配合治疗。

（三）掌握自我监测方法

指导患者掌握血糖仪监测血糖、血压的测量、体质指数的计算等,了解糖尿病的控制目标。

（四）提高自我护理能力

强调医学营养治疗的具体措施和体育锻炼的要求,生活规律,戒烟、酒,注意饮食卫生。详细讲解口服降糖药及胰岛素的名称、剂量、给药时间和方法,学会胰岛素注射技术。患者其及家属了解酮症酸中毒、高血糖高渗状态、低血糖反应的临床表现、观察方法及处理措施。指导患者及家属掌握糖尿病足的预防和护理知识。教会患者外出时携带识别卡,以便紧急时及时处理。

（五）定期门诊随访

要求患者定期门诊随访,每 3～6 个月门诊检查 1 次,每年全身检查 1 次,检查异常者遵医嘱增加检查次数,以便尽早防治慢性并发症。

五、护理质量评价标准

(1)患者掌握糖尿病的基础知识和治疗控制要求。

(2)患者了解饮食、运动、心理、药物、血糖监测的重要性。

(3)患者掌握胰岛素注射方法,血糖得到较好控制,糖尿病高血糖症状好转。

(4)认真执行各项诊疗及护理措施,记录及时准确,无护理并发症。

第三节　糖尿病足护理

糖尿病足为下肢远端神经异常和不同程度的周围血管病变相关的足部(踝关节或踝关节以下的部位)感染、溃疡和(或)深层组织破坏。

一、一般护理

(一)评估患者有无足溃疡的危险因素

1.既往有足溃疡史

2.有神经病变的症状或体征

有神经病变的症状或体征(如足部麻木、触觉、痛觉)或缺血样血管病变的体征(如运动引起的腓肠肌疼痛或足发凉、皮肤发亮变薄、足背动脉搏动减弱或消失)。

3.严重的足畸形

4.其他危险因素

如视力下降,膝、髋或鞋袜不合适等。

5.个人因素

如社会经济条件差、老年人或独居生活、拒绝治疗和护理等。

(二)足背观察与检查

(1)每天检查双足1次,了解足部有无感觉减退、麻木刺痛感。

(2)观察足部皮肤有无颜色、温度改变及足背动脉搏动情况。

(3)注意检查趾甲、足底等有无鸡眼、甲沟炎、甲癣,是否发生红肿、青紫、水疱、坏死等损伤。

(4)定期做足部保护性感觉的测试,常用尼龙单丝测试,及时了解足部感觉功能,主要测试关节位置觉、振动觉、痛觉、温度觉、触觉和压力觉。

(三)保持足部清洁,避免感染

(1)指导患者勤换鞋袜,每天清洗足部1次,时间为10分钟左右。

(2)水温适宜,使用前应使用水温表测量水温,不应大于37℃。洗完后用柔软的浅色毛巾擦干,尤其是脚趾间。

(3)皮肤干燥者必要时可涂羊毛脂,但不可常用,以免过度浸软。

(四)预防外伤

(1)指导患者不要赤脚走路,以防刺伤。

(2)外出时不可穿拖鞋,以免踢伤。

(3)应选择轻巧柔软、透气性好、前端宽大、圆头、有带的鞋子,鞋底要平、厚。

(4)袜子选择以浅色、弹性好、吸汗、透气及散热性好的棉毛质地为佳,大小适中、不粗糙、无破洞。

(5)应帮助视力不好的患者修剪指甲,指甲修剪与脚趾平齐,并挫圆边缘尖锐部分。

(6)冬天不要使用热水袋、电热毯或烤灯保暖,谨防烫伤,同时应注意预防冻伤。

(五)促进循环

促进肢体血液循环指导和协助患者采用多种方法促进肢体血液循环,如步行和腿部运动。

(六)积极控制血糖

说服患者戒烟,防止因吸烟导致局部血管收缩而进一步促进足溃疡的发生。

第四节　低血糖护理

低血糖症是一组多种病因引起的,以血浆葡萄糖浓度过低、交感神经兴奋和脑细胞缺糖为主要特点的临床综合征。一般以血糖浓度低于 3.0mmol/L 作为低血糖的标准,而接受药物治疗的糖尿病患者只要血糖水平≤3.9mmol/L 就属低血糖范畴。

一、一般护理

(1)告知患者和家属不能随意更改降糖药物及其剂量;活动量增加时,要减少胰岛素的用量并及时加餐。

(2)容易在后半夜及清晨发生低血糖的患者,晚餐适当增加主食或含蛋白质较高的食物。

(3)速效或短效胰岛素注射后应及时进餐;病情较重,可先进餐再注射胰岛素。

(4)初用各种降糖药时要从小剂量开始,然后根据血糖水平逐步调整药物剂量。

(5)强化治疗应在患者进餐前后测血糖,并做好记录,以便及时调整胰岛素或降糖药用量。

(6)做好心理护理,使患者情绪稳定。

(7)制订合理饮食方案,观察患者的饮食情况,控制饮食。

(8)根据病情监测血糖,观察其变化调整用药。

(9)一旦确定患者发生低血糖,应尽快给予糖分补充,解除脑细胞缺糖症状。同时了解低血糖发生的诱因,给予健康指导,避免再次发生。

二、病情观察

(一)注意观察

低血糖症状,如心慌、出冷汗、饥饿感等。

(二)监测

血糖、血压、呼吸等情况,尤其是服用胰岛素促泌剂和注射胰岛素的患者。

(三)给予

氧气吸入,注意用氧安全。

(四)观察

监测体温,观察神志变化。

(五)症状观察和血糖监测观察

患者有无低血糖的临床表现,尤其是服用胰岛素促泌剂和注射胰岛素的患者。老年患者常有自主神经功能紊乱而导致低血糖症状不明显,除应加强血糖监测外,对患者血糖不宜控制过严,一般空腹血糖不超过 7.8mmol/L(140mg/dL),餐后血糖不超过 11.1mmol/L(200mg/dL)即可。对于强化治疗的患者,空腹血糖控制在 4.4～6.7mmol/L,餐后血糖为 10mmol/L,其中晚餐后血糖控制在 5.6～7.8mmol/L,凌晨 3 时血糖以不低于 4mmol/L 为宜。

三、用药护理

(一)遵医嘱托

立即给予 50% 的葡萄糖静脉推注,或胰高血糖素 0.5～1.0mg 肌内注射。

(二)15 分钟监测血糖情况

(1)血糖≤3.9mmol/L,再给予 15g 葡萄糖口服。

(2)血糖在 3.9mmol/L 以上,但距离下一次进餐在 1 小时以上,给予含淀粉及蛋白食物。

(3)血糖仍然≤3.0mmol/L,继续给予 50%的葡萄糖 60mL 静脉推注。

(三)低血糖恢复

要了解低血糖发生的原因,调整用药。

(四)低血糖未恢复

静脉滴注 5%的葡萄糖或者 10%的葡萄糖或加用糖皮质激素,意识恢复后至少监测血糖 24~48 小时。

第五节　糖尿病酮症酸中毒护理

糖尿病酮症酸中毒(DKA)是由胰岛素不足及升糖激素不适当升高引起的糖和脂肪代谢紊乱,以高血糖、高血酮和代谢性酸中毒为主要表现的临床综合征。DKA 是最常见的一种糖尿病急性并发症。

一、一般护理

(一)确诊

确诊糖尿病酮症酸中毒后,应绝对卧床休息,立即配合抢救治疗。

(二)加强

加强心理护理,以稳定患者情绪,消除顾虑。

(三)合理饮食

根据医嘱合理饮食,控制总热量,少食多餐。

(四)做好护理

做好口腔、会阴及皮肤护理,准确记录出入量。

(五)定期监测

定期监测血糖,合理用药,不要随意减量或停用药物。

(六)保证充足的水分

保证充足的水分摄入,特别是发生呕吐、腹泻严重感染时。

(七)急救配合与护理

(1)立即开放两条静脉通路,准确执行医嘱,确保液体和胰岛素的输入。

(2)绝对卧床休息,注意保暖,给予持续低流量吸氧。

(3)加强生活护理,特别注意皮肤、口腔护理。

(4)昏迷者按昏迷常规护理。

二、病情观察

(一)严密观察和记录

患者的生命体征、神志、24 小时出入量等。

(二)遵医嘱托

定时监测血糖、血钠和渗透压的变化。

(三)体温

监测体温变化情况,应注意除感染引起的体温上升外,是否伴有高渗性昏迷。

(四)呼吸

观察患者呼吸的深度、频次、节律,呼吸伴随的气味等酮症酸中毒表现。

(五)严密观察

神志、意识等神经功能变化情况。

(六)监测

遵医嘱监测血糖、尿酮、电解质等生化指标,应激状况时每天监测血糖,严防低血糖发生,严密监测血钾。

三、用药护理

(1)应用小剂量胰岛素持续静脉注射、补液、补钾、给碱性药物等方式进行治疗,积极消除诱发因素。

(2)迅速建立两条静脉通道,纠正水、电解质紊乱,维持正常的酸碱平衡,纠正酸中毒。其中一条用于输注胰岛素,按时监测血糖情况,根据血糖情况给予及时调整输注溶液;另一条给予常规补液治疗。

(3)加强巡视,注意控制好输液速度,保证液体按时、按量输入。

(4)注射胰岛素时应注意注射部位轮换交替进行,剂型、剂量应准确,以免影响药物吸收。

四、健康教育

(1)严格控制日常饮食。

(2)预防各种感染及外伤。

(3)定期复查,切不能自行停药、增减药量或更换药物。

(4)按时监测血糖。

(5)指导患者自我照顾,包括正确注射胰岛素,掌握药物疗效、副作用,低血糖反应,血糖监测,足部护理等。

(6)定期门诊随访,外出时随身携带识别卡及糖果,以便急救。

五、护理质量评价标准

(1)掌握患者基本情况、病情及心理状况。

(2)糖尿病饮食护理到位。

(3)血糖、尿常规、电解质等生化指标检测及时准确,并熟悉其临床意义。

(4)认真执行各项诊疗及护理措施,记录及时、准确,无护理并发症。

(5)患者正确掌握注射胰岛素方法,并掌握低血糖反应的防治措施。

第六节 糖尿病高血糖高渗性昏迷护理

高血糖高渗状态是糖尿病急性代谢紊乱的另一种临床类型,以严重高血糖、高血浆渗透压、脱水为特征,无明显酮症酸中毒。患者常有不同程度的意识障碍和昏迷。

一、一般护理

(1)绝对卧床休息,保持安静舒适的环境。

(2)给予心理护理,保持情绪稳定。

(3)合理饮食,保证液体摄入量。

(4)记录液体出入量。

二、病情观察

(1)给予平卧位,头偏向一侧或侧卧位交替,保持呼吸道通畅。

(2)每小时监测血压、脉搏、呼吸,并记录。

(3)观察患者的神经精神症状。

(4)观察患者的临床症状,全身脱水症状有无改善。监测血糖、尿糖,注意监测电解质、肾功能情况。

(5)注意有无低血糖症状,如心慌、出冷汗、饥饿感等,观察有无口腔、皮肤、足部等感染,如有异常,及时处理。

三、用药护理

(1)补液总量一般在 6～10L/d,遵医嘱快速大量补液(心功能不全者滴速不宜过快)。

(2)补液种类治疗初期,选用生理盐水;血糖降至 13.9mmol/L 时,可选用 5％的葡萄糖溶液或糖盐水,并按比例加入胰岛素。

(3)胰岛素的使用持续小剂量胰岛素静脉滴注,血糖不宜下降过快,患者可以进食后改为皮下注射,同时严密检查血糖情况,详细记录。

(4)纠正电解质,适量补钾,保持水电解质平衡。

四、健康教育

(1)向患者及其家属讲解疾病诱因,加强自我保健意识。

(2)严格控制血糖,注意饮水,保证每日足够的水分摄入。

(3)防止各种感染、应急等情况,一旦出现,积极处理。

(4)不用或慎用脱水和升高血糖的药物。

五、护理质量评价标准

(1)掌握患者血糖、基本情况、病情及心理状况。

(2)知晓糖尿病高血糖高渗昏迷诱发因素及防范措施。

(3)认真执行各项诊疗及护理措施,记录及时、准确,无护理并发症。

(4)提高自我保健意识,严格控制血糖。

第七节　胰岛素泵护理

胰岛素泵治疗是采用人工智能控制的胰岛素输入装置,通过持续皮下输注胰岛素的方式,模拟胰岛素的生理性分泌模式从而控制高血糖的一种胰岛素治疗方法。内装有一个放短效或速效胰岛素的储药器,外有一个显示屏及一些按钮,用于设置泵的程序,灵敏的驱动马达缓慢地推动胰岛素从储药器经输注导管进入皮下。

一、一般护理

(1)血糖控制平稳,可进行日常活动和工作,若出现任何不适,应适当休息,避免劳累。

(2)糖尿病饮食,控制总热量,少食多餐。

(3)加强皮肤护理,注意局部皮肤有无红肿等情况。

(4)给予心理护理,以稳定患者情绪,消除顾虑。

二、病情观察

(1)按时监测血糖,对初次使用胰岛素泵的患者,每日监测血糖 7~8 次,并详细记录。

(2)注意观察低血糖反应。安装胰岛素泵后,1 周后低血糖反应较多,应及时监测血糖,同时向医生汇报,迅速纠正低血糖反应。

三、携泵给药护理

(一)定期更换输注装置

连续注射 3~5 天,之后需另取部位并更换输注导管,同时观察患者的局部反应及机器运行情况。

(二)穿刺部位护理

注意观察确保针头完全进入皮下,输注导管固定完好,检查穿刺处皮肤有无红肿、出血、感染及过敏等反应。如有上述反应立即拔出,重新安装。

(三)携泵指导

指导患者妥善放置胰岛素泵并保持连接通畅,洗澡时可用快速分离器将泵脱开,分离时间应短于 1 小时。

(四)特殊情况处理

避免将泵摔至地上或沉入水底,也不应将泵置于气温>45℃ 或<0.5℃ 的环境中,防止胰岛素泵损坏及胰岛素制剂失效。如要进行 X 线、CT、磁共振等其他放射性检查时,应将泵与管道进行分离,取下泵。检查完后再进行连接。

(五)故障排除

输注装置阻塞为最常见故障,出现报警时,嘱患者平卧,仔细检查装置是否扭曲或有气泡阻塞,需要时更换装置或输注部位。

四、健康教育

(1)保持皮肤清洁,避免感染。

(2)置泵前耐心倾听患者提问,并提供相关资料,使患者更好地配合治疗。

(3)加强糖尿病教育工作。

五、护理质量评价标准

(1)心理护理、皮肤护理及饮食护理认真落实。

(2)严密观察病情变化,一旦发现异常及时报告医生,配合处理。

(3)正确、及时执行医嘱,完成各项治疗,认真落实各项护理措施并记录。

(4)定时监测血糖等指标。

(5)做好疾病指导及出院指导。

第八节　动态血糖监测护理

动态血糖监测系统(CGMS)是近年来投入临床使用的一种新型持续动态血糖监测系统,该系统的核心是血糖探头和记录器。血糖记录器是一个传呼机大小、携带方便的电子设备,探头则是一种小巧、可弯曲的铂电极。系统由医疗专业人员为患者佩戴,患者在日常生活状况下检测并记录血糖数据。动态血糖监测系统最大的特点是每5分钟自动记录一次血糖值,全天记录288个血糖值,临床上一般监测24～72小时的动态血糖变化。包括最高和最低血糖值、血糖超过或低于设定血糖值的时间和所占比例、三餐前后的血糖变化范围,以及任何确定时间的血糖值等,还能绘制出精确的每日血糖变化曲线,通过这张血糖图谱,医生可以发现许多常规血糖监测方法不能发现的问题,从而为临床的及时诊断和合理治疗提供重要的线索。

一、一般护理

(1)患者血糖控制平稳,可进行日常活动和工作。若出现任何不适,应适当休息,避免劳累。

(2)给予心理护理,以稳定患者情绪,消除顾虑。

(3)糖尿病饮食,控制总热量,少食多餐。

(4)加强皮肤护理,注意局部皮肤有无红肿等情况。

(5)定时监测血糖情况,及时纠正低血糖。

二、携带动态血糖仪护理

1.避免

大量出汗、淋雨、浸水、强磁场和强烈撞击。

2.护理

做好皮肤护理。

3.注意观察

注意观察传感器脱落。

4.数据仪报警

(1)数据记录卡故障,可打开记录仪调整数据卡,必要时更换一个新的数据卡。

(2)传感器电流异常故障,需要取下传感器及记录仪,由医生处理。

5.疼痛护理

(1)刚开始有疼痛会自然消失,不用处理。

(2)携带过程中间有轻度断续刺痛:传感器已经脱出皮肤,需要取下传感器重新安装。

(3)携带过程中出现强烈痛感:视患者的感受而定,一般一段时间后自行消失,如不缓解应重新更换部位安装。

三、健康教育

(1)保持皮肤清洁,避免感染。

(2)操作前耐心倾听患者提问,并提供相关资料,使患者更好地配合治疗。

(3)加强糖尿病教育工作。

四、护理质量评价标准

(1)心理护理、皮肤护理及饮食护理认真落实。

(2)严密观察病情变化,一旦发现异常及时报告医生,配合处理。

(3)正确、及时执行医嘱,完成各项治疗,认真落实各项护理措施并记录。

(4)定时监测血糖等指标。

(5)做好疾病指导及出院指导。

第九节 甲状腺功能亢进症护理

甲状腺功能亢进症,简称甲亢,是指由多种病因导致甲状腺腺体本身产生甲状腺激素(TH)过多而引起的甲状腺毒症。

一、一般护理

(一)休息与活动

根据患者目前的活动量及日常生活习惯,与患者及家属共同制订个体化活动计划。活动时以不感疲劳为度,适量增加休息时间,维持充足睡眠,防止病情加重。病情重、有心力衰竭或严重感染者应严格卧床休息。

(二)环境

保持环境安静,避免嘈杂,限制探视时间,相对集中时间进行治疗、护理。甲亢患者因怕热多汗,应安排通风良好的环境,夏天使用空调,保持室温恒定、凉爽。

(三)饮食护理

应患者机体处于高代谢状况,能量消耗大,饮食以高热量、高蛋白、高维生素、易消化、低碘为宜,以满足患者机体的高代谢状态,忌饮浓茶、咖啡等兴奋性饮料。主食应足量,可以增加奶类、蛋类、瘦肉类等优质蛋白以纠正体内的负氮平衡,多摄取新鲜蔬菜和水果。鼓励患者多饮水,每天饮水 2000～3000mL 以补充出汗、腹泻、呼吸加快等所丢失的水分。但对并发心脏病者应避免大量饮水,以防因血容量增加而加重水肿和心力衰竭。应食用无碘盐,忌食海带、紫菜等海产品,慎食卷心菜、甘蓝等致甲状腺肿食物。

(四)测量

每日测量空腹体重及 4 次脉搏。

(五)态度

与患者交谈时态度和蔼、有耐心,注意患者的情绪变化,避免各种刺激。

(六)宣传

做好疾病相关宣教,使患者配合做好各项检查。

(七)心理护理

给予患者心理支持,消除其紧张焦虑情绪,避免精神刺激。

二、病情观察

(一)观察患者的生命体征

尤其是心律和脉压的变化,测量患者清晨心律和血压,注意基础代谢率的变化,以判断甲亢的严重程度。

(二)观察有无甲亢危象的发生

当患者出现原有症状加重、高热(＞39℃)、大汗淋漓、心率＞120 次/分,恶心、呕吐、腹泻、烦躁或嗜睡等症状,应警惕甲状腺危象发生的可能,及时报告医生并配合抢救。

(三)甲状腺危象护理

系该病严重表现,可危及生命。主要诱因有精神刺激、感染、甲状腺手术前准备不充分。

1.立即吸氧

绝对卧床休息,呼吸困难时取半卧位,立即给予氧。安排患者住单人间,保持环境的安静、安全、凉爽,嘱患者绝对卧床休息,避免室内光线过强。

2.及时准确给药

迅速建立静脉通路,按医嘱使用 PTU、复方碘溶液、β肾上腺素能受体阻滞剂、氢化可的松等药物。使用丙硫氧嘧啶及碘剂时注意观察病情变化,严格掌握碘剂的剂量并观察中毒或过敏反应。准备好抢救药物,如镇静剂、血管活性药物、强心剂等。

3.密切观察病情变化

定时测量生命体征,准确记录 24 小时出入量,严密观察患者病情变化,注意血压、脉搏、呼吸心率变化,观察神志、精神状态,观察腹泻、呕吐、脱水的改善情况。

4.体温过高者

给予冰敷或酒精擦浴降温,头敷冰帽,大血管处放置冰袋,同时避免冻伤。

5.护理人员应耐心

温柔、体贴患者,建立良好的护患关系,加强心理护理,消除患者及其家属的紧张情绪。指导患者自我心理调整,避免感染、严重精神刺激、创伤等诱发因素。

6.给予约束

如患者处于兴奋、躁动状态,应适当给予约束,避免碰伤和坠床,必要时遵医嘱给予镇静药。

7.卧床期间

做好患者的基础护理,昏迷者加强皮肤、口腔护理,定时翻身,防止压疮、肺炎的发生。腹泻严重者应注意肛周护理,预防肛周感染。

8.给予高热量饮食

鼓励患者多饮水,每日饮水量≥2000mL,注意水电解质平衡。

三、眼部护理

(1)患者外出时戴墨镜,避免强光及灰尘刺激。

(2)若患者有突眼征,闭目困难,睡眠时涂抗生素眼膏或滴眼药水,并盖上眼罩或纱布,以防眼球干燥及角膜溃疡,白天可佩戴黑镜,睡觉或休息时,抬高头部予高枕卧位及低盐饮食,以减轻球后软组织水肿。

(3)当眼睛有异物感时,勿用手直接揉眼睛。

四、用药护理

(一)指导患者正确用药

不可自行减量或停药。遵医嘱给药,做到发药到口。注意药效及药物副作用,如白细胞和血小板减少、皮疹、发热、肝功能损害、关节痛等。

(二)抗甲状腺药物起效慢

一般4周左右才开始起效,应告知患者,以免患者在用药后不见即时疗效而心生疑虑,加重心理负担。护士应指导患者正确用药,不可自行减量或停药,并密切观察药物的不良反应,及时处理。

(三)抗甲状腺药物的常见不良反应及处理措施

1.粒细胞减少

多发生在用药后2~3个月,严重者可致粒细胞缺乏症。因此,必须指导患者定期复查血象。如外周白细胞低于$3×10^9$/L或中性粒细胞低于$1.5×10^9$/L应停药,患者多有头昏、食欲缺乏、乏力,部分伴有感染症状,并遵医嘱给予促进白细胞增生药。

2.药疹

较常见,可用抗组胺药控制,不必停药。如出现皮肤瘙痒、团块状等严重皮疹则应,立即停药,以免发生剥脱性皮炎。

3.其他

若发生中毒性肝炎、肝坏死、精神病、胆汁淤积综合征、狼疮样综合征、味觉丧失等,应立即停药治疗。

五、健康教育

(一)疾病知识指导

指导有关甲亢的知识和保护眼睛的方法和技巧,教会患者自我护理。指导患者注意加强自我保护,上衣领宜宽松以免压迫甲状腺,严禁用手挤压甲状腺以免TH分泌过多,加重病情。注意眼部护理。注意劳逸结合,不要过度劳累。根据自身情况进行适当锻炼。

(二)给予

高蛋白(如牛奶、豆类、肉类等)、高热量(含丰富碳水化合物)、高维生素(蔬菜、水果)和易消化饮食。避免食用过多的粗纤维食物及含碘食品(海产品、碘盐),以免引起消化道不适及病情加重。

(三)鼓励患者

保持身心愉快,避免精神刺激或过度劳累,建立和谐的人际关系和良好的社会支持系统。

(四)用药指导与病情监测

指导患者坚持遵医嘱按剂量、按疗程服药,不可随意减量或停药。服用抗甲状腺药物的开始 3 个月,每周查血象 1 次,每隔 1～2 个月做甲状腺功能测定,每天清晨起床前自测脉搏,定期测量体重,脉搏减慢、体重增加是治疗有效的标志。若出现高热、恶心、呕吐、不明原因腹泻、突眼加重等,警惕甲状腺危象可能,应及时就诊。

(五)生育指导

对于有生育需要的女性患者,应告知其妊娠可加重甲亢,宜治愈后再妊娠。对于妊娠期甲亢患者,应指导其避免各种对母亲及胎儿造成影响的因素,宜选用抗甲状腺药物治疗,禁用 1311 治疗,慎用普萘洛尔,加强胎儿监测。产后如需继续服药,则不宜哺乳。

(六)社区家庭支持指导

患者出院后到所属社区卫生服务中心建档,充分利用社区卫生资源,接受社区延续性护理服务。社区护士应对甲亢患者定期家访,给予相应的健康指导。评估内容包括患者的日常生活方式、病情、服药依从性、情绪状态、人际关系等。鼓励家属主动关心患者并理解患者的情绪状态,促进患者与家属之间的良性互动,以促进患者康复。

六、护理质量评价标准

(1)患者能知晓无碘饮食和眼部护理要求。

(2)认真执行交接班制度,严密观察病情变化,发现异常及时报告医生,配合处理。

(3)掌握专科实验室检查临床意义。

(4)做好患者健康指导和出院指导工作。

第十节　甲状腺功能减退症护理

甲状腺功能减退症简称甲减,是由各种原因导致的低甲状腺激素血症或甲状腺激素抵抗而引起的全身性低代谢综合征,其病理特征是黏多糖在组织和皮肤堆积,表现为黏液性水肿。

一、一般护理

(一)休息与环境

调节室温在 22～23℃,加强保暖。避免病床靠窗,以免患者受寒。监测患者体重,详细记录出入量情况。若体重增加明显、皮肤肿,应及时通知医生。

(二)饮食护理

给予高蛋白、高维生素、低盐、低脂肪饮食,细嚼慢咽、少量多餐,食物注重色、香、味,以增加患者食欲。

(三)保持大便通畅

教会患者每日定时排便,以便养成规律排便的习惯。为卧床患者创造良好的排便环境。

指导患者促进便意的技巧,如适当按摩腹部,或以手指按摩肛门四周括约肌,以促进胃肠蠕动而促进排便。指导患者每日进行适度的运动,如散步、慢跑等。多进粗纤维食物,如蔬菜、水果或全麦制品。必要时根据医嘱给予轻泻剂。

(四)加强皮肤护理

观察皮肤水肿情况及水肿部位皮肤完整性、弹性和皮肤温湿度。保证皮肤清洁,沐浴后涂抹护肤油保护,防止破溃。皮肤干燥、粗糙时,可局部涂抹乳液或润肤油以保护皮肤。洗澡时避免使用肥皂。协助患者经常翻身或下床活动,避免血液循环不良造成压疮。

(五)心理护理

建立良好的护患关系,以真挚、诚恳的态度与患者沟通,关心患者;鼓励患者倾诉自己的思想,说出对自己外观及性格改变的感受,及时给予鼓励,使患者保持乐观的情况和受到重视;鼓励患者家属及亲友与患者沟通,理解患者的行为,提供心理支持,使患者感到温暖和关怀,从而增强自信心。

(六)监测并记录

晨起体温、心率等基础代谢率指标。体温偏低的患者,用厚衣服、棉被、暖水袋等保暖,防止烫伤。

(七)重症者卧床休息

加强生活护理。有精神症状的患者应有专人看护,以免发生危险。

(八)指导患者

遵医嘱服药,监测用药后效果,有无不良反应。

(九)黏液性水肿昏迷护理

建立静脉通道,按医嘱给予急救药物;保持呼吸道通畅,吸氧,必要时配合医生行气管插管或气管切开;监测生命体征和动脉血气分析的变化,记录24小时出入量;注意保暖,避免局部热敷,以免烫伤和加重循环不良。

二、病情观察

(1)观察神志、体温、脉搏、呼吸、血压的变化,每日记录患者体重。

(2)观察患者有无寒战、皮肤苍白等体温过低、心动过缓等现象,并及时处理。

(3)患者若出现体温低于35℃、呼吸浅慢、心动过缓、血压下降、嗜睡等表现,或出现口唇发绀、呼吸深长、喉头水肿等黏液性水肿昏迷的症状,应迅速建立静脉通路,立即通知医生配合抢救。

(4)注意黏液性水肿变化。每日观察皮肤弹性与水肿情况及服药后改善情况。观察皮肤有无发红、发绀、起水疱或破损等。

(5)观察大便的次数、性质、量的改变,观察有无腹胀、腹痛等麻痹性肠梗阻的表现。

三、用药护理

(1)指导患者按时服用药物,观察药物疗效及服用过量的症状,如出现多食消瘦、脉搏>100次/分、发热、大汗、情绪激动等情况时,提示用药过量,应及时报告医生。

(2)替代治疗最佳的效果为血TSH恒定在正常范围内。长期替代治疗者每6~12个月检测1次。对于有心脏病、高血压、肾炎患者,应特别注意剂量的调整,不能随意增减剂量。

（3）服用利尿剂时，指导患者需记录液体 24 小时出入量。

四、健康教育

（1）告知患者发病原因及注意事项，如药物引起者应调整剂量和停药。

（2）注意个人卫生，冬季要保暖。避免出入公共场合，以预防感染和损伤。慎用镇静、催眠、镇痛、麻醉等药物。

（3）对需终身替代治疗者，向其解释终身服药的重要性和必要性，不可随意停药或变更剂量，否则可能导致心血管疾病，如心肌缺血、梗死或充血性心力衰竭。告知甲状腺激素服用过量的症状（如出现多食消瘦、脉搏＞100 次/分、发热、大汗、情绪激动等），指导其自我监测。

（4）给患者讲解甲减发生的原因及表现，使患者学会自我观察。若出现低血压、心动过缓、体温降低（体温＜35℃）等，应立即就医。

（5）指导患者定期复查肝肾功能、甲状腺功能、血常规等。

（6）指导患者进食高热量、高蛋白质、高维生素、低脂、低盐的易消化食物，鼓励适当活动。

（7）皮肤干燥的患者，应加强皮肤护理，沐浴后涂抹护肤油保护，水肿部位需加强护理。

五、护理质量评价标准

（1）心理护理及饮食护理认真落实。

（2）严密观察病情变化，发现异常及时报告医生，配合处理。

（3）正确及时执行医嘱，完成各项治疗，认真落实各项护理措施并记录。

（4）定期监测甲状腺功能、新功能等指标。

第十一节　单纯性甲状腺肿护理

单纯性甲状腺肿是指由多种原因引起的非炎症性或非肿瘤性甲状腺肿大，也称非毒性甲状腺肿，一般不伴有甲状腺功能异常的临床表现。当该病患病率超过 10％时，称为地方性甲状腺肿。

一、一般护理

（一）休息与活动

根据患者目前的活动量及日常生活习惯，与患者及其家属共同制订个体化活动计划。活动时以不感疲劳为度，适量增加休息时间，维持充足睡眠，防止病情加重。病情重、有心力衰竭或严重感染者应严格卧床休息。

（二）饮食护理

指导患者多进食含碘丰富的食物，如海带、紫菜等海产品，食用碘盐，以预防缺碘所致地方性甲状腺肿。避免摄入大量阻碍 TH 合成的食物，如卷心菜、花生、菠菜、萝卜等。因患者机体处于高代谢状况，能量消耗大，应给予高热量、高蛋白、高维生素及矿物质丰富的饮食。主食应足量，可以增加奶类、蛋类、瘦肉类等优质蛋白以纠正体内的负氮平衡，多摄取新鲜蔬菜和水果。鼓励患者多饮水，每天饮水 2000～3000mL 以补充出汗、腹泻、呼吸加快等所丢失的水分，但对并发心脏病者应避免大量饮水,以防因血容量增加而加重水肿和心力衰竭。禁止摄入刺激性的食物及饮料,如浓茶、咖啡等,以免引起患者精神兴奋。

(三)心理护理

给予心理支持,消除其紧张焦虑情绪,避免精神刺激。

二、病情观察

观察患者甲状腺肿大的程度、质地以及颈部增粗的进展情况,有无结节及压痛,如结节在短期内迅速增大,应警惕恶变。

二、用药护理

(1)观察甲状腺药物的疗效及不良反应。观察补充碘剂、甲状腺激素后甲状腺肿是否缩小,甲状腺内是否出现结节;是否出现心悸、手震颤、怕热多汗等甲亢症状,一旦出现上述症状,应及时汇报医生调整药物剂量。

(2)嘱患者按医嘱长期服药,以免停药后复发。学会观察药物疗效及不良反应,避免服用硫氰酸盐、保泰松、碳酸锂等阻碍 TH 合成的药物。

三、健康教育

(一)饮食指导

指导患者多进食含碘丰富的食物,如海带、紫菜等海产品,食用碘盐,以预防缺碘所致地方性甲状腺肿。避免摄入大量阻碍 TH 合成的食物,如卷心菜、花生、菠菜、萝卜等。

(二)用药指导与病情监测

嘱患者按医嘱长期服药,以免停药后复发。学会观察药物疗效及不良反应,如出现心动过速、呼吸急促、食欲亢进、怕热多汗、腹泻等甲状腺功能亢进症表现,应及时就诊。避免服用硫氰酸盐、保泰松、碳酸锂等阻碍 TH 合成的药物。

四、护理质量评价标准

(1)做好饮食指导。

(2)认真执行交接班制度,严密观察病情变化,发现异常及时报告医生,配合处理。

(3)掌握专科实验室检查临床意义。

(4)做好患者健康指导和出院指导工作。

第十二节　库欣综合征护理

库欣综合征是由于各种原因引起的肾上腺分泌过多糖皮质激素(主要是皮质醇)所致病症的总称,其中以垂体促肾上腺皮质激素(ACTH)分泌亢进所引起者最为多见。主要临床表现有满月脸、多血质、向心性肥胖、皮肤紫纹、痤疮、高血压、低血钾、继发糖尿病和骨质疏松等。

一、一般护理

(一)体位

1.急性期

引起心力衰竭时应立即采取半坐卧位,使静脉回心血流量减少,减轻心脏负担。

2.非急性期

库欣综合征患者体液过多时尽量取平卧位,抬高双下肢,以利于静脉回流,避免水肿。

(二)饮食护理

给予低钠、高钾、高蛋白、低热量饮食,避免刺激性食物,食用柑橘类、枇杷、香蕉及南瓜等含钾高的食物,预防低钾血症和高血糖。适当摄取富含钙及维生素 D 的食物以预防骨质疏松。

(三)心理护理

稳定患者情绪,给予情感支持,以尊重和关心的态度与患者交谈,消除患者因形体改变而引起的失望与挫折感以及焦虑、害怕的情绪,正确认识疾病所导致的形体外观改变,提高对形体改变的认识和适应能力,如可建议穿宽松的衣服。

(四)避免剧烈运动

骨质疏松患者避免剧烈运动,睡硬板床,保持地面无水渍。必要时卧床休息,加强巡视,做好基础护理,避免骨折发生。

(五)避免血肿

患者毛细血管壁变薄脆,易发生出血及瘀斑,穿刺前选好血管减少失误,适当延长按压穿刺处的时间,避免血肿产生。

(六)加强皮肤口腔护理

患者皮肤常有痤疮、紫纹,皮肤变薄,易受损出血,且伤口愈合不良,应加强皮肤口腔护理,预防感染。

(七)树立信心

因体形、面貌变化,患者尤其是女性会产生较大心理压力,护士应多关心患者,不能歧视患者,多进行交流,做好患者的心理护理,告知手术后体形、面貌可以纠正,帮助其树立战胜疾病的信心。

(八)观察

若患者出现精神症状,应加强巡视,嘱专人陪护,告知家属产生原因,取得家属配合,密切观察其精神变化。保护患者安全,防止坠床、自伤、误服等意外的发生。

(九)健康宣教

进行疾病及相关试验检查的健康宣教,正确留取各种标本,使其配合医生完成疾病的诊治。

(十)发生感染危险护理

1.保持卫生

保持皮肤、阴部、衣着、用具等清洁卫生,减少感染机会。

2.体温

观察体温变化。

3.发生感染

一旦发生感染按医嘱及早治疗,以免扩散。

4.皮肤和口腔护理

协助做好全身皮肤清洁,避免皮肤擦伤破损。长期卧床者预防压疮发生,危重者做好口腔护理。

(十一)有受伤危险护理

(1)对有广泛骨质疏松和骨痛的患者,应嘱其注意休息,避免过度劳累。

(2)移除环境中不必要的家具或摆设,浴室应铺上防滑脚垫,防止因碰撞或跌倒引起外伤或骨折。

(3)避免剧烈运动,严防摔伤。

二、病情观察

(1)观察生命体征注意血压、血糖、心率、心律变化,防治心力衰竭。

(2)观察血钾询问患者有无四肢乏力、软瘫等低血钾症状,遵医嘱给予口服或静脉补钾治疗,嘱患者尽量卧床休息,避免坠床或摔伤。

(3)监测血糖,了解是否存在类固醇糖尿病倾向。

(4)每周测量身高、体重,预防脊柱突发性、压缩性骨折。

(5)定期检查血常规,注意有无感染征象。

(6)监测电解质浓度和心电图变化。

(7)观察皮肤情况,评估患者水肿情况,记录出入量,水肿严重时根据医嘱给予利尿剂,观察疗效及副作用。

(8)观察有无关节痛、腰背痛等情况,及时报告医生。

(9)观察精神症状与防止发生事故患者烦躁不安、异常兴奋或抑郁状态时,要注意加强看护,防止其坠床,宜用床档或用约束带保护患者,不宜在患者身边放置危险物品,避免刺激性语言,应多加关心和照顾。

三、用药护理

(1)遵医嘱应用肾上腺皮质激素合成阻滞药,注意观察疗效和不良反应。该类药物的主要不良反应是食欲缺乏、恶心、呕吐、嗜睡及乏力等。

(2)部分药物对肝脏损害较大,应定期做肝功能检查。

四、健康教育

(1)选择优质蛋白、高维生素、高钙、低钠、低脂饮食。血钾偏低者选择富含钾的食物,如菠菜、芹菜、红萝卜、南瓜、橘子、香蕉、柠檬等,限制血糖偏高的患者摄入热量高、含糖量高的食物。

(2)劳逸结合,避免过度劳累,根据自身耐受能力,进行适当锻炼。骨质疏松的患者避免过度活动。防止磕碰,睡硬板床,防止出现病理性骨折。

(3)穿着宽松、舒适的棉制衣裤,防止外伤。保持口腔卫生、皮肤清洁,勿用刺激性化妆品和肥皂,预防感染。

五、护理质量评价标准

(1)掌握患者基本情况、病情及心理状况。

(2)做好饮食指导。

(3)严密观察病情变化,认真执行各项诊疗及护理措施,记录及时,准确发现异常及时报告医生,配合处理。

第十三节　腺垂体功能减退症护理

腺垂体功能减退症系腺垂体激素分泌减少或缺乏所致的综合征,可以是单种激素减少如生长激素(GH)、催乳素(PRL)缺乏或多种激素如促性腺激素(Gn)、促甲状腺激素(TSH)、促肾上腺皮质激素(ACTH)同时缺乏。腺垂体功能减退症可原发于垂体病变,或继发于下丘脑病变,表现为甲状腺、肾上腺、性腺等功能减退或蝶鞍区占位性病变。临床表现变化较大,容易造成诊断延误,但补充所缺乏的激素治疗后症状可迅速缓解。

一、一般护理

(1)嘱患者适当休息,保持生活规律,避免过度劳累,注意保暖,症状明显时应卧床休息。

(2)给予心理支持,消除紧张、焦虑情绪,避免精神刺激。

(3)给予高热量、高蛋白、高维生素饮食。血压较低者应适当补充钠盐,以利血压稳定。

(4)对于便秘者,应增加纤维素和豆制品的摄入,并鼓励其从事适量的体育活动,养成按时排便的习惯。

二、病情观察及症状护理

(一)密切观察

患者生命体征和意识状态的变化,注意有无低血糖、低血压、低体温等情况,观察瞳孔大小、对光反射等,以尽早发现垂体危象的征象。

(二)垂体危象护理

(1)迅速建立静脉通路,准确使用高渗糖和激素类药物。

(2)保持呼吸道通畅,给予氧气吸入,注意用氧安全。

(3)低温者注意保暖,遵医嘱给予小剂量甲状腺激素;循环衰竭者,纠正低血容量状态;有感染、败血症者遵医嘱给予抗感染治疗;高热者降温处理;水中毒患者在加强利尿的同时给予泼尼松或氢化可的松治疗。

(4)做好口腔护理、皮肤护理,通畅排尿,防止尿路感染。慎用麻醉剂、镇静剂、催眠药或降糖药,防止诱发昏迷。

(5)给予心电监护,严密观察神志、瞳孔、生命体征、血糖等病情变化,发现异常及时通知医生协助处理。

三、用药护理

(1)告知患者该病为终身疾病,需要终身激素替代治疗。

(2)遵医嘱用药,密切观察药物疗效及副作用,并嘱患者切勿自行减药或停药。

四、健康教育

(1)生活规律、情绪乐观,避免过劳,注意保暖。预防外伤和呼吸道感染。

（2）给予高热量、高蛋白、高维生素及易消化饮食，少量多餐，以增强机体抵抗力。

（3）指导患者长期用药，强调其重要性，嘱其不可随意减量或停药。

（4）指导患者及其家属识别垂体危象的征兆。外出时随身携带个人疾病信息识别卡。

（5）定期门诊随访。

五、护理质量评价标准

（1）掌握患者基本情况、病情及心理状况。

（2）做好饮食指导。

（3）严密观察病情变化，认真执行各项诊疗及护理措施，记录及时，准确发现异常及时报告医生，配合处理。

第十四节　痛风护理

痛风是嘌呤代谢障碍所致的一组异质性慢性代谢性疾病，其临床特点为高尿酸血症、反复发作的通风性急性关节炎、间质性肾炎和痛风石形成，严重者呈关节畸形及功能障碍，常伴有尿酸性尿路结石。

一、一般护理

（一）休息

急性关节炎期，除关节红肿热痛和功能障碍外，患者常有发热，应绝对卧床休息，抬高患肢，避免受累关节负重。也可在病床上安放支架支托盖被，减少患部受压。待关节痛缓解72小时后，方可恢复运动。

（二）饮食护理

因痛风患者大多肥胖，热量不宜过高，应限制在 $1200 \sim 1500kcal/d$，蛋白质控制在 $1g/(kg \cdot d)$。指导进低脂、低盐、低糖、低嘌呤饮食。避免进高嘌呤饮食，如动物内脏、鱼虾类、蛤、蟹、肉类、菠菜、蘑菇、黄豆、扁豆、豌豆、浓茶等。饮食宜清淡、易消化，忌辛辣和刺激性食物，严禁饮酒，并指导患者进食碱性食物，如牛奶、鸡蛋、马铃薯、蔬菜、柑橘类水果，使尿液 pH 值在 7.0 或以上，减少尿酸盐结晶的沉积。

（三）局部护理

手、腕或肘关节受累时，为减轻疼痛，可予以夹板固定制动，也可在受累关节给予冰敷或 25% 的硫酸镁湿敷，消除关节的肿胀和疼痛。痛风石严重时，可能导致局部皮肤溃疡发生，故要注意维持患部清洁，避免发生感染。

（四）心理护理

患者由于疼痛影响进食和睡眠，疾病反复发作导致关节畸形和肾功能损害，思想负担重，常表现出情绪低落、忧虑、孤独。护士应向其讲解痛风的有关知识、饮食与疾病的关系，并给予精神上的安慰和鼓励。

二、病情观察

(1)观察疼痛的部位、性质、间隔时间,有无夜间因剧痛而惊醒等。

(2)受累关节有无红肿热和功能障碍。

(3)有无过度疲劳、寒冷、潮湿、紧张、饮酒、饱餐、脚扭伤等诱发因素。

(4)有无痛风石体征,了解结石的部位及有无症状。

(5)观察患者的体温变化,有无发热等。

(6)监测尿酸的变化。

三、用药护理

(1)指导患者正确用药,观察药物疗效,及时处理不良反应。

(2)秋水仙碱一般口服,但常有胃肠道反应。若患者一开始口服即出现恶心、呕吐、水样腹泻等严重胃肠道反应,可采取静脉用药。但静脉用药可产生严重的不良反应,如肝损害、骨髓抑制、DIC、脱发、肾衰竭、癫痫样发作甚至死亡,应用时需慎重,必须严密观察。一旦出现不良反应,应及时停药。有骨髓抑制、肝肾功能不全、白细胞减少者禁用,孕妇及哺乳期间不可使用;治疗无效者,不可再重复用药。此外,静脉使用秋水仙碱时,切勿外漏,以免造成组织坏死。

(3)使用丙磺舒、磺吡酮、苯溴马隆等,可有皮疹、发热、胃肠道反应等不良反应。使用期间,嘱患者多饮水、口服碳酸氢钠等碱性药。

(4)应用 NSAID 时,注意观察有无活动性消化性溃疡或消化道出血发生。

(5)使用别嘌醇者除有皮疹、发热、胃肠道反应外,还有肝损害、骨髓抑制等不良反应;肾功能不全者,宜减半量应用。

(6)使用糖皮质激素时,应观察其疗效,密切注意有无症状的"反跳"现象;若同时口服秋水仙碱,可防止症状"反跳"。

四、健康教育

(一)疾病知识指导

给患者和家属讲解疾病的有关知识,说明该病是一种终身性疾病,但经积极有效治疗,患者可正常生活和工作。嘱其保持心情愉快,避免情绪紧张;肥胖者应减轻体重;防止受凉、劳累、感染、外伤等。指导患者严格控制饮食,避免进食高蛋白和高嘌呤的食物;忌饮酒,每天饮水至少 2000mL,特别是在用排尿酸药时更应多饮水,有助于尿酸随尿排出。

(二)保护关节指导

患者日常生活中应注意:尽量使用大肌群,如能用肩部负重者不用手提,能用手臂者不要用手指;避免长时间持续进行重体力劳动;经常改变姿势,保持关节舒适;若有关节局部温热和肿胀,尽可能避免其活动,如运动后疼痛超过 1~2 小时,应暂时停止此项运动。

(三)病情监测指导

平时用手触摸耳轮及手足关节处,检查是否产生痛风石。定期复查血尿酸,门诊随访。

五、护理质量评价标准

(1)心理护理及饮食护理认真落实。

(2)严密观察病情变化,发现异常及时报告医生,配合处理。

(3)正确、及时执行医嘱,完成各项治疗,认真落实各项护理措施并记录。

(4)定期监测血尿酸、肝功能等指标。

第十五节 尿崩症护理

尿崩症是指精氨酸加压素(AVP,又称 ADH)90 缺乏,或肾脏对 AVP 不敏感,致肾小管吸收水的功能障碍,从而引起以多尿、烦渴、多饮、低比重尿和低渗尿为特征的一组综合征,是颅脑手术后,特别是鞍区肿瘤手术后常见的并发症。

一、一般护理

(一)体位

1.急性期

尿崩症患者产生脑水肿时,立即取头高较低位,减轻颅内压。

2.非急性期

尿崩症患者产生肢体水肿时,立即抬高患肢,以减轻水肿。

(二)饮食护理

给予高热量、高蛋白、高维生素饮食。

(三)心理护理

对于清醒患者要注重心理护理,个别患者及家属会对治疗缺乏耐心,护士需多安慰、开导患者,解释疾病的过程及良好情绪对疾病恢复的重要性,使其树立信心,消除顾虑,能更好地配合治疗。

二、病情观察

(1)准确记录患者尿量、尿比重、饮水量,观察液体出入量是否平衡,以及体重是否发生变化。

(2)观察饮食情况,有无食欲缺乏,以及便秘、发热、皮肤干燥、倦怠、睡眠不佳等症状。

(3)观察有无脱水症状,如头痛、恶心、呕吐、胸闷、虚脱、昏迷等。

三、症状护理

(一)高钠血症护理

输入不含盐的等渗溶液,每日补液量 3000~4000mL,并以口服白开水为主,有利于钠盐的排出,静脉和口服不宜过快,否则会使细胞外渗透压突然下降,水分进入细胞内而加重脑水肿,且加重心脏的负担。

(二)低钠血症护理

限制等渗液体和饮水,同时给予少量脱水药(呋塞米 20mg/d),静脉输注以减少细胞外液量,减少脑水肿,还可输新鲜血浆和复方氨基酸以支持。补钠时不应使血钠升高太快,避免加重脑水肿。补液过程中,应经常巡视,以防高渗溶液漏出血管外引起组织坏死。

（三）预防感染

因失水常使唾液及汗水分泌减少，引起口腔黏膜及皮肤干燥、弹性差，造成损伤致感染，应加强口腔及皮肤的护理，保持床单位清洁干净，皮肤干燥时可涂甘油、凡士林等；留置导尿管患者需保持会阴部清洁，防止泌尿系统感染。

（四）基础护理

（1）对于多尿、多饮者应给予扶助与预防脱水，根据患者的需要供应水。

（2）测尿量、饮水量、体重，从而监测体液出入量，正确记录，并观察尿色、尿比重等及血电解质、血渗透压情况。

（3）患者因夜间多尿而产生失眠、疲劳及精神焦虑等应给予护理照料。要注意保持安静舒适的环境，有利于患者休息。

（4）注意患者出现的脱水症状，一旦发现要及早补液。

（5）保持皮肤、黏膜的清洁。

（6）药物治疗及检查时，应注意观察疗效及副作用，嘱患者准确用药。

（7）定时测血压、体温、脉搏、呼吸及体重，以了解病情变化。

四、健康教育

（1）患者由于多尿、多饮，要嘱患者在身边备足温开水。

（2）注意预防感染，尽量休息，适当活动。

（3）指导患者记录尿量及体重的变化。

（4）准确遵医嘱给药，不得自行停药。

（5）康复及预后。尿崩症患者应该定期门诊随访，避免感染。

五、护理质量评价标准

（1）掌握患者的基本情况、病情及心理状况。

（2）做好饮食指导。

（3）严密观察病情变化，认真执行各项诊疗及护理措施，记录及时，准确发现异常及时报告医生，配合处理。

第十六节　骨质疏松症护理

骨质疏松症是一种系统性骨病，其特征是骨量下降和骨组织微细结构破坏，表现为骨的脆性增加，因而骨折的危险性大为增加，即使是轻微的创伤或无外伤的情况下也容易发生骨折。骨质疏松症是一种多因素所致的慢性疾病。在骨折发生之前，通常无特殊临床表现。该病女性多于男性，常见于绝经后女性和老年人。原发性骨质疏松是以骨量减少，骨的微细结构退化为特征的，致使骨的脆性增加及易于发生骨折的一种全身性骨骼疾病。

一、一般护理

(一)预防

预防跌倒,保持住院环境安全。

(二)体位

1.急性期

骨质疏松患者发生股骨骨折时,应立即采取平卧位,抬高患肢并置于中立位,脚穿"丁"字鞋,限制外旋,在两大腿之间放一个枕头,防止患肢内收。胫腓骨骨折时应立即采取平卧位,抬高患肢并置于中立位,离于心脏平面$10°\sim20°$。

2.非急性期

骨质疏松患者产生疼痛时,可取仰卧位或侧卧位,卧床休息数天到1周,可缓解疼痛。

3.饮食护理

主要给予高维生素 D、高钙、高蛋白饮食。钙有广泛的食物来源,通过膳食来源达到最佳钙摄入是最优先的方法。在饮食上要注意合理配餐,烹调时间不宜过长。

4.运动指导

运动项目的选择应依个体的年龄、性别、健康状况、体能等特点及运动史选择适当的方式、时间、强度等。急性期卧床休息,不要勉强活动。好转时要注意活动的强度,劳逸结合,多晒太阳。如病情允许,由家人陪伴多进行户外运动。

5.心理护理

认真倾听患者的感受,了解他们的心理活动和生活情况,鼓励他们参加社交活动,适当娱乐、听音乐,使心情放松以减轻疼痛。这样不仅有利于消除患者的心理压力、减轻症状、提高疗效、促进健康,还有利于改善患者的生命质量。

6.疼痛护理

(1)使用硬板床,取仰卧位或侧卧位,卧床休息数天到1周,可缓解疼痛。

(2)对疼痛部位给予热敷,可促进血液循环,减轻肌肉痉挛,缓解疼痛。

(3)给予局部肌肉按摩,以减少因肌肉僵硬所引发的疼痛。

(4)用药护理:药物使用包括止痛剂、肌肉松弛剂或抗炎药物,要正确评估疼痛程度,按医嘱给药。

二、病情观察

(1)注意观察患者疼痛发作的部位、程度及持续时间和疼痛时的行为表现。

(2)应用止痛药时注意观察药物的副作用,观察患者是否产生依赖性等。

(3)观察是否有病理性骨折的发生。

(4)定期进行骨质密度、血清钙、性激素及尿钙检测。

三、用药护理

(1)指导患者根据不同的疏松程度,按医嘱及时、正规用药。

(2)严密注意药物的疗效及不良反应,掌握合理的用药途径,每种药的用法、注意事项必须详细告诉患者。

(3)如使用激素时要注意乳腺癌、卒中和血栓形成等并发症的预防。

四、健康教育

(一)合理的生活方式和饮食习惯

可以在一定程度上降低骨量丢失的速率和程度,延缓和减轻骨质疏松症的发生及其病情,其中运动及保证充足的钙剂摄入较为可行有效。

(二)注意增加营养

重视蛋白质、维生素(特别是维生素 D)和钙、磷的补充,改善膳食结构,多摄入富含钙质的食物,如可多食牛乳、骨头汤、豆制品、水果、新鲜蔬菜等。

(三)改变不良生活

饮食习惯避免酗酒、嗜烟,以及饮用过量的浓茶、浓咖啡及碳酸饮料;保证充足的睡眠。重视运动,经常进行适当体育锻炼,如散步、走路、太极拳、健身操、小跑步、轻跳步、原地起跳、游泳等,但不宜剧烈运动。多接受日光浴,多到户外活动,进行适量日光浴,以增加维生素 D 的生成。并注意防寒保暖。

(四)不滥用药物

某些药物对骨代谢有不良影响,因此,用药时要权衡利弊,不随意用药,不滥用药物,特别是要慎用激素类药物。

(五)安全护理

(1)保证环境安全,加强日常生活护理,预防跌倒。

(2)指导患者用药及使其了解常见不良反应。

(3)避免发生骨折:户外活动、外出、夜间起床应倍加小心,减少和避免受伤,以免引起骨折。一旦发生骨折,需卧床休息,并用夹板或支架妥善固定,及时送往医院医治。

五、护理质量评价标准

(1)心理护理及饮食护理认真落实。

(2)严密观察病情变化,发现异常及时报告医生,配合处理。

(3)正确及时执行医嘱,完成各项治疗,认真落实各项护理措施并记录。

第十七节 代谢综合征护理

代谢综合征(MS)是指多种代谢异常簇集发生在同一个体的临床状态。这些代谢异常包括糖耐量低减、糖尿病、向心性肥胖(腹型肥胖)、脂代谢紊乱(高甘油酸酯血症及高密度脂蛋白低下、低密度脂蛋白胆固醇升高)、高血压等。代谢综合征中的每一项都会增加心血管疾病的危险性,就糖尿病而言,其 10 年内新发心血管事件的危险与冠心病相似,同时合并多种异常时发生心血管疾病的危险性更大,诸多代谢异常集聚于一体,其协同作用远远大于各危险因素单独作用之和。这些代谢异常紧密联系,恶性循环,互为因果,严重影响人们的健康和生活质量。

一、一般护理

(1)根据患者的喜好及现有的身体状况进行调整。建议进行有氧运动,也可以考虑中等强度的有阻抗运动,循序渐进,持之以恒。

（2）控制总热量,膳食结构合理,糖、脂肪、蛋白质比例平衡,饱和、单不饱和、多不饱和脂肪比例平衡,增加膳食可溶性纤维含量,减少蔗糖和食盐的摄入。

（3）给予心理支持,消除其紧张、焦虑情绪,安定患者情绪,树立战胜疾病的信心。

二、病情观察

（1）注意监测血压、血糖,复查血脂、尿酸等情况。

（2）每周测量体重、腹围1次。

（3）每天足部检查。

三、用药护理

遵医嘱用药,密切观察药物疗效及副作用,并嘱患者勿自行减量或停药。

四、健康教育

（1）合理饮食,增加体力活动或体育运动,减轻体重。

（2）建立良好的生活习惯,戒烟、酒。

（3）遵医嘱用药,勿自行减量或停药。

（4）门诊随访。

五、护理质量评价标准

（1）心理护理及饮食护理认真落实。

（2）严密观察病情变化,发现异常及时报告医生,配合处理。

（3）正确及时执行医嘱,完成各项治疗,认真落实各项护理措施并记录。

（4）定期监测血糖、血压、血脂、尿酸、体重、腹围等指标。

（5）做好疾病指导及出院指导。

第七章 心血管系统疾病护理

第一节 循环系统疾病患者常见症状和体征护理

一、心源性呼吸困难

心源性呼吸困难指由各种心血管疾病引起的呼吸困难。其最常见的病因是左心力衰竭引起的肺瘀血,亦见于右心衰竭、心包积液、心脏压塞时。心源性呼吸困难常表现为劳力性呼吸困难、夜间阵发性呼吸困难、端坐呼吸 3 种。劳力性呼吸困难是指在体力活动时发生或加重,休息后缓解或消失,常为左心衰竭最早出现的症状。夜间阵发性呼吸困难是心源性呼吸困难的特征之一,即患者在夜间已入睡后因突然胸闷、气急而憋醒,被迫坐起,呼吸深快。端坐呼吸为严重肺瘀血的表现,即静息状态下患者仍觉呼吸困难,不能平卧。依病情轻重依次可表现为被迫采取高枕卧位、半坐卧位、端坐位,甚至双下肢下垂。

1.环境

保持病室安静、整洁,利于患者休息,适当开窗通风,每次 15～30 分钟,但注意不要让风直接对着患者吹。

2.休息与体位

患者有明显呼吸困难时应卧床休息,以减轻心脏负荷,利于心功能恢复。劳力性呼吸困难者,应减少活动量,以不引起症状为度。对夜间阵发性呼吸困难者,应给予高枕卧位或半卧位,加强夜间巡视。对端坐呼吸者,可使用床上小桌,让患者扶桌休息,必要时双腿下垂。

3.氧疗

氧流量一般为 2～4L/min,以改善肺泡通气,保证气道通畅,注意吸氧时间不宜过长,应间歇使用。

4.控制输液速度和总量

患者 24 小时内输液总量控制在 1500mL 内为宜,输液速度 20～30 滴/分。

5.病情监测

密切观察呼吸困难有无改善,发绀是否减轻,听诊肺部湿啰音是否减少,监测血氧饱和度、血气分析结果是否正常、夜间能否平卧入睡等。观察患者意识、精神状态、痰液量、颜色,协助患者排痰、保持呼吸道通畅,观察患者皮肤及颜色。

6.心理护理

呼吸困难患者常因影响日常生活及睡眠而心情烦躁、痛苦、焦虑。应与家属一起安慰鼓励患者,帮助树立战胜疾病的信心,稳定患者情绪,以降低交感神经兴奋性,有利于减轻呼吸困难。

二、心源性水肿

心源性水肿指心血管病引起的水肿。最常见的病因是右心衰竭。心源性水肿的特点是下垂性、凹陷性水肿，常见于卧床患者的腰骶部、会阴或阴囊部，非卧床患者的足踝部、胫前。重者可延及全身，甚至出现胸腔积液、腹水。此外，患者还可伴有尿量减少、近期体重增加等。

1.预防压疮

保持床单位清洁、柔软、平整、干燥，严重水肿者可用气垫床。定时协助或指导患者变换体位，膝部及踝部、足跟处可垫软枕，以减轻局部压力。使用便盆时动作轻巧，勿强行推、拉，防止擦伤皮肤。嘱患者穿柔软、宽松的衣服。半卧位或端坐位患者最易发生压疮的部位是骶尾部，可用减压敷料保护局部皮肤，并保持会阴部清洁干燥。

2.病情监测

观察水肿消退情况，每天在同一时间、着同类服装、用同一体重计测量体重，时间以患者晨起排尿后、早餐前最适宜。准确记录 24 小时液体出入量，若患者尿量<30mL/h，应报告医生。

3.饮食

限制钠盐的摄入，给予低盐、易消化饮食，少量多餐，每日食盐含量<2g。

4.用药护理

遵医嘱正确使用利尿剂，注意药物不良反应，如袢利尿剂和噻嗪类利尿剂最主要的不良反应是低钾血症，从而诱发心律失常或洋地黄中毒，故应监测血钾。

5.心理护理

给予患者积极的支持，使其树立战胜疾病的信心，保持情绪稳定，积极配合治疗。

三、胸痛

多种循环系统疾病可导致胸痛。常见病因包括各种类型的心绞痛、急性心肌梗死、梗阻性肥厚型心肌病、急性主动脉夹层、急性心包炎、心血管神经症等。

1.休息

心绞痛发作时应立即停止正在进行的活动，就地休息。不稳定型心绞痛者，应卧床休息，并密切观察。心肌梗死发病 12 小时内应绝对卧床休息，保持环境安静，限制探视。

2.心理护理

安慰患者，解除其紧张不安情绪，以减少心肌耗氧量。

3.氧疗

流量为 2~5L/min，以增加心肌氧的供应，减轻缺血和疼痛。

4.病情监测

评估患者疼痛的部位、性质、程度、持续时间，给予心电监护，严密监测心率、心律、血压变化，观察患者有无面色苍白、大汗、恶心、呕吐等。

5.用药护理

心绞痛发作时，给予患者舌下含服硝酸甘油，用药后注意观察患者胸痛的变化情况，如服药后 3~5 分钟仍不缓解可重复使用，每隔 5 分钟 1 次，连续 3 次仍未缓解者，应考虑 ACS 可能，要及时报告医生。心绞痛发作频繁者，可遵医嘱给予硝酸甘油静脉滴注，但应控制滴速，若患者用药后出现面部潮红、头部胀痛、头晕、心动过速等不适，应告知患者是由药物所产生的血管扩张作用导致,以解除顾虑。

6.减少或避免诱因

如情绪激动、体力劳动、寒冷刺激、心动过速、吸烟、饱餐等。保持排便通畅,切忌用力排便,以免诱发心绞痛。调节饮食,忌烟、酒。保持心境平和,改变焦躁易怒、争强好胜的性格。

四、心悸

心悸是一种自觉心脏搏动的不适感。常见的病因有:心律失常,如心动过速、心动过缓、期前收缩、心房扑动或颤动等;心脏搏动增强,如各种器质性心血管病(如二尖瓣、主动脉瓣关闭不全)及全身性疾病(如甲亢、贫血);心血管神经症。此外,生理因素如健康人剧烈运动、精神紧张或情绪激动、过量吸烟、饮酒、饮浓茶或咖啡,应用某些药物如肾上腺素、阿托品、氨茶碱等引起心率加快、心肌收缩力增强而致心悸。

1.休息

当心律失常发作导致胸闷、心悸、头晕等不适时,采取高枕卧位、半卧位或其他舒适体位,尽量避免左侧卧位,因左侧卧位患者时常感觉到心脏的搏动而使不适感加重。

2.病情监测

密切观察患者的心率、心律。初次、突发的心律失常,心悸多较明显;慢性心律失常者,因逐渐适应可无明显心悸;紧张、焦虑及注意力集中时心悸易出现。

3.氧疗

伴有呼吸困难、发绀等缺氧表现时,给予 2～4L/min 氧气吸入。

4.用药护理

严格遵医嘱按时按量给予抗心律失常药物,静脉注射时速度宜慢(除腺苷外),一般 5～15分钟内注完,静脉滴注药物时尽量用输液泵调节速度。胺碘酮静脉用药易引起静脉炎,应选择大血管,配制药物浓度不要过高,严密观察穿刺局部情况,谨防药物外渗。观察患者意识和生命体征,必要时监测心电图,注意用药前、用药过程中及用药后的心率、心律、PR 间期、QT 间期等的变化,以判断疗效有无不良反应。

5.心理护理

紧张、焦虑及注意力集中时心悸易出现,给予心理疏导,帮助患者克服不良情绪和心理。

五、心源性晕厥

心源性晕厥是由于心输出量骤减、中断或严重低血压而引起脑供血骤然减少或停止而出现的短暂性意识丧失,常伴有肌张力丧失而跌倒的临床征象。近乎晕厥指一过性黑蒙,肌张力降低或丧失,但不伴意识丧失。一般心脏供血暂停 3 秒以上即可发生近乎晕厥;5 秒以上可发生晕厥;超过 10 秒可出现抽搐,称阿斯综合征。晕厥发作时先兆症状常不明显,持续时间甚短。大部分晕厥患者预后良好,反复发作的晕厥系病情严重和危险的征兆。

1.休息与活动

发作时立即平卧,将患者安置于通风处,头低足高位,保持呼吸道通畅,频繁发作的患者应卧床休息,避免单独外出,有头昏、黑蒙等晕厥先兆时,应立即下蹲或平卧,以免摔伤。

2.避免诱因

嘱患者避免过度疲劳、情绪激动或紧张、突然改变体位等情况。

3.用药护理

遵医嘱给予药物治疗,并配合医生做好心脏起搏、电复律、消融术等。

第二节　循环系统疾病一般护理

一、一般护理

(一)环境

病室保持安静、清洁、空气新鲜,减少探视,预防受凉感冒和交叉感染。

(二)休息

重症者应绝对卧床休息,病情稳定者逐渐增加活动量,长期卧床者每 2 小时更换 1 次体位,心功能不全者取半卧位或端坐卧位。

(三)饮食

给予低盐、低脂、清淡、易消化饮食,少量多餐,进食不易过饱。伴水肿者应适当限制水分和钠盐的摄入。禁烟、酒、咖啡、浓茶等刺激性食物。

(四)氧疗

非严重缺氧患者给予低流量吸氧 2～4L/min;严重缺氧者给予 6～8L/min,急性肺水肿患者采用 20％～30％的乙醇湿化吸氧;肺源性心脏病患者予以低流量持续吸氧,呼吸功能不全者使用面罩加压给氧,必要时行机械通气。

(五)生活护理

对心功能不全、急性心肌梗死、严重心律失常、急性心肌炎患者,加强基础护理及生活护理,保证个人卫生,预防感染。

(六)心理护理

给予心理安慰,避免情绪激动,以利于配合治疗。

(七)排泄护理

鼓励患者多食蔬菜水果及富含纤维素食物,保持大便通畅。必要时给予缓泻剂,排便时切勿用力过度,以免发生意外。

二、病情观察

(一)症状观察

及时了解患者主诉,如有胸闷、胸痛、心悸、呼吸困难、胸痛、肢体疼痛等,及时通知医生并采取相应措施。

(二)体征观察

注意心率、心律、血压及呼吸的变化。

三、用药护理

(1)掌握心血管常用药物的剂量、方法、作用及副作用。

(2)应用洋地黄类药物时应准确掌握剂量,用药前后密切注意心率、心律变化。

(3)利尿剂使用过程中,观察 24 小时尿量及电解质变化。

(4)应用扩血管药物时应定时测量血压,准确控制和调节药物的浓度和速度。

(5)应用抗凝药物时应注意患者有无出血倾向。

四、健康教育

(1)鼓励患者积极治疗各种原发病,避免各种诱因。

(2)根据不同疾病指导患者掌握劳逸结合的原则,保证足够的睡眠,避免任何精神刺激。

(3)根据病情选择不同的饮食,少量多餐,忌烟、酒。

(4)保持大便通畅,排便时切勿用力过度,以免发生意外。

(5)遵医嘱按时服药,不可随意增减药物。定期门诊复查。

(6)告知患者及其家属对疾病的防治与急救相关知识。

五、护理质量评价标准

(1)观察病情及时,积极协助医生处理。

(2)基础护理落实,无护理并发症。

(3)患者情绪稳定,积极配合治疗。

(4)患者了解用药、治疗情况。

第三节　慢性心力衰竭患者护理

心力衰竭简称心衰,是由各种心脏结构或功能异常导致心室充盈和(或)射血能力低下而引起的一组临床综合征,其主要临床表现是呼吸困难、疲乏和液体潴留。心衰按发病缓急可分为慢性心衰和急性心衰,以慢性居多;按发生部位可分为左心衰竭、右心衰竭和全心衰竭;按生理功能分为收缩性心力衰竭和舒张性心力衰竭。慢性心力衰竭是大多数心血管疾病的最终归宿,也是最主要的死亡原因。

一、护理措施

(1)绝对卧床休息,限制活动量,并保持病室环境安静舒适,空气新鲜,冬天注意保暖,防止着凉。

(2)给低盐(每日食盐摄入量限制在 2.5～5.0g)、低脂、易消化、高维生素饮食,少量多餐,不宜过饱。

(3)密切观察病情变化及生命体征变化,遵医嘱给予心电、血压、血氧监测,并记录。控制液体入量,心衰患者补液量以"量出为入"为原则,控制输液速度和总量,输液速度为 20～30滴/分为宜。

(4)对长期卧床的患者应加强皮肤护理,保持床铺整洁,防止压疮发生。

(5)准确记录 24 小时出入量,每日液体摄入量应<1500mL,同时严格控制输液速度。

(6)保持大便通畅,嘱其排便时勿用力,必要时给予缓泻剂。

(7)应用洋地黄药物者,注意观察药物的毒性反应,每次给药前询问有无恶心、呕吐、头晕、视力模糊、黄视、绿视等,听诊心率如低于 60 次/分或有严重胃肠道及神经系统毒性反应时,应停药并通知医生,不可轻易加量或减量。

(8)呼吸困难者给予高枕卧位或半卧位,持续低流量吸氧 2～3L/min。伴胸腔积液或腹水宜采取半卧位。下肢水肿者如无明显呼吸困难,可抬高下肢,以利于静脉回流。如发生急性肺水肿应给予端坐位,可使用床上小桌,让患者扶桌休息,两腿下垂,减少回心血量,减轻肺水肿,高流量吸氧 6～8L/min。

(9)加强心理护理,给予精神安慰,鼓励患者。

(10)遵医嘱给予利尿、扩血管等药物,并观察药物的不良反应。

(11)病情稳定后,鼓励患者自主活动或下床行走,避免深静脉血栓形成。

二、病情观察

(1)密切观察有无急性左心衰的发生,若发生急性左心衰按急性肺水肿护理常规护理。

(2)注意心率、心律的变化,若出现心律失常时应立即行心电监护,给予抗心律失常药物。

(3)心力衰竭加重时,应警惕心腔内血栓脱落引起脑、肾、四肢或动脉栓塞等症状,给予相应处理。

(4)每天在同一时间、着同类服装、用同一体重计测量体重。时间安排在患者晨起排尿后、早餐前最适宜。有腹水者应每天测量腹围。

(5)准确记录 24 小时液体出入量,若患者尿量<30mL/h,应报告医生。

(6)活动过程中,监测患者有无呼吸困难、胸痛、心悸、头晕、疲劳、大汗、面色苍白。

三、用药护理

(1)应用洋地黄时,注意监测心率或脉搏;口服地高辛时,若患者脉搏低于 60 次/分或节律不规则,应暂停给药。或出现毒性反应,如心律失常、房室传导阻滞、恶心、呕吐、黄视、绿视等应通知医生停药。

(2)应用血管紧张素转换酶抑制剂的主要不良反应包括干咳、低血压和头晕、肾损伤和高血钾,在用药期间需监测血压,避免直立性低血压。

(3)应用利尿剂时,注意有无电解质失衡。袢利尿剂和噻嗪类利尿剂最主要的不良反应是低钾血症,注意监测血钾。

(4)β受体阻滞剂的主要不良反应有液体潴留(可表现为体重增加)和心衰恶化、心动过缓和低血压等,应注意监测心率和血压。

四、健康教育

(1)积极治疗原发病,避免各种诱发因素。

(2)孕龄女性注意避孕,以防心衰复发。

(3)教育家属给予患者积极的支持,帮助树立战胜疾病的信心,保持情绪稳定,积极配合指导。

(4)饮食宜低盐、清淡、易消化、富营养,每餐不宜过饱,多食新鲜蔬菜水果,保持大便通畅。

(5)指导患者根据心功能状态进行体力活动锻炼。

(6)告知患者及其家属药物的名称、剂量、用法、作用与不良反应。

(7)指导患者每天测量体重,定期随访。

五、护理质量评价标准

(1)正确、及时地执行医嘱,患者的心衰症状得到有效控制。

(2)患者呼吸困难减轻或消失,发绀消失,肺部啰音减少或消失,血气分析指标基本恢复正常。

(3)能说出低盐饮食的重要性和服用利尿剂的注意事项,水肿、腹水减轻或消失。

(4)皮肤无破损、未发生压疮。

(5)疲乏、气急、虚弱感消失,活动时无不适感,活动耐力增加。

(6)未发生洋地黄中毒。

第四节　急性心力衰竭患者护理

急性心力衰竭指心衰的症状和体征急性发作或急性加重的一种临床综合征。临床上以急性左心衰竭较为常见,多表现为急性肺水肿或心源性休克,是严重的急危重症,抢救是否及时、合理与预后密切相关。

一、护理措施

(1)心理护理:恐惧或焦虑可导致交感神经系统兴奋性增强,使呼吸困难加重。医护人员在抢救时必须保持镇静,以减少误解,护士应与患者及其家属密切接触,提供情感支持。

(2)体位:协助患者取坐位,双腿下垂,以减少静脉回流,减轻心脏负荷。

(3)迅速建立静脉通道,遵医嘱正确使用药物,观察疗效与不良反应。

(4)氧疗:首先保证开放的气道,立即给予鼻导管吸氧,将血氧饱和度维持在≥95％,面罩吸氧适用于伴呼吸性碱中毒者,病情严重应采用面罩呼吸机持续加压(CPAP)或双水平气道正压给氧(Bi－PAP)。

(5)严格控制输液量及速度,必要时使用微量泵。

(6)保持大便通畅,必要时给予缓泻剂。

(7)准确记录出入量。

(8)做好基础护理与日常生活护理。

二、病情观察

(1)严密监测血压、心率、心律、血压、氧饱和度变化。

(2)观察患者神志、呼吸、精神状态、皮肤颜色、温度、尿量及出汗情况,肺部啰音或哮鸣音的变化,记录出入量。

(3)对于安置漂浮导管者,严密监测血流动力学指标的变化,严格交接班。

(4)注意咳嗽发生时间及咯血形状及量。

(5)观察水肿的部位、程度等。

三、用药护理

(一)吗啡

吗啡 3～5mg 静脉注射,可使患者镇静,减少躁动,扩张小血管而减轻心脏负担。

(二)快速利尿

呋塞米 20～40mg 静脉注射,可迅速利尿,有效降低心脏前负荷。

(三)血管扩张剂

硝普钠、硝酸甘油静脉滴注。输液泵控制速度,根据血压调整剂量,定时监测血压。

(四)洋地黄制剂

适用于快速心房颤动或已知心脏增大伴左心室收缩功能不全的患者。去乙酰毛花苷注射液 0.2～0.4mg 稀释后缓慢静脉注射。

(五)氨茶碱

适用于伴支气管痉挛患者。

四、健康教育

(1)积极治疗原发病,针对基本病因和诱因进行治疗。

(2)避免情绪激动和过度劳累。

(3)保证充足的睡眠,合理调节饮食。

(4)保持大便通畅。

五、护理质量评价标准

(1)急救处理及时到位,患者的心衰症状得到有效控制。

(2)各项护理及病情观察落实细致到位。

(3)患者活动耐力增加。

(4)落实健康指导,患者知晓用药及治疗情况,积极配合治疗。

(5)患者了解疾病相关知识。

第五节　心律失常患者护理

心律失常指心脏冲动的频率、节律、起源部位、传导速度或激动次序的异常。心律失常既包括节律的异常,又包括频率的异常。临床上根据心律失常发作时心率的快慢分为快速性心律失常和缓慢性心律失常。

一、护理措施

(一)生命体征

患者住院期间,密切观察生命体征变化,特别是心律/心率变化,如有不适,立即处理。

(二)合理用药

遵医嘱给予抗心律失常药物,并观察用药后的反应。同时注意电解质的平衡,特别是血清钾的测定。

（三）紧急处理

遵医嘱给予持续心电、血压、血氧监护，一旦发现严重心律失常（如频发室性期前收缩或室性期前收缩呈二联律、连续出现两个以上多源性室性期前收缩或反复发作的短阵室上性心动过速、心室颤动或房室传导阻滞），立即报告医生，做出紧急处理。

（四）心律失常

患者出现心室颤动、心搏骤停应立即进行心肺复苏。备好除颤仪及抢救药品。对缓慢性心律失常的患者，备好心脏起搏器，准备随时安装起搏器。

（五）健康宣传

做好健康宣教及心理护理，消除患者的焦虑恐惧情绪。

（六）合理饮食

饮食要定时定量，不宜过饱；避免情绪波动；戒烟、酒；不宜食辛辣、刺激性强的食物，以及饮浓茶、咖啡等。保持大便通畅。

（七）休息

无器质性心脏病心律失常患者，无须卧床休息，注意劳逸结合，建立健康的生活方式。当心律失常发作导致胸闷、心悸、头晕等不适时采取高枕卧位、半卧位或其他舒适体位，尽量避免左侧卧位，因左侧卧位患者时常感觉到心脏的搏动而使不适感加重。严重心律失常患者应卧床休息，创造良好的休息环境，并协助做好生活护理。

（八）氧疗

伴有呼吸困难、发绀等缺氧表现时，根据缺氧的程度调节氧气流量。

（九）评估

患者心律失常的类型及临床表现，与患者及家属共同制订活动计划。

二、病情观察

（一）心律

连续心电监护，发现下列情况之一者，应急救灾处理。

(1)频发室性期前收缩（>5次/分）或呈联律者。

(2)连续出现成对多源性室性期前收缩或反复发作短阵室速。

(3)RonT 现象。

(4)室颤或不同程度的传导阻滞。

（二）心率

心率需测 1 分钟以上，发现下列情况之一者，应及时处理。

(1)心率<40 次/分，如严重窦性心动过缓、Ⅱ°Ⅱ型、Ⅲ°AVB 等。

(2)心率>160 次/分，如室上性心动过速、室速、房颤等。

（三）血压

如收缩压<80mmHg，脉压<20mmHg，脉搏细速或伴有四肢厥冷、面色苍白、冷汗、神志不清或尿少等，应立即做抗休克处理。

（四）其他

如发生阿—斯综合征及心搏骤停时，应立即行胸外心脏按压或电复律等处理。

三、用药护理

(1)严格遵医嘱按时按量给予抗心律失常药物,静脉注射时速度宜慢(腺苷除外),使用输液泵控制速度。

(2)胺碘酮静脉用药易引起静脉炎,应选择大血管,配制药物浓度不要过高,严密观察穿刺局部情况,谨防外渗。

(3)用药过程中密切监测患者心率、心律和不良反应。

四、健康教育

(1)积极防治原发疾病,避免各种诱发因素,如发热疼痛、饮食不当等。按时服药,不可自行减量或撤换药物,如有不良反应及时就医。

(2)定期随访,检测心电图,及早发现病情变化,随时调整治疗方案。

(3)教会患者自我监测脉搏和听心率的方法,每次测量时间不少于1分钟并记录。发现异常及时就医。

(4)适当休息与活动,保持大便通畅,加强锻炼,预防感染。

(5)正确选择食谱,应选低脂、易消化、清淡、富营养食物,少量多餐饮食。

(6)安装人工心脏起搏器患者应随身携带诊断卡。

(7)避免情绪激动,保持情绪稳定;戒烟、酒;不宜饮浓茶、咖啡等。

(8)坚持服药,不得随意增减或中断治疗。

五、护理质量评价标准

(1)患者活动耐力增强,能采取适当措施,缓解心输出量减少引起的不适。

(2)患者焦虑症状减轻或缓解。

(3)患者能自觉避免心律失常的诱发因素。

(4)及时发现病情变化,积极处理并记录。

第六节　心绞痛患者护理

稳定型心绞痛亦称稳定型劳力性心绞痛,是在冠状动脉狭窄的基础上,由于心肌负荷的增加而引起心肌急剧的、暂时的缺血与缺氧的临床综合征。其典型表现为发作性胸骨后压榨性疼痛,可放射至心前区和左上肢尺侧,常发生于劳力负荷增加时,持续数分钟,休息或用硝酸酯制剂后消失。目前,临床上已趋向将除上述典型的稳定型劳力性心绞痛以外的缺血性胸痛统称为不稳定型心绞痛。

一、一般护理

(一)休息

发作时应停止活动,卧床休息。

(二)心理护理

安慰患者,减轻其紧张不安情绪。

（三）避免诱发因素

如情绪激动、体力劳动、寒冷刺激、心动过速、吸烟、饱餐、用力排便等。

（四）饮食

给予低热量、低盐、低脂、低胆固醇、适量蛋白质、易消化、清淡饮食，少食多餐，避免过饱及刺激性食物与饮料，禁烟、酒。

（五）保持大便通畅

排便时切勿用力过度，以免发生意外。

二、用药护理

（1）心绞痛发作时，给予患者硝酸甘油 0.3～0.6mg 舌下含服，或硝酸异山梨酯 5～10mg 舌下含服。用药后注意观察患者胸痛的变化情况，如服药后 3～5 分钟仍不缓解，可重复使用，每隔 5 分钟 1 次，连续 3 次仍未缓解者，应考虑 ACS 可能，要及时报告医生。

（2）心绞痛发作频繁者，可遵医嘱给予硝酸甘油静脉滴注，但应控制滴速。若患者用药后出现面部潮红、头部胀痛、头晕、心动过速等不适，应告知患者是由于药物所产生的血管扩张作用导致，以解除顾虑。

三、病情观察

（1）监测心率、心律、血压变化。

（2）观察疼痛部位、性质、程度、持续时间、诱发因素、缓解情况，如疼痛性质发生变化或心绞痛发作频繁、加剧，警惕急性心肌梗死的发生，应及时协助处理。

（3）观察抗心绞痛类药物不良反应，如颜面潮红、头痛、头胀、心悸或直立性低血压等副作用。

四、健康教育

（1）避免情绪激动和过度劳累。

（2）缓解期适当参加体力活动，以不发生心绞痛症状为度。

（3）合理调节饮食，禁烟、酒。

（4）保持大便通畅，对某些活动，如进食及大便易诱发心绞痛，可事先半小时舌下含硝酸甘油预防心绞痛发作。

（5）携带保健盒，以便急性发作时应用。

（6）指导患者出院后遵医嘱服药，不要擅自增减药量；自我监测药物的不良反应。

（7）教会患者及其家属心绞痛发作时的缓解方法，胸痛发作时应立即停止活动或舌下含服硝酸甘油。

五、护理质量评价标准

（1）观察病情及时，积极协助医生处理，患者胸痛症状得到有效缓解。

（2）各项护理措施落实到位，无护理并发症。

（3）患者病情稳定，积极配合治疗。

（4）健康教育落实到位，患者了解用药、治疗情况。

第七节　心肌梗死护理

心肌梗死(MI)是由心肌长时间缺血导致的心肌细胞死亡。为在冠状动脉病变的基础上,发生冠状动脉血供急剧减少或中断,使相应心肌严重而持久地急性缺血导致的心肌细胞死亡。临床表现有持久的胸骨后剧烈疼痛、发热、白细胞计数和血清心肌坏死标志物增高,以及心电图进行性变和血清心肌酶和心肌结构蛋白的变化;可发生心律失常、休克或心力衰竭,属急性冠脉综合征的严重类型。

一、一般护理

(一)休息

卧床休息,并保持病室环境安静、整洁。

(二)给氧

患者若有呼吸困难和血氧饱和度降低,在最初几日应通过鼻导管或面罩间断或持续给氧。

(三)监测生命体征的变化

给予持续心电、血压、血氧监测,及时定时检测心电图变化及心肌酶变化。

(四)心肌梗死

患者多发病突然,并伴有剧烈的疼痛压榨感,要认真观察疼痛的性质和持续时间。疼痛时要尽快止痛,同时密切观察呼吸、面色的变化,以防止药物对呼吸循环的抑制。有效的止痛镇静措施不可忽视。

(五)控制输液速度和液体总量

24小时液体总量建议不超过1500mL,过量及过速输液可致心脏负荷过重,导致肺水肿、加重患者的病情。

(六)急性期要绝对卧床

卧床期间,协助患者做好生活护理及肢体的活动锻炼和皮肤护理,防止下肢静脉血栓形成和压疮等并发症。

(七)保持大便通畅

最初1~3天以半流食为主,随病情好转逐渐改为低盐、低脂饮食。饮食要清淡、易消化、产气少、含适量维生素和纤维素,需少量多餐,一定要避免过饱和便秘。适当腹部顺时针方向按摩,以促进肠蠕动。一般在患者无腹泻情况下,常规给予缓泻剂。指导患者一旦出现排便困难,应立即告知医务人员,可使用开塞露帮助患者排便。

(八)心理护理

由于急性心肌梗死发生突然,大部分患者存在不同程度的恐惧和焦虑,因此,患者需要一个安静、整洁、舒心的治疗护理环境,以缓解患者的紧张情绪,减少外界环境对患者的不良刺激。同时,要鼓励患者调整心态,坚定战胜疾病信心,保持乐观的情绪。

(九)氧疗。

给予氧气吸入2~5L/min,以增加心肌氧的供应,减轻缺血和疼痛。

二、病情观察

(一)疼痛观察

密切观察患者疼痛的部位和性质。对疼痛严重者,遵医嘱给予解除疼痛的药物,哌替啶(度冷丁)50～100mg 肌内注射或吗啡 2～4mg 静脉注射,必要时 5 分钟后可重复使用。注意防止呼吸功能抑制。对疼痛较轻者给予硝酸甘油 0.3mg 或硝酸异山梨酯 5～10mg 舌下含服或静脉滴注,注意心率增快和血压降低。

(二)恶性心律失常观察

严密心电监护、心律及心率的观察。

(1)若出现室性期前收缩或室性心动过速,应根据医嘱立即应用利多卡因 50～100mg 静脉注射。对室性心律失常反复发作者可用胺碘酮。并观察药物反应及血压、心率、心律变化。

(2)出现缓慢性心律失常者,根据医嘱应用阿托品 0.5～1mg 静脉注射。第二度或第三度房室传导阻滞,伴有血流动力学障碍者,宜用临时起搏器。

(3)如伴有室颤,应尽快采用非同步电除颤。室上性快速心律失常药物治疗不能控制时,可考虑同步直流电复律。心搏骤停,应立即行胸外心脏按压、人工呼吸等。

(三)心源性休克观察

观察血压、尿量变化,注意皮肤色泽、温度、口唇颜色,如出现皮肤苍白、发绀、湿冷等,应警惕有无心源性休克发生。

(四)心力衰竭者

按心力衰竭护理常规。

三、健康教育

(1)调整不良生活方式,保持良好的情绪,避免诱发因素。

(2)低饱和脂肪和低胆固醇饮食,少食多餐,避免过饱及刺激性食物;戒烟、酒。

(3)保持大便通畅,避免用力排便。

(4)坚持服药,注意药物副作用,携带保健盒,以便急性发作时应用。

(5)若胸痛发作频繁、程度较重、时间较长,服硝酸酯制剂疗效较差时,提示急性心血管事件,应及时就医。

(6)加强运动康复教育,与患者一起制订个体化运动处方,指导患者出院后的运动康复训练。一般个人卫生活动、家务劳动、娱乐活动等也对患者有益。

四、护理质量评价标准

(1)协助医生急救处理及时、准确;床边备急救药品、器械。

(2)病情观察细致,发现病情变化,及时通知医生。

(3)各项护理落实到位,无护理并发症。

(4)落实健康指导,患者知晓疾病相关知识,了解用药、治疗情况。

(5)患者情绪稳定,配合治疗。

(6)患者合理饮食,大便通畅。

第八节　高血压病护理

原发性高血压是以血压升高为主要临床表现的综合征,通常简称高血压。目前,我国将高血压定义为收缩压≥140mmHg 和(或)舒张压≥90mmHg。高血压是十分常见的慢性病之一,也是心脑血管病最主要的危险因素,可导致脑卒中、心力衰竭及慢性肾脏病等主要并发症。在血压升高的患者中,约 5% 为继发性高血压,即由某些明确而独立的疾病引起的血压升高。

一、一般护理

(一)监测血压的动态变化

了解患者头痛、头晕、失眠等症状有无减轻,密切观察及早发现高血压危象和心、脑、肾等靶器官受累的现象。

(二)适当休息

患者血压高时应卧床休息,减少活动。午后控制水分的摄入,以减少夜尿次数。科学地安排治疗、检查的时间,避免干扰休息。

(三)适量运动

坚持体育活动可预防和控制高血压。从轻度或中等强度的运动开始,逐渐增加运动量。

(四)限制钠盐摄入

WHO 建议每人每日食盐量不超过 6g。我国膳食中约 80% 的钠来自于烹调或含盐高的腌制品,因此,限盐首先要减少烹调用盐及含盐高的调料,少食各种咸菜及腌制食品。

(五)减少膳食脂肪

少吃或不吃肥肉和动物内脏,补充适量优质蛋白质,有降压及预防脑卒中的作用。多食蔬菜和水果,增加粗纤维食物摄入。避免过饱及刺激性食物,忌烟、酒。

(六)维持足够的钾、钙摄入

应用利尿剂患者应尤为注意。

(七)头痛、头晕护理

除因高血压疾病本身所致的头痛外,部分患者在接受扩血管治疗后会产生头痛和直立性低血压的副作用。

(1)评估患者头痛的情况,如头痛程度、持续时间,是否伴有恶心、呕吐物、视物模糊等伴随症状。

(2)改变体位时动作要缓慢,从卧位到站位前先坐一会儿。卧床时将头部抬高。如起床活动时头晕应立即坐下或躺下。

(3)血压不稳定或症状加重时必须卧床休息。

(4)尽量减少或避免引起或加重头痛的因素,保证患者有充足的睡眠。

(5)监测血压,发现血压变化时立即与医生联系,及时给予处理。

(八)恶心、呕吐护理

(1)协助患者采取坐位或侧卧位,头偏向一侧,避免呕吐物呛入呼吸道而发生窒息。保持床单位整洁,呕吐后协助患者清洁口腔。

(2)遵医嘱使用止吐药物。

(九)高血压危象护理

(1)绝对卧床休息,避免一切不良刺激,保证良好的休息环境。持续监测血压和尽快应用适合的降压药。

(2)安抚患者,做好心理护理,严密观察患者病情变化。

(3)遵医嘱给予药物进行降压治疗,注意监测血压,防止血压过度降低引起肾、脑或冠脉缺血。

(4)多巡视,协助患者做好生活护理。

(5)嘱患者定时服用降压药,保证血药浓度。

二、病情观察

(1)观察患者血压动态变化,定时、定血压计、定体位、定部位测量。测量前患者需静卧或静坐 30 分钟。确诊高血压患者首次测血压应测双臂血压,血压高的一侧手臂为测血压部位。

(2)注意观察患者生命体征、神志、瞳孔、尿量等变化。了解患者头痛、头晕有无减轻。当发现患者血压急剧升高,剧烈头痛、呕吐、大汗、视力模糊、面色及神志改变、肢体运动障碍等症状,立即通知医生。患者绝对卧床,给予吸氧(2～4L/min),心电监护,准备快速降压药物、脱水剂等。

(3)意识不清患者应注意加强保护措施,保持呼吸道通畅。

三、用药护理

目前,临床应用的一线降血压药可分成利尿剂、β 受体阻滞剂、ACEI(血管紧张素转换酶抑制剂)、钙拮抗剂、血管紧张素 Ⅱ 受体阻滞剂。

(一)利尿剂

可导致水电解质紊乱,常用药物有氢氯噻嗪和氯噻酮。

(二)β 受体阻滞剂

可致心动过缓,抑制心肌收缩力,增加气道阻力,诱发支气管哮喘。常用药物有美托洛尔、比索洛尔、阿替洛尔。

(三)ACEI 类

可引起干咳、皮疹、血细胞减少、血管性水肿。常用药物是卡托普利。

(四)钙拮抗剂

可引起面红、头痛头晕、皮肤瘙痒。常用药物有硝苯地平、维拉帕米、地尔硫䓬。

(五)血管紧张素 Ⅱ 受体阻滞剂

不良反应少,常用药物有厄贝沙坦和氯沙坦。

(六)密切观察降压药不良反应

如二氢吡啶类钙通道阻滞剂的常见不良反应是反射性交感活性增强,导致心跳加快、面部潮红、下肢水肿、牙龈增生等。α 受体阻滞剂易产生直立性低血压。血管紧张素转换酶抑制剂可引起干咳、皮疹等。钙通道阻滞剂可引起面红、头痛、头晕、皮肤瘙痒等。

(七)预防直立性低血压

直立性低血压的表现为乏力、头晕、心悸、出汗、恶心、呕吐等,在联合用药、服用首剂药物或加量时应特别注意。服用降压药可选择平静休息时,服药后继续休息一段时间再下床活动。改变姿势时特别是从卧位、坐位起立时动作缓慢。

四、健康教育

(一)保持规律的生活方式和稳定的情绪

劳逸结合,保持良好心态,合理安排休息和活动。

(二)指导患者

指导患者学会观察血压,教会家属或患者正确使用血压计测量血压。选择符合计量标准的水银柱血压计或符合国际标准、检验合格的电子血压计。使用大小合适的袖带,固定体位测量血压。正确判断降压效果,及时调整用药,合理安排生活方式,提高高血压患者的自我保健能力。

(三)适量运动

可以促进血液循环,降低胆固醇,促进肠蠕动,预防便秘,改善睡眠。常用的运动强度指标可用运动时最大心率达到 170 次/分减去年龄。

(四)指导患者坚持服药

不可随意增减剂量或停药。指导患者熟悉降压药物的治疗效果,辨别其副作用,便于及时调整用药剂量或变更用药。为了用药安全,嘱咐患者定期复诊,在医生的指导下合理用药。

(五)预防便秘

保持大便通畅,养成定时排便习惯。增加菜、水果、高纤维食物的摄取量。必要时给予通便药物。

(六)急症处理

突发血压升高时,应全身放松,静卧休息,立即舌下含服 10mg 硝苯地平或其他降压药物,稍觉缓解后即到医院就诊。如出现心前区疼痛或一侧肢体麻木、无力、口角歪斜,以及夜尿增多、少尿等,均应及时就诊。

(七)鼓励患者

鼓励患者积极治疗原发病,避免各种诱因。

(八)注意饮食

注意饮食控制与调节,减少钠盐、动物脂肪的摄入,忌烟、酒。

(九)注意体重

肥胖者注意减轻体重。

(十)定期复查

若血压持续升高或出现头晕、头痛、恶心等症状时,应及时就诊。

五、护理质量评价标准

(1)患者血压得到有效控制。

(2)患者能正确认识疾病,避免诱发因素,改变不良生活方式。

(3)患者知晓坚持服用降压药物的重要性,并坚持服药。

（4）观察病情细致，出现高血压急症能积极配合处理。

（5）患者了解疾病自我防护知识。

第九节　高血压急症护理

高血压急症指原发性或继发性高血压患者，在某些诱因作用下，血压突然和显著升高（一般超过 180/120mmHg），同时伴有进行性心、脑、肾等重要靶器官功能不全的表现。高血压亚急症指血压显著升高但不伴靶器官损害，患者可以有血压明显升高引起的症状，如头痛、胸闷、鼻出血和烦躁不安等。高血压亚急症与高血压急症的唯一区别标准是有无新近发生的、急性、进行性的严重靶器官损害。

一、一般护理

（一）环境

保持环境安静，避免不良刺激。患者意识不清加床档保护，发生抽搐时用牙垫置于上下臼齿间，防止咬伤舌唇。

（二）休息

绝对卧床休息，将床头抬高 30°。预防直立性低血压，告诫患者不要突然起床、突然卧倒及下床，以防晕厥。

（三）心理护理

给予心理支持，消除恐惧、紧张情绪，使其配合治疗。

（四）建立静脉通道

给予氧气吸入（4～6L/min），保持呼吸道通畅。

（五）病情监测

严密监测血压、脉搏、呼吸、神志变化，观察瞳孔大小及两侧是否对称。

二、用药护理

（1）持续监测血压，尽快应用适宜的降压药控制血压，初始阶段（数分钟至 1 小时内）血压控制的目标为平均动脉压的降低幅度不超过治疗前水平的 25%；在其后 2～6 小时将血压降至安全水平，一般为 160/100mmHg。

（2）硝普钠为首先药物，能同时直接扩张动脉和静脉，降低心脏前、后负荷。硝酸甘油扩张静脉和选择性扩张冠状动脉与大动脉。

（3）观察药物的作用与副作用，应用硝普钠的注意事项。

1）用药过程中密切监测血压，每15～30分钟监测 1 次血压，平稳后改为 Q1H 监测。输液泵控制滴速，开始速度宜慢。

2）交代患者不要自行调节速度，防止直立性低血压发生。

3）每 6 小时更换 1 次液体。

4）避光滴注。凡液体变蓝绿或深红色应立即更换。

5)需逐渐停药。

三、饮食护理

如无恶心、呕吐等症状,少量多餐进食,避免过饱及刺激性食物,忌烟、酒。限制钠盐摄入,每天钠盐摄入量低于6g,增加钾盐摄入。减少脂肪摄入,少吃或不吃肥肉和动物内脏,补充适量蛋白质。多食蔬菜和水果,增加粗纤维食物摄入。

四、健康教育

(1)劳逸结合,保持良好心态,合理安排休息和活动。

(2)鼓励患者积极治疗原发病,避免各种诱因。

(3)教会患者或家属正确测量血压,提高患者自我保健能力。

(4)指导患者坚持服药,不可随意增减剂量或停药。

(5)注意饮食控制与调节,减少钠盐、动物脂肪的摄入,忌烟、酒。

(6)肥胖者注意减轻体重。

(7)保持大便通畅,养成定时排便习惯。

(8)定期复查,若血压持续升高或出现头晕、头痛、恶心等症状时,应及时就诊。

五、护理质量评价标准

(1)正确及时执行医嘱,血压得到有效控制,无并发症发生。

(2)患者能正确认识疾病,避免诱发因素,改变不良生活方式。

(3)患者知晓坚持服用降压药物的重要性并坚持服药。

(4)观察病情细致,出现高血压急症积极配合处理。

(5)患者了解疾病的自我防护知识。

第十节　病毒性心肌炎护理

病毒性心肌炎指由嗜心肌性病毒感染引起的,以心肌非特异性间质性炎症为主要病变的心肌炎。病毒性心肌炎包括无症状的心肌局灶性炎症和心肌弥漫性炎症所致的重症心肌炎。

一、一般护理

(一)休息

急性期卧床休息可减轻心脏负荷,减少心肌耗氧,有利于心功能恢复。无症状者急性期应卧床1个月。重症者患者应卧床休息3个月以上,直至患者症状消失、血液学指标等恢复正常后方可逐渐增加活动量。

(二)饮食

给予高蛋白、高维生素、清淡、易消化饮食;有心衰者,限制钠盐摄入;忌烟酒和刺激性食物;宜少量多餐,避免过饱。

(三)心理护理

多关心、体贴患者,给予鼓励和安慰,消除悲观情绪,增强治疗信心。协助生活护理。

（四）遵医嘱

及时准确地给药,观察用药后的效果及副作用。

二、病情观察

（1）急性期严密心电监护直至病情平稳,注意心率、心律、心电图的变化。

（2）密切观察生命体征、尿量、意识,注意有无呼吸困难、咳嗽、颈静脉怒张、水肿、肺部湿啰音等表现。同时准备好抢救仪器及药物,一旦发生严重心律失常或急性心力衰竭,立即配合急救处理。

三、健康教育

（1）患者出院后需继续休息3～6个月,无并发症可考虑恢复学习或轻体力工作。适当锻炼身体,增强机体抵抗力,6个月～1年内避免剧烈运动或重体力劳动、妊娠等。

（2）给予高蛋白、高维生素、清淡、易消化饮食,尤其补充维生素C的食物,如新鲜蔬菜、水果,以促进心肌代谢与修复。禁烟、酒、咖啡等刺激性食物。

（3）避免诱发因素,加强饮食卫生,注意防寒保暖,防止病毒性感冒。

（4）遵医嘱按时服药,定期复查,教会患者及家属测脉率、节律,发现异常或有胸闷、心悸等不适,及时就诊。

四、护理质量评价标准

（1）观察病情细致,积极配合医生做好各项治疗及检查。

（2）告知不良生活方式对疾病的影响,指导患者改变不良生活方式。

（3）患者知晓用药及治疗情况,配合治疗。

（4）患者情绪稳定。

第十一节　心肌病护理

心肌病是由遗传、感染等不同原因引起的以心肌结构及功能异常为主的一组心肌疾病。主要病因是病毒持续感染。此外,围生期、酒精中毒、抗癌药物、系统性红斑狼疮、嗜铬细胞瘤等因素也可引起。主要表现为心脏扩大、心力衰竭和心律失常。主要治疗原则是防治基础病因介导的心肌损害,控制心力衰竭和心律失常,预防栓塞和猝死,提高患者护理治疗。临床上主要分为扩张型心肌病、肥厚型心肌病、限制型心肌病、致心律失常型右室心肌病、未定型心肌病。

一、一般护理

（一）休息与体位

有心衰、严重心律失常、胸痛发作时立即停止活动,卧床休息,有明显呼吸困难者给予高枕卧位或半卧位。

（二）吸氧

呼吸困难者予以吸氧3～4L/min,必要时采取半卧位。

(三)饮食

给予高蛋白、高维生素、富含纤维素的清淡饮食,心力衰竭时予以低盐饮食,限制钠盐摄入,以 5g 以下为宜。宜少量多餐,避免过饱。

(四)心理护理

多与患者交谈接触,向患者宣教不良情绪对疾病的影响,了解其思想顾虑,减轻心理压力,照料饮食起居,促进身心休息。

(五)避免诱因

嘱患者避免激烈运动、突然屏气或站立、持重、情绪激动、饱餐、寒冷刺激、戒烟酒、防止诱发心绞痛。疼痛加重或伴有冷汗、恶心、呕吐时告诉医务人员。

二、病情观察

(1)观察心率、心律、血压、呼吸、体温及心电图变化,注意有无水肿及栓塞症状。有心肌受损的因素,注意心悸、呼吸困难、水肿等心功能不全的资料;监测周围血管灌流情况,如脉搏、皮肤温度、皮肤颜色、毛细血管充盈情况;监测动脉血气分析值和呼吸频率、节律的变化;体重变化及营养变化。

(2)注意观察有无胸痛症状,疼痛的部位、性质、程度、持续时间、诱因及缓解方式。若有异常应及时通知医生,采取相应措施。

(3)症状护理。

1)栓塞。

遵医嘱给予抗凝剂。观察有无偏瘫、失语、血尿、胸痛、咯血等症状出现,观察患者的足背动脉搏动情况。

2)心绞痛。

立即取平卧位,抬高下肢。安慰患者,解除紧张情绪。如有心绞痛发作,遵医嘱给予舌下含服硝酸甘油药物,给予持续吸氧。准备好抢救药物和药品、电复律仪器等急救设施。

三、用药护理

(1)心肌病患者对洋地黄药物耐受性差,使用时尤其警惕发生中毒。应用剂量宜较小,服药前测量心率 1 分钟,若<60 次/分应停药。若出现毒性反应,如心律失常、房室传导阻滞、恶心、呕吐、黄视、绿视等应通知医生停药。

(2)遵医嘱使用 β 受体阻滞剂或钙通道阻滞剂,注意有无心动过缓等不良反应。不宜用硝酸酯类药物。

(3)使用抗凝药期间,注意出血表现,定期复查出凝血时间及凝血酶原时间。

(4)应用利尿剂时,注意有无电解质失衡。袢利尿剂和噻嗪类利尿剂最主要的不良反应是低钾血症,注意监测血钾。

(5)使用 β 受体阻滞剂及钙通道阻滞剂,以减慢心率,降低心肌收缩力,减轻流出道梗阻。要监测心率、心律变化。

(6)使用洋地黄类药物(如地高辛、毛花苷 C)增强心肌收缩力,使用时严密监测心率、心律变化,注意有无恶心、呕吐等胃肠道反应,观察有无黄绿视等毒性反应,警惕发生洋地黄中毒。

(7)减轻心脏负荷药物(如硝酸甘油),严密监测血压变换,指导患者正确缓慢改变体位,防止直立性低血压。

(8)合并房颤患者,易发生栓子脱落,使用华法林等抗凝治疗时,观察患者有无出血发生。

四、健康教育

(1)饮食指导。给予高蛋白、高维生素、富含纤维素的清淡饮食,心力衰竭时低盐饮食,限制钠盐摄入在5g以下。宜少量多餐,避免过饱。

(2)避免劳累,情绪激动、持重或屏气用力、激烈运动如球类比赛等,减少晕厥和猝死的危险。有晕厥病史或猝死家族史者避免独自外出,以免发作时无人在场而发生意外。

(3)保持室内空气流畅,阳光充足,防寒保暖、预防上呼吸道感染。

(4)遵医嘱坚持药物治疗,定期复查,以便随时调整药物剂量。

(5)有病情变化,症状加重时立即就医。

五、护理质量评价标准

(1)观察病情细致,积极协助医生处理。

(2)落实各项护理及健康指导。

(3)患者知晓疾病相关知识,改变不良生活方式,合理饮食。

(4)患者情绪稳定,积极配合质量。

第十二节 感染性心内膜炎护理

感染性心内膜炎(IE)指各种病原微生物经血流侵犯心内膜(心瓣膜)或邻近的大血管内膜所引起的一种感染性炎症。局部赘生物的形成是其特征之一。以心瓣膜受累最常见。治疗上应用抗生素,或行人工瓣膜置换(再置)术。

一、一般护理

(1)保持病房温度适宜,注意保暖,卧床休息,采取舒适体位,限制活动量。补充水分,鼓励患者多喝温热饮料。做好口腔护理。

(2)发热时遵医嘱抽血培养。采取降温措施:物理降温,必要时遵医嘱使用退热剂。降温后应按要求监测体温情况。

(3)遵医嘱准确、按时给予抗感染治疗。抗生素首选青霉素。

(4)密切观察生命体征,遵医嘱给予氧气吸入,心电、血压、血氧监测。

(5)观察病情,每班评估有无栓塞症状,如有意识改变、胸闷、胸痛、呼吸困难、心律失常、肢端疼痛症状,及时报告,预防并发症的发生。

(6)饮食上给予营养丰富、富含维生素及蛋白质的食物,鼓励进食,准确记录出入量。

(7)做好生活护理,满足患者生理需求。保持床单位清洁干净,及时更换潮湿被服,注意皮肤护理。

(8)做好心理护理,多与患者进行交流,缓解其紧张、恐惧心理。

二、病情观察

(1)观察发热及其伴随症状,高热时按高热护理常规。

(2)观察患者的生命体征、意识状态及胸痛的部位、性质及呼吸困难的程度,有无心脏压塞的表现。

(3)注意皮肤黏膜有无出血点及瘀斑、指(趾)甲下线状出血等。

(4)注意有无栓塞征象,其中以脑和脾栓塞最为常见,以心、肺和脑栓塞危害性最大,重点观察瞳孔、神志、肢体活动及皮肤温度等。注意有无腰痛、胸痛等症状,及时处理。

(5)注意有无呼吸困难、水肿、咳嗽、尿量减少等心功能不全的表现,心力衰竭时按心力衰竭护理常规。

(6)长期使用抗生素应注意有无真菌感染。

三、健康教育

(1)注意保暖防寒,少去公共场所,避免感冒。

(2)加强营养,增强机体抵抗力,合理安排休息。

(3)勿挤压痤疮、疖、痈,减少病原体入侵机会。

(4)指导患者保持口腔、皮肤清洁,适当进行锻炼,增强体质。

(5)在停止治疗后 2 周内出现体温再度升高、结节、食欲缺乏和乏力等考虑复发,及时就诊。

四、护理质量评价标准

(1)及时、准确执行医嘱,协助医生各种症状的处理。

(2)观察病情细致,按时监测、记录体温及其他病情变化。

(3)各项护理落实到位,无护理并发症。

(4)落实健康指导,患者知晓疾病相关知识。

(5)患者情绪稳定,了解用药及治疗情况,配合治疗。

第十三节　心包疾病护理

心包疾病除原发感染性心包炎症外,尚有肿瘤、代谢性疾病、自身免疫性疾病、尿毒症等所致非感染性心包炎。临床上以急性心包炎和慢性缩窄性心包炎较常见。主要病因是风湿热、结核、细菌性感染、病毒感染、肿瘤、尿毒症、心肌梗死等。主要表现为心前区疼痛、呼吸困难、心脏压塞等症状。治疗上主要有对因治疗(抗生素、抗结核、化疗药物等治疗)、对症治疗、心包穿刺及心包切开引流,对于缩窄性心包炎,心包切除是唯一治疗措施。

一、一般护理

(一)休息

卧床休息,协助患者取舒适体位;呼吸困难时给予半卧位或坐位;出现心脏压塞时,采取前倾坐位。保持病房安静,限制探视;给予氧气吸入。

(二)饮食

加强营养,进高热量、高蛋白、高维生素、易消化饮食,限制钠盐摄入。

(三)心理护理

给予心理疏导,让患者表达自己对日常活动及工作效果的担忧,减轻患者的焦虑;告知患者只是暂时性限制活动。

二、病情观察及症状护理

(1)观察患者呼吸困难的程度,给予氧气吸入,协助采取半卧位或前倾坐位;有明显的心脏压塞症状时,积极准备药品、物品,协助医生在超声引导下行心包穿刺术,及时解除患者的心脏压塞症状。

(2)观察患者疼痛的部位、性质及其变化情况,指导患者卧床休息,避免用力咳嗽、深呼吸或突然改变体位,以免引起疼痛加重。

(3)观察患者生命体征变化,体温过高,及时通知值班医生。

二、用药护理

(1)遵医嘱给予非甾体解热镇痛剂时,注意观察患者有无胃肠道反应、出血等不良反应。疼痛加重,可应用吗啡类药物。

(2)告知患者足够疗程药物治疗(如抗结核治疗)的重要性,不可擅自停药,防止复发。定期检查肝肾功能,定期随访。

三、健康教育

(一)疾病知识指导

嘱患者注意休息,防止呼吸道感染;加强营养;对缩窄性心包炎患者说明心包切除术的重要性,解除思想顾虑,尽早接受手术治疗,以利于心功能的恢复。术后患者应休息半年左右。

(二)用药指导与病情监测

告诉患者坚持足够疗程药物治疗的重要性,注意观察药物不良反应。

四、护理质量评价标准

(1)护士正确掌握心包疾病的健康教育及各种并发症的处理方法。

(2)疾病知识宣教落实。

(3)患者了解饮食、药物知识,能建立合理的饮食结构,正确服药,了解各种并发症的表现及就诊知识。

(4)护士能熟练配合医生进行心包穿刺治疗。

第十四节　经皮冠状动脉造影/介入治疗护理

冠状动脉造影术(CAG)是通过影像学方法确定冠状动脉有无病变,以及为冠心病的诊治和研究提供可靠依据的介入性诊断技术。介入治疗(PCI)是利用现代高科技手段进行的一种散创性治疗,是在医学影像设备的引导下,通过特制的导管、导丝等精密器械,对体内的病灶进行诊断和局部治疗。不用切开人体组织,就可治疗许多过去无法治疗、必须外科手术治疗或内科药物治疗疗效欠佳的疾病。冠状动脉造影术有助于选择最佳治疗方案,是诊断冠心病最可靠的方法。

一、术前护理

(1)向患者及其家属进行冠脉造影、PCI术相关宣教,取得患者和家属的理解和配合,消除患者紧张情绪。

(2)手术前至少4h禁止饮食;不禁水、药。

(3)术前行心电图、血常规、血型、凝血、肝肾功能、心肌血清生化标志物等检查。

(4)术前护士为患者做碘过敏试验,行试验前要详细询问患者有无药物过敏史。

(5)穿刺部位在股动脉,要进行会阴部备皮,备双侧腹股沟及外阴部皮肤;穿刺部位在桡动脉,要保持局部皮肤清洁。

(6)对于肾功能异常者,术前12h进行水化。

(7)协助患者练习床上使用便器。

(8)训练患者深呼吸、咳嗽。

(9)限制进食、进水(可少量进食)。

(10)排空大小便,监测生命体征。

(11)备急救物品、药品、仪器等。

(12)左侧上肢建立静脉通道。

二、术后护理

(1)术后返回病室后,嘱患者患侧肢体保持伸直,避免弯曲。同时注意观察足背动脉搏动情况、皮肤颜色及温度的变化。如发现动脉搏动消失,皮肤苍白、发凉或肢体肿胀,应及时通知医生,进行处理。术后Q1/2小时×6次监测血压变化;给予心电监护,每班记录1次病情变化至24小时。

(2)对于行桡动脉穿刺术者,应嘱其抬高患肢、减少活动,穿刺侧前臂及手腕制动6~12小时,随时注意患肢皮温及有无肿胀情况。常规6小时撤除压迫器。股动脉穿刺者,术后平卧位。穿刺侧制动24小时,穿刺处沙袋加压包扎6小时,并注意足背动脉搏动。

(3)通知医生查看患者,行床旁心电图检查,遵医嘱进行心电、血压血氧监测,给予低流量氧气吸入2~3L/min,密切观察生命体征的变化。

(4)术后补液1000~1500mL或嘱患者多喝水,以加速对比剂代谢。

(5)观察局部伤口有无渗血、红肿、疼痛等情况。保持伤口敷料清洁、干燥,敷料污染时应及时更换。留置鞘管时,应注意鞘管周围有无渗血,常规术后4~6小时内监测活化部分凝血活酶时间测定(APTT),若APTT降低到正常值1.5~2.0倍范围内,通知医生拔除鞘管。拔除鞘管后沙袋加压包扎6小时,绷带包扎24小时。

(6)下肢股动脉伤口行封堵术或缝合术者术后患肢制动6小时,并遵医嘱沙袋压迫6小时,12~24小时拆除绷带。

(7)持续抗凝、抗血小板治疗者,密切观察有无出血倾向,发现异常,及时通知医生处理。

(8)定时巡视患者,满足患者的生理需要。

（9）做好心理护理,帮助患者消除紧张焦虑的情绪。为患者创造安静、舒适、整洁的休养环境。

（10）饮食应以清淡、易消化、低盐、低脂、半流食为主。尽量不食易胀气食品,如牛奶、甜食等。

三、健康教育

（1）坚持药物治疗,不可随意增减药物,如抗血小板凝集药物（阿司匹林肠溶片、氯吡格雷）、β受体阻滞剂、ACEI、他汀类药物等。控制好血压、血脂、血糖,做好冠心病的二级预防。

（2）以清淡、易消化、低盐、低脂、高纤维素饮食为主,勿暴饮暴食。

（3）严格戒烟、限酒,起居规律,情绪稳定,劳逸结合;适当进行有氧运动,保持大便通畅。

（4）根据气候随时增减衣物,注意保暖,预防感冒。

（5）定期门诊随诊。

四、护理质量评价标准

（1）患者知晓手术相关知识及配合要点。

（2）各项护理落实到位。

（3）无护理并发症发生。

第十五节　经皮冠状动脉腔内成形支架置入术护理

经皮冠状动脉介入治疗（PCI）是用心导管技术疏通狭窄甚至闭塞的冠状动脉管腔,从而改善心肌血流灌注的一组治疗技术。主要包括经皮冠状动脉腔内成形术（PTCA）、冠状动脉内支架植入术、冠状动脉内旋切术、旋磨术和激光成形术等。其中,PTCA 和支架植入术是目前冠心病治疗的重要技术。

一、术后护理

（1）参见本章第十四节"经皮冠状动脉造影/介入治疗护理"。

（2）高危患者需持续心电监护,观察有无心律失常及 ST～T 变化。

（3）行股动脉穿刺者,术侧肢体制动,防止鞘管滑出及出血。

（4）遵医嘱持续静脉滴注肝素和（或）硝酸甘油,严格控制滴速,拔鞘管前 4～6h 停用肝素,ACT 测定。

（5）拔除鞘管即刻护理。

1）ACT 测定（＜140 秒）。

2）心电监护。

3）测血压。

4）观察患者面色、神志,有无恶心、呕吐等迷走神经亢奋表现。

5）鞘管拔除后,手指压迫穿刺点局部止血 20～30 分钟（压迫至止血为止）,然后用 4 层纱布和弹性绷带加压包扎,沙袋压迫 6 小时,术侧肢体制动 12 小时,卧床休息 24 小时。

(6)桡动脉穿刺者,穿刺侧前臂及手腕制动 6～12 小时,术后患者可室内自由活动。

(7)术后多饮水或在心功能允许的情况下大量输液,使对比剂尽量排出体外,同时注意观察尿液的量、颜色和性质。沙袋去除后,遵医嘱协助下床活动。

(8)协助患者进食、排便等,下蹲动作宜缓慢,防止伤口出血,满足生活需要。

(9)观察并发症 PCI 术后严重的并发症是冠脉急性闭塞、心律失常、迷走神经亢奋和股动脉并发症(栓塞、血肿、出血等)。桡动脉穿刺者,观察血液回流情况。

二、健康教育

(1)避免情绪激动,保持情绪稳定,适量活动,劳逸结合。

(2)遵医嘱服药,定期门诊随访。

(3)低盐低脂饮食,多食蔬菜水果,保持大便通畅。

(4)若出现胸闷、胸痛症状,服药不能缓解,应及时就诊。

三、护理质量评价标准

(1)术前、术后护理落实到位,患者知晓术前、术中、术后配合要点。

(2)基础护理落实到位,无护理并发症。

(3)病情观察细致,配合医生做好各项处理。

(4)患者情绪稳定,知晓手术治疗过程及方法,配合治疗。

(5)患者了解疾病相关知识及规范用药的重要性。

第十六节　人工心脏起搏治疗术护理

　　人工心脏起搏系统是由脉冲发生器与起搏导线两部分组成,是一种医用电子仪器。它通过发放一定形式的电脉冲刺激心脏,使之激动和收缩,即模拟正常心脏的冲动形成和传导,以治疗由某些心律失常所致的心脏功能障碍,近年选择性用于心力衰竭时改善心功能。

一、术前护理

(1)完备术前各项检查,如 UCG、EKG、血常规、生化、凝血象、免疫组合、心血管摄片等。

(2)术前宣教。介绍安置起搏器的目的、切口的部位,手术的过程及术后的注意事项。

(3)训练床上排便。

(4)皮肤准备:起搏器植入处皮肤清洁,无破损。

(5)测体温、脉搏、呼吸、血压。

(6)术前排空大小便,右侧肢体建立静脉通路。

(7)携病历送患者至手术室并记录时间。

二、术后护理

(一)术后即刻护理

(1)协助搬运患者,给予患者平卧位。

(2)心电监护 24 小时。

（3）测血压、呼吸，做 12 导联心电图。

（4）观察切口敷料情况及患者返回病房时间。

（二）密切观察

观察心率、呼吸、切口敷料有无渗出情况，每小时记录心率，监测记录术后血压（Q1/2 小时×6 次），如平稳则按医嘱测量血压，每班记录 1 次病情至 24 小时。

（三）观察患者排便情况

及时解除尿潴留。保持大便通畅，必要时给缓泻剂或开塞露等药物，防止因用力排便发生意外。

（四）活动指导

绝对卧床 1 天，必须搬动时应注意平稳，避免患侧上肢外展及颈部过度牵拉。术侧肢体制动 24 小时，取平卧位 3 天，防止电极移位。术后第 2 天指导患者床上进行术侧肢体（肘关节以下）及其余上下肢的关节活动，使患者尽可能舒适，无特殊情况第 3 天予床上半卧位，第 4 天行床边活动，注意观察患者有无头晕等不适。消瘦者予以绷带固定起搏器。

（五）起搏器工作状况观察

根据情况进行心电监护，观察心率/心律变化，如心率低于起搏心率或出现其他异常情况，应及时通知医生处理。

（六）术后饮食

宜清淡、易消化。进食时注意保护伤口，避免污染伤口。

（七）观察术后并发症

如电极移位、心律失常、出血、囊袋感染等。

三、健康教育

（1）出院后需每天自测脉搏，一般应在安静时和早上醒来未起床时进行测定，并做记录。

（2）保持安装起搏器囊袋处皮肤清洁，观察有无红肿破溃。

（3）如有心悸、头晕、心率低于起搏器设定的频率时，应立即就诊。

（4）告知患者安装起搏器后不能再做磁共振检查，不能用电手术刀，不能使用强磁场的电浴盆。如强磁场对起搏器有干扰时请立即离开现场。

（5）教会患者自测脉搏，尤其是在安置初期及电池寿命将尽时，如有异常，及时通知医生查明原因。

（6）穿柔软宽松的衣服，避免对伤口或起搏器造成压迫。起搏器置入处避免撞击，洗澡时勿用力揉搓。

（7）患者应远离高压电的设备，禁止做磁共振检查。为了防止移动电话对起搏器的干扰，使用和携带移动电话时应与起搏器保持 15cm 以上距离。

（8）术后逐渐恢复日常生活和工作，6 个月内不抬举 2.5kg 以上的重物。

（9）随身携带"心脏起搏器的识别片"诊断卡。

（10）按时服药，定期门诊随诊，查心电图和起搏器的功能。一般要求植入后 1、3、6 个月各随访 1 次，以后每 3 个月至半年随访 1 次。接近起搏器使用年限时，应缩短间隔时间，改为每月 1 次或更短，在电池耗尽之前及时更换。

四、护理质量评价标准

(1)术前、术后护理落实到位。

(2)患者了解手术过程,知晓术中配合要点。

(3)各项护理措施落实到位,无护理并发症。

(4)患者知晓起搏器相关知识及注意事项。

(5)患者学会自测脉搏。

第十七节　心脏电生理检查护理

心脏电生理检查是一种有创性检查方法,是以整体心脏或心脏的一部分为对象,记录心脏心电活动、标测心电图和应用各种特定的电脉冲刺激,经多导生理记录仪记录并获取临床数据,从而诊断和研究心律失常的一种方法。该法对窦房结、房室结功能评价,预激综合征旁路定位、室上性心动过速和室性心动过速的机制研究,以及筛选抗心律失常药物和拟定最佳治疗方案,均有重要意义。

一、术前护理

(1)告知患者这项检查是用来评估心脏传导系统的。保证患者术前禁食、禁水至少6小时,告知患者检查过程及时间(1~3小时),手术中配合要点及注意事项,消除疑虑心理。

(2)完备术前各项检查,如 UCG、EKG、血常规、生化、凝血象、免疫组合等。

(3)术前嘱患者排空大小便。

(4)左上肢建立静脉通道。

(5)记录足背动脉搏动情况并进行标记,以便术后进行定位比较。

(6)更换病员服,由医护人员携带病历平车推送导管室。

二、术后护理

(1)心电监护,监测心率、心律变化;监测术后血压 Q1/2 小时×6 次,均稳定后,按医嘱监测血压。

(2)卧床休息,右下肢伸直制动,穿刺动脉时,穿刺点处给予盐袋压迫4~6小时,注意观察患者穿刺处有无出血或渗血或血肿形成。

(3)记录 12 导联心电图,监测变化。

(4)监测患者穿刺部位远端的皮肤颜色、温度及足背动脉搏动情况。

(5)注意有无胸痛、呼吸困难、头晕、恶心、呕吐等,如果出现上述症状,立刻通知医生。

三、健康教育

指导患者出院后观察心律、心率变化,如有异常,及时在就近的医疗机构做心电图,以备复诊;保持局部穿刺处的清洁护理。

四、护理质量评价标准

(1)患者知晓手术简要过程及配合要点。

(2)患者情绪稳定,配合治疗。

(3)护理落实到位,无护理并发症。

第十八节 心导管射频消融术护理

射频消融术是经心导管引入心脏特定的部位,利用高频电流在心肌局部产生的阻抗性热效应,造成局部不可逆损伤即凝固性坏死,使折返环路的局部心肌组织坏死,这种小范围心肌坏死不会影响心脏功能,却能消除心肌局部导致心动过速得异常的通路,阻断折返,消除病灶,达到治疗心律失常的目的。

一、术前护理

(1)完备术前各项检查,如 UCG、EKG、血常规、生化、凝血象、免疫组合等。

(2)术前宣教:介绍手术目的、穿刺点部位、手术简要过程、手术中配合要点及术后注意事项,消除患者的疑虑心理。

(3)检查术前各项检查的完备情况,如 UCG、EKG、血常规、生化、训练床上排便。

(4)正常饮食,少饮水。

(5)训练床上大小便,术前排空大小便,左侧肢体建立静脉通路。

(6)术前 3 天停用抗心律失常药物,消除药物对心肌细胞电生理特性的影响,从而减少手术中不能诱发心律失常的可能性。

(7)房颤患者于术前进行食管超声检查,观察有无血栓形成。

(8)手术当天暂停注射抗凝剂。

(9)携病历送患者至手术室并记录时间。

二、术后护理

(一)心电监护

监测心率、心律变化;监测术后血压 Q1/2 小时×6 次,均稳定后,按医嘱监测血压。

(二)卧床

床上排便,穿侧肢体制动,按医嘱给予 1kg 左右沙袋压迫 4～6 小时及肢体制动。穿刺静脉处加压包扎 4～6 小时,穿刺动脉处加压包扎 6～12 小时。

(三)并发症观察与护理

1.心脏压塞处理

(1)立即进行超声检查明确诊断。

(2)立即配合行心包穿刺。

(3)快速补液并准备输血。

(4)经上述处理病情仍不能缓解,应行外科手术治疗。

2.Ⅲ度房室传导阻滞

术中如果出现短暂Ⅲ度房室传导阻滞应立即停止手术,静脉推注地塞米松,多数患者房室阻滞可恢复正常,个别永久损伤系统的患者则需安装永久性起搏器治疗。

3.心室颤动

立即非同步体外除颤。

4.血管并发症

主动脉血栓形成和栓塞。术后严密观察足背动脉搏动情况,发现血栓形成或栓塞征兆应及早处理。

三、健康教育

指导患者出院后观察心律、心率变化,如有异常,及时在就近的医疗机构做心电图,以备复诊。

四、护理质量评价标准

(1)患者知晓手术简要过程及配合要点。

(2)患者情绪稳定,配合治疗。

(3)护理落实到位,无护理并发症。

第十九节　先天性心血管病心导管介入封堵术护理

先天性心血管病(简称先心病)心导管介入封堵术是指经导管递送填塞装置以封堵血管间交通的技术,是通过心导管介入治疗,达到类似外科手术治疗的效果而减轻对患者的创伤。常用的方法有房间隔缺损(ASD)封堵术、室间隔缺损(VSD)封堵术、动脉导管未闭(PDA 封堵术)。

一、术前护理

(1)完备术前各项检查,如 UCG、EKG、血常规、生化、凝血象、免疫组合、心血管摄片等。

(2)术前宣教。介绍手术的简要过程及术后的注意事项。

(3)测体温、脉搏、呼吸、血压。

(4)排空大小便,左上肢建立静脉通路(尽量使用静脉留置针和可来福,以备术中急用)。

(5)携病历送患者至手术室并记录时间。

二、术后护理

(一)心电监护

监测心率、心律变化;监测术后血压 Q1/2 小时×6 次,均稳定后,按医嘱监测血压。

(二)绝对卧床

床上排便,穿侧肢体制动,按医嘱给予沙袋压迫及肢体制动;局麻患者术后 30 分钟可进食、进水;如为全麻小儿,术后 6 小时或麻醉完全清醒后方可进食。

(三)心理护理

加强与患者沟通,做好健康教育,缓解患者的紧张心理。

(四)预防感染

遵医嘱给予抗生素使用。

(五)并发症观察与护理

1.溶血

因封堵器过小或移位造成残余分流,高速血流通过引起红细胞机械性破坏所致。

护理:①术后严密观察患者的尿量和尿色情况;②遵医嘱使用碳酸氢钠、碱化尿液和激素保护肾功能,必要时输血或外科手术治疗。

2.封堵器移位、变形或脱落

(1)原因:操作不当,封堵器过大或过小。

(2)护理:①密切观察病情变化;②一旦发生,用异物钳取出或外科手术。

3.血管栓塞

血管栓塞穿刺、插管致下肢血管痉挛,穿刺部位加压包扎致血流缓慢等致血栓形成。

护理:①严密观察足背动脉搏动情况;②必要时行溶栓治疗。

4.出血

主要是室间隔缺损封堵患者有股动脉穿刺口,严密观察有无出血情况。

三、健康教育

(1)定期复查超声心电图。

(2)遵医嘱服用阿司匹林 3～6 个月。

四、护理质量评价标准

(1)患者知晓手术简要过程及配合要点。

(2)患者情绪稳定,配合治疗。

(3)护理落实到位,无护理并发症。

(4)患者知晓坚持服用抗凝药物的重要性,知晓自我监测有无出血倾向。

第二十节　心脏再同步治疗(CRT)护理

心脏再同步治疗(CRT):三腔起搏器,通过在传统右心房、右心室双腔起搏基础上增加左心室起搏,遵照一定的房室间隔和室间间期顺序发放刺激,能够实现正常的心房、心室的电激动传导,以改善心脏不协调运动,恢复房室、左右心室内运动的同步性,进而改善心脏功能。

一、术前护理

(1)完备术前各项检查,如 UCG、EKG、血常规、生化、凝血象、免疫组合、心血管摄片等。

(2)术前宣教。向患者家属详细解释 CRT 的治疗方法、手术费用、手术的安全性和效果,以及手术前后注意事项。

(3)根据 NYHA 分级标准评估心脏功能分级,对心脏功能 3～4 级的患者给予干预,包括吸氧,应用多巴胺、多巴酚丁胺,间断使用利尿剂等,以改善心脏功能。同时为避免手术中囊袋血肿,术前 5 天停用抗血小板凝聚药物。

(4)训练床上排便。

（5）备皮。左或右侧颈、胸部。

（6）测量生命体征。

（7）排空大小便,右上肢建立静脉通路(以备术中急用)。

二、术后护理

（一）术后即刻护理

术后患者入住 CCU 病房。

（1）协助搬运患者,给予患者平卧位。

（2）心电监护,每小时监测记录心率、心律变化。

（3）做 12 导联心电图。

（4）观察切口敷料情况及疾患者返回病房时间。

（二）监测记录

监测记录术后血压 Q1/2h×6 次,均稳定按医嘱监测血压变化,每班记录 1 次病情变化至 24 小时。

（三）活动指导

术侧肢体制动 24 小时,取平卧位 3 天,防止电极移位。术后第 2 天指导患者床上进行术侧肢体(肘关节以下)及其余上下肢的关节活动,使患者尽可能舒适,无特殊情况第 3 天予床上半卧位,第 4 天行床边活动,注意观察患者有无头晕等不适,消瘦患者用绷带固定起搏器。

（四）并发症观察

如电极移位、心律失常、出血、囊袋感染等。

三、健康教育

（1）出院后需每天自测脉搏,一般应在安静时和早上醒来未起床时进行测定,并做记录。

（2）保持安装起搏器囊袋处皮肤清洁,观察有无红肿破损。

（3）如有心悸、头晕、心率低于起搏器设定频率时,应立即就诊。

（4）告知患者安装起搏器后,不能再做磁共振检查,不能用电手术刀,不要使用强磁场的电浴盆。如强磁场对起搏器有干扰时请立即离开现场。

（5）为了防止移动电话对起搏器的干扰,如使用和携带时与起搏器保持 15cm 以上距离。

（6）按随访须知指导患者 1、3、6 个月定期到医院检测起搏功能,以后 6 个月随访 1 次,如若患者自觉不适、晕厥、脉搏缓慢等,应及时到医院检查。

四、护理质量评价标准

（1）术前准备充分到位,患者知晓手术过程及术中配合要点。

（2）患者情绪稳定,配合治疗。

（3）患者的心衰症状得到有效控制。

（4）了解 CRT 相关知识,知晓术后及出院后注意事项。

（5）患者会自测脉搏及知晓测量脉搏的重要性。

（6）各项护理落实到位,无护理并发症。

第二十一节　主动脉夹层(AD)护理

主动脉夹层(AD)是指血液渗入主动脉壁损伤其中层,并在中层与外层之间形成夹层血肿,并可沿主动脉壁延伸剥离导致心血管严重损伤的一种急症。一般表现为剧烈疼痛、休克、以及压迫症状。发病率一般男性多于女性,比例为2:1。临床分为A型和B型。急性主动脉夹层临床上主要表现为胸部剧痛,呈撕裂样剧痛。主要治疗措施有内科药物治疗、外科手术治疗及主动脉夹层介入治疗(主动脉覆膜支架置入术)。

一、一般护理

(一)休息

严格卧床休息,避免用力过度(如排便用力、剧烈咳嗽);协助患者进餐,床上排便、翻身;常规使用缓泻剂,保持大便通畅。

(二)饮食

以清淡、易消化、富含维生素的流质食物为宜;鼓励饮水,指导患者多食用新鲜水果蔬菜及粗纤维食物。

(三)心理护理

剧烈的疼痛使患者容易产生恐惧和焦虑心理,烦躁不安、精神紧张、恐惧等心理状态不利于病情控制。加强心理护理,提供心理支持,消除其恐惧心理。

二、病情观察及症状护理

(一)疼痛

突发剧烈疼痛为发病开始时最常见的症状,约90%以上的患者从疼痛一开始发作即极为剧烈,有效的降压、止痛是治疗疼痛性休克的关键。应严密观察疼痛的部位、性质、时间、程度。使用强镇痛剂后,观察疼痛是否改善。疑诊主动脉夹层患者,即刻建立静脉通道,以利于快速输液。持续低流量吸氧。

(二)夹层累及相关系统观察与护理

应严密观察有无呼吸困难、咳嗽、咯血;有无头痛、头晕、晕厥;有无偏瘫、失语、视力模糊、肢体麻木无力、大小便失禁、意识丧失等征象,以及双侧颈动脉、桡动脉压、股动脉、足背动脉搏动情况,持续心电血压监护,观察心率、心律、血压、血氧饱和度等变化,严格记录液体出入量。早期发现,及时处理。

三、用药护理

(一)硝普钠

快速降压以硝普钠静脉滴注最有效和最常用。降低血压过程中须密切观察血压、心率、神志、心电图、尿量及疼痛等情况。血压下降后疼痛明显减轻或消失是夹层动脉瘤停止其扩展的临床指征,血压可维持在90～120/60～90mmHg。硝普钠属血管平滑肌松弛剂,能快速降低收缩压和舒张压,停药后5分钟内血压即回升至原水平,所以在应用硝普钠过程中不能随意终止,更换药物时要迅速、准确。

(二)β受体阻滞剂

单用硝普钠可反射性心率加快,左心室收缩力和收缩速率增加促使夹层分离,故应同时辅以β受体阻滞剂以抑制心肌的收缩力,减慢左心室收缩速率,使心率维持在 60～80 次/分。

四、健康教育

(1)指导患者出院后以休息为主,活动时要循序渐进,注意劳逸结合。

(2)嘱低盐、低脂饮食,并戒烟、酒;多食新鲜水果、蔬菜及富含粗纤维的食物,以保持大便通畅。

(3)指导患者学会自我调整心理状态,调控不良情绪,保持心情舒畅,避免情绪激动。

(4)按医嘱坚持服药,控制血压,不擅自调整药量。

(5)教会患者自测心率、脉搏,有条件者置血压计,定时测量。

(6)定期复诊,若出现胸、腹、腰痛症状及时就诊。

(7)保持良好的生活方式,指导患者家属给患者创造一个良好的身心修养环境。

五、护理质量评价标准

(1)积极配合医生,各项急救措施落实及时到位。

(2)严密观察血压、心电变化,按时记录。

(3)病房环境安静、安全,限制陪客,避免一切不良刺激。

(4)患者情绪稳定,血压及胸痛症状得到有效控制。

(5)病情稳定后,落实疾病健康教育。

(6)患者知晓用药及治疗情况,配合各项治疗。

(7)各项护理落实到位,无护理并发症。

第二十二节　主动脉内球囊反搏(IABP)护理

主动脉内球囊反搏泵是机械辅助循环方法之一,是通过动脉系统置入一根带气囊的导管到降主动脉内左锁骨下动脉开口远端,在舒张期气囊充气,在心脏收缩前气囊排气,起到辅助心脏的作用。主要工作原理是从股动脉内将带球囊的导管置入左锁骨下动脉与肾动脉之间,在左心室舒张期充气,突然阻止降主动脉内血流,使主动脉内舒张期血压升高,挤压更多的血压流入冠状动脉,改善冠状动脉系统的供血和供氧;在左心室收缩期球囊突然放气,主动脉内压力骤然下降,产生一个空穴,使左心室射血阻力降低,左心室后负荷减轻,减少左心室壁张力和左心室做功及耗氧。

一、术前护理

(1)监测血流动力学变化及心电图变化。

(2)准备双侧腹股沟及会阴部皮肤,建立静脉通路。

(3)遵医嘱用药。

二、术后护理

(一)保持正确体位

取平卧位绝对卧床,穿刺侧下肢伸直,避免弯曲,使用约束带或药物镇静,可适当抬高床头 $15°\sim30°$。翻身时幅度不宜过大,下肢与躯体呈一直线,注意气囊、导管是否移位。

(二)加强反搏过程监测

1.监测

监测心率、心律的变化。最有效的心律是窦性心律。IABP 反搏效果有赖于 QRS 波群的波幅、心搏的节律和频率。

2.选择

选择 R 波向上的最佳 ECG 导联:Ⅱ导联。

3.观察效果

观察 IABP 反搏时相及反搏效果。

4.观察情况

观察足背动脉搏动情况。术后 15～30 分钟观察并记录双下肢皮温、皮色、痛觉、足背动脉搏动的次数、强弱情况,必要时监测血氧饱和度,防止下肢缺血及血栓形成。如出现下肢肿胀,应定时、定位测量腿围,发现异常及时报告医生对症处理。

5.基础护理

加强基础护理。

6.保持导管通畅

IABP 治疗中应将气囊导管妥善固定,防止导管打折、移位和脱落。每小时用肝素水冲管 1 次,防止形成血栓。

7.心理护理

主动安慰鼓励患者,同时避免各种刺激因素,保持病房环境安静、整洁,温度适宜,避免强光刺激,确保患者休息和睡眠。

(三)IABP 拔除方法及注意事项

1.IABP 撤除反搏指征

(1)由低心输出量而引起的低灌注现象消失。

(2)心率<100 次/分。

(3)尿量>30mL/h。

(4)心血管系统持续稳定,对正性肌力药物在低剂量需求范围。

2.注意事项

(1)撤管前逐步递减反搏频率:1∶1 改为 1∶2 或 1∶3,各方面情况稳定后则可停止反搏,留管观察一段时间后方可拔管。

(2)气囊导管移出时应将气囊内气体完全抽尽,将气囊导管和鞘管同时拔除。拔管时应让少量血液从穿刺扣喷出,以冲出可能存在的血栓栓子。

(3)压迫股动脉穿刺点 30 分钟,后用弹力绷带加压包扎 24 小时,患者制动。

(4)术后应用抗生素 3～5 天,预防感染。

三、健康教育

(1)避免情绪激动,保持情绪稳定。

(2)术侧下肢伸直制动,表面球囊导管打折,影响反搏效果。

(3)指导患者床上排便排尿,避免屏气用力。

(4)指导患者合理饮食。

四、护理质量评价标准

(1)术前、术后护理落实到位,患者知晓术前、术中、术后配合要点。

(2)基础护理落实到位,无护理并发症。

(3)病情观察细致,配合医生做好各项处理。

(4)患者情绪稳定,知晓手术治疗过程及方法,配合治疗。

第二十三节 心包穿刺引流护理

经皮穿刺心包留置导管引流术是近几年临床上经常采用的一种创伤小、患者易于接受的新技术。目的:检查心包积液的性质,协助诊断;引流心包积液,解除填塞症状。

一、护理措施

(1)密切观察引流液的颜色、量、性质,准确记录每日引流量及出入量。

(2)术后保持伤口周围皮肤及敷料清洁、干燥,避免污染伤口,在严格无菌操作下更换伤口敷料、引流袋,如有异常,应及时更换,防止感染的发生。

(3)防止留置管脱出,患者可适当床上活动,但动作要轻柔,勿用力过猛,以防引流管无意脱出或移位,并做好生活护理。

(4)做好心理护理,讲解引流的目的及意义,缓解患者紧张情绪。

二、病情观察

(1)术后密切观察生命体征变化,颈静脉充盈度、心尖冲动的强弱。

(2)遵医嘱给予心电、血压、血氧监测,氧气吸入。如出现气急加重、心率增快、血压下降,应及时报告医生处理。如有发热,遵医嘱给予抗生素进行抗感染治疗。

(3)每班严密观察引流管是否通畅,若有堵塞等情况,及时通知医生给予相应处理。如引流量连续少于10mL/d,可拔管。拔管前做好解释工作,拔管后消毒伤口,用无菌敷料覆盖。

三、健康教育

(1)保持伤口清洁干燥。注意休息,劳逸结合。

(2)定期门诊随诊,如有不适及时就医。

四、护理质量评价标准

(1)术前、术后护理落实到位,患者知晓术前、术中、术后配合要点。

(2)基础护理落实到位,无护理并发症。

(3)病情观察细致,配合医生做好各项处理。

(4)患者情绪稳定,知晓手术治疗过程及方法,配合治疗。

参考文献

[1]宋丽娜.现代临床各科疾病护理[M].北京:中国纺织出版社,2022.

[2]王哲,孙莉,马继红.临床护理技术指导流程一本通第2版[M].北京:中国医药科学技术出版社,2022.

[3]翟丽丽,李虹,张晓琴.现代护理学理论与临床实践[M].北京:中国纺织出版社,2022.07.

[4]张红芹,石礼梅,解辉,等.临床护理技能与护理研究[M].哈尔滨:黑龙江科学技术出版社,2022.

[5]高敏敏,滕晓辉,高玉娟,等.临床护理技术与专科实践[M].哈尔滨:黑龙江科学技术出版社,2022.

[6]栾彬,李艳,李楠,等.现代护理临床实践[M].哈尔滨:黑龙江科学技术出版社,2022.

[7]孙慧,刘静,王景丽,等.基础护理操作规范[M].哈尔滨:黑龙江科学技术出版社,2022.

[8]安旭妹,曲晓菊,郑秋华.实用护理理论与实践[M].北京:化学工业出版社,2022.

[9]于翠翠.实用护理学基础与各科护理实践[M].北京:中国纺织出版社,2022.

[10]李艳.临床常见病护理精要[M].西安:陕西科学技术出版社,2022.

[11]张晓艳.临床护理技术与实践[M].成都:四川科学技术出版社,2022.

[12]孙善碧,刘波,吴玉清.精编临床护理[M].北京/西安:世界图书出版公司,2022.

[13]于桂霞,陈明霞,张淑.现代临床护理与管理[M].沈阳:辽宁科学技术出版社,2022.

[14]高华鹤.常见疾病临床护理[M].沈阳:辽宁科学技术出版社,2022.

[15]赵行玲,梁敏,刘艳娜,等.临床护理常规与护理管理[M].哈尔滨:黑龙江科学技术出版社,2022.

[16]王艳秋,玄春艳,孙健,等.现代临床护理实践与管理[M].重庆:重庆大学出版社,2022.

[17]王莉.临床护理技能实训指导[M].西安:西安交通大学出版社,2022.

[18]李密密,杨晓冉,刘东胜,等.现代常见病临床护理[M].青岛:中国海洋大学出版社,2022.